胶 囊 内 镜
Capsule Endoscopy

注 意

医学领域的知识和最佳临床实践在不断发展。由于新的研究与临床经验不断扩展着我们的知识，我们在遵守标准的安全预防措施的同时，也有必要在治疗和用药方面做出适当的变动。建议读者对每一用药都要核对其生产厂家所提供的最新产品信息，以确定药物的推荐剂量、服用方法、持续时间及相关禁忌证。根据自己的经验和患者的病情，决定每一位病人的服药剂量和最佳治疗方法，是经治医师的责任。不论是出版商还是著者，对于由本出版物引起的任何个人或财产的损伤或损失，均不承担任何责任。

出版者

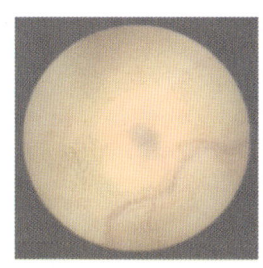

胶 囊 内 镜
Capsule Endoscopy

主　编　Douglas O. Faigel
　　　　David R. Cave

主　译　张澍田

译　者　（以姓氏笔画为序）
　　　　王青釭　王　俐　王拥军　王俊雄
　　　　吕福靖　李　鹏　孟　莹　赵　莉
　　　　焦　月　鲁力锋

北京大学医学出版社
Peking University Medical Press

图书在版编目（CIP）数据

胶囊内镜/（美）费格尔（Faigel, D.O.），（美）凯夫（Cave, D. R.）著；张澍田等译. —北京：北京大学医学出版社，2009

书名原文：Capsule Endoscopy

ISBN 978-7-81116-706-1

Ⅰ.胶⋯ Ⅱ.①费⋯②凯⋯③张⋯ Ⅲ.①小肠—肠疾病—内镜检查 ②消化系统疾病—内镜检查 Ⅳ. R574.504

中国版本图书馆CIP数据核字（2009）第187420号

北京市版权局著作权合同登记号：图字：01-2008-5452

Capsule Endoscopy
Douglas O. Faigel, David R. Cave et al.
ISBN-13: 978-1-4160-3402-5
ISBN-10: 1-4160-3402-1
Copyright © 2008, Elsevier Inc. All rights reserved.

Authorized Simplified Chinese translation from English language edition published by the Proprietor.
978-981-272-258-4
981-272-258-0

Elsevier (Singapore) Pte Ltd.
3 Killiney Road, #08-01 Winsland House I, Singapore 239519
Tel: (65) 6349-0200, Fax: (65) 6733-1817
First Published 2009
2009年初版

Simplified Chinese translation Copyright © 2009 by Elsevier (Singapore) Pte Ltd and Peking University Medical Press. All rights reserved.

Published in China by Peking University Medical Press under special agreement with Elsevier (Singapore) Pte Ltd. This edition is authorized for sale in China only, excluding Hong Kong SAR and Taiwan. Unauthorized export of this edition is a violation of the Copyright Act. Violation of this Law is subject to Civil and Criminal Penalties.

本书简体中文版由北京大学医学出版社与Elsevier (Singapore) Pte Ltd. 在中国境内（不包括香港特别行政区及台湾）协议出版。本版仅限在中国境内（不包括香港特别行政区及台湾）出版及标价销售。未经许可之出口，是为违反著作权法，将受法律之制裁。

胶囊内镜

主　　译：	张澍田
出版发行：	北京大学医学出版社（电话：010-82802230）
地　　址：	（100191）北京市海淀区学院路38号　北京大学医学部院内
网　　址：	http://www.pumpress.com.cn
E-mail：	booksale@bjmu.edu.cn
印　　刷：	北京画中画印刷有限公司
经　　销：	新华书店
责任编辑：李海燕	责任校对：金彤文　　责任印制：张京生
开　　本：	889mm×1194mm　1/16　印张：15.5　字数：458千字
版　　次：	2009年12月第1版　2009年12月第1次印刷
书　　号：	ISBN 978-7-81116-706-1
定　　价：	198.00元

版权所有，违者必究

（凡属质量问题请与本社发行部联系退换）

著者名单

Carla Abbiati, MD
Specialist in Gastroenterology and Gastrointestinal
  Endoscopy
Gastroenterology and Gastrointestinal Endoscopy Service
Ospedale Policlinico IRCCS
Milan, Italy

Douglas G Adler, MD
Assistant Professor of Medicine, Director of Therapeutic
  Endoscopy
Huntsman Cancer Center
University of Utah School of Medicine
Salt Lake City
Utah, USA

Gizela Beccari, MD
Specialist in Gastroenterology and Gastrointestinal
  Endoscopy
Gastroenterology and Gastrointestinal Endoscopy Service
Ospedale Policlinico IRCCS
Milan, Italy

David R Cave, MD PhD
Professor of Medicine
Director of Clinical Gastroenterology Research
University of Massachusetts Memorial Medical Center
Worcester
Massachusetts, USA

Guido Costamagna, MD FACG
Professor of Surgery and Director of Digestive
  Endoscopy Unit
Digestive Endoscopy Unit
"Agostino Gemelli" University Hospital
Catholic University of Rome
Rome, Italy

Glenn M Eisen MD MPH
Professor of Medicine
Oregon Health and Science University
Portland
Oregon, USA

Roberto de Franchis MD
Professor of Medical Sciences
Department of Internal Medicine
University of Milan
Director, 3rd Gastroenterology Unit
IRCCS Ospedale Maggiore Policlinico
Milan, Italy

Michel Delvaux MD
Staff Physician
Department of Internal Medicine and Digestive Pathology
CHU de Nancy
Hôpital de Brabois
Tour Drouet
Vandoeuvre les Nancy, France

Douglas O Faigel MD
Professor of Medicine
Director of Endoscopy
Department of Gastroenterology
Oregon Health and Science University
Portland
Oregon, USA

Victor L Fox MD
Assistant Professor of Pediatrics
Harvard Medical School
Director Gastroenterology Procedure Unit
Division of Gastroenterology and Nutrition
Children's Hospital Boston
Boston
Massachusetts, USA

Moti Frisch PhD
Director of Future Products and Product Management
Given Imaging Ltd
New Industrial Park
Yoqneam, Israel

Gerard Gay MD PhD
Department of Internal Medicine and Digestive Pathology
CHU de Nancy
Hôpital de Brabois
Tour Drouet
Vandoeuvre les Nancy, France

Peter H R Green MD, FRACP, FACG
Professor of Clinical Medicine
Columbia University College of Physicians and Surgeons
New York
New York, USA

Martin Keuchel MD
Consultant Gastroenterologist
1st Medical Department
Department of Medicine
Altona General Hospital
Hamburg, Germany

Tanja Kühbacher, MD PhD
Gastroenterologist
University Hospital Schleswig-Holstein
Campus Kiel
Clinic for General Internal Medicine
Kiel, Germany

Calvin W Lee, MD MPH
Gastroenterology Fellow
University of Massachusetts Medical School
Department of Gastroenterology
Worcester
Massachusetts, USA

Jonathan A Leighton, MD
Associate Professor of Medicine
Division of Gastroenterology and Hepatology
Mayo Clinic
Scottsdale
Arizona, USA

Blair S Lewis MD
Clinical Professor of Medicine
The Mount Sinai School of Medicine
New York
New York, USA

Klaus Mergener, MD PhD FACP FACG
Digestive Health Specialists
Tacoma
Washington, USA

Douglas Morgan, MD MPH
Assistant Professor of Medicine
Division of Gastroenterology and Hepatology
University of North Carolina
Chapel Hill
North Carolina, USA

Marco Pennazio, MD
Chief of Small Bowel Diseases Section
Gastroenterology 2
Department of Gastroenterology and Clinical Nutrition
San Giovanni A.S. Hospital
Turin, Italy

Maria Elena Riccioni MD
Clinical Assistant of Surgery
Digestive Endoscopy Unit
Catholic University
Rome, Italy

Emanuele Rondonotti MD
Department of Medical Sciences
University of Milan
3rd Gastroenterology Unit
IRCCS Ospedale Maggiore Policlinico
Elena Foundation
Milan, Italy

Moshe Rubin, MD
Associate Clinical Professor of Medicine
Columbia University College of Physicians and Surgeons
New York
New York, USA

Neal J Schamberg, MD
Fellow, Division of Gastroenterology and Hepatology
New York Presbyterian Hospital
Weill Cornell Medical Center
New York, USA

Felice Schnoll-Sussman, MD
Assistant Professor of Medicine
Division of Gastroenterology and Hepatology
Weill Medical College of Cornell University
Gastroenterologist, The Jay Monahan Center for Gastrointestinal Health
Presbyterian Hospital
New York, USA

Stefan Schreiber MD
Professor of Gastroenterology
Klinik für Innere Allgemeinemedizin
Kiel, Germany

Warwick Selby, MD MB BS FRACP
Clinical Associate Professor Department of Medicine, The University of Sydney
Senior Visiting Gastroenterologist, Royal Prince Alfred Hospital
Sydney
New South Wales, Australia

Syed Shah, MD MRCP
Consultant Physician/Gastroenterologist
Department of Gastroenterology
Pinderfields General Hospital
Wakefield, UK

Virender K Sharma, MD
Associate Professor of Medicine
Division of GI Hepatology
Mayo Clinic
Scottsdale
Arizona, USA

Clementina Signorelli MD
GI Fellow
Department of Medical Sciences
University of Milan
3rd Gastroenterology Unit
IRCCS Ospedale Maggiore Policlinico and Regina Elena Foundation
Milan, Italy

Christiano Spada MD
Clinical Assistant of Gastroenterology
Digestive Endoscopy Unit

Catholic University
Rome, Italy

Paul Swain MD
Professor of Oncology
Department of Surgical Oncology and Technology
Imperial College
London, UK

Stuart L Triester MD
Senior Fellow
Division of Gastroenterology and Hepatology
Mayo Clinic
Scottsdale
Arizona, USA

Federica Villa MD
GI Fellow
Department of Medical Sciences
University of Milan
3rd Gastroenterology Unit
IRCCS Ospedale Maggiore Policlinico and
 Regina Elena Foundation
Milan, Italy

译者前言

胶囊内镜的问世是消化内镜学的革命性的变革，完全改变了传统消化内镜的模式。国内引进胶囊内镜已有一段时间，目前正逐渐在临床推广，但尚缺乏理想的专业培训教材提供给临床医生。

本书是一部简练、实用、图文并茂的参考书。作者均是较早从事胶囊内镜研究的学者，深入浅出地论述了小肠疾病的诊断、鉴别诊断及治疗等。胶囊内镜的诊断模式不同于传统内镜，其不能充气、不能改变位置、不能活检，只能像作者书中所说，"what you see is what you get"。从大量图像中寻找病变线索，不可避免会受到假阳性和假阴性的困扰。本书提供了大量小肠疾病的典型图片，有助于读者快速掌握胶囊内镜图像解读的基本方法。

感谢北京大学医学出版社的信任，委托我们翻译此专著。

译者均为临床一线工作的年轻医生，时间较紧，难免有贻笑大方之处，请诸位同道指正。

张澍田
北京友谊医院消化内科
2009年10月

著者前言

更深入、更微创地检查消化道是现代胃肠病学发展的标志。最初的硬式内镜——带有光源的硬金属管,使我们能对胃肠道的近端和远端有了最初的了解。随着纤维光学的发展,硬式内镜为半曲式内镜所取代,直至今天的完全可曲式视频内镜。

近20年来,可曲式视频内镜几乎没什么变化,仅在设计及图像采集上略有进步。但是基本的内镜操作程序相同。可曲式内镜检查并非无创检查,从未横贯组织平面这一点上说,应是微创检查。但因祥的形成而受限,且造成患者不适,大多数患者需要清醒镇静。要做到真正的无创,必须去掉内镜的插入部及导光束等连接内镜与外界的部分。

毫无疑问,胶囊内镜代表了现代内镜操作中唯一最深远的变化,这种独立的可吞咽的图像处理设备在通过胃肠道深部时可无线传输成千上万的高质量图片。吞咽胶囊内镜和吞下一枚较大的维生素胶囊一样没什么不适。

胶囊内镜最初及目前最广泛的适应证是小肠检查,在胶囊内镜出现之前,完整检查这段弯弯曲曲的15~20英尺长的消化道,即使最有耐心、最执著的内镜专家都感到绝望。现在,FDA批准后不到6年的时间,胶囊内镜已经成为我们诊断空肠和回肠疾病的主要工具。

但是胶囊内镜并不局限于小肠,FDA已批准的食管胶囊内镜在发现Barrett食管、食管炎和食管静脉曲张上,可与传统胃镜相媲美。结肠胶囊内镜目前正在临床试验中,可能有益于结肠癌的筛查。可用于胃及十二指肠的胶囊内镜也为期不远了。能取活检或进行镜下治疗的可控制的胶囊内镜目前正在研发之中。

本书将带给临床医生有关胶囊内镜进展的最新信息,并提供胶囊内镜操作的相关技术资料及如何使用胶囊内镜辅助进行小肠疾病诊断与治疗的临床指南。"所看即所得",这正是胶囊内镜与传统内镜之间的区别,后者允许操作者主动改变内镜位置,捅拨黏膜皱襞及活检等;而胶囊内镜可以在原来无法到达的部位,通过含水环境来获得全新的图像进行检查,这确实令人振奋。胶囊内镜能够在体内用无创方式来动态采集病变图像,已经证明在改善病人治疗效果上有重大价值。

作为胶囊内镜检查临床应用的早期研究者和医学教育者,我们深刻认识到图像解读错误对这项技术的不利影响。胶囊内镜也存在学习曲线,至少就目前来说,图像解读还有赖于操作者的经验。随着共识的发展,图像解读质量将与患者的治疗效果一起得到改善。希望本书将为达到这一目标做出贡献!

希望大家喜欢这本书,并于临床实践中发现其有用之处。

Douglas O Faigel MD
David R Cave MD, PhD

将本书献给：
我的爱妻——Kristin和我们的女儿Madeleine、Olivia和Eliza，是她们激发了我最大的激情。

Douglas O. Faigel

将本书献给：
我的爱妻——Anne，感谢她在我写作过程中对我持续不断的支持与鼓励。

David R. Cave

致谢

衷心感谢Joanne Scott为本书面世所做出的不知疲倦的努力。说服世界各地一群繁忙的内科医师提交当前最新信息和图像,而且他们当中许多人从来未曾面对过如此挑战,不是件容易的事。

目录

第1部分　胶囊内镜的性能

第1章　历史和未来　　3
Paul Swain

第2章　胶囊内镜如何工作？　　13
Moti Frisch

第3章　胶囊内镜的组装及操作　　23
Douglas Morgan

第4章　阅读、报告及训练　　33
Douglas G Adler

第5章　胶囊内镜在外科领域的作用　　39
Calvin W Lee and David R Cave

第6章　胶囊内镜术语系统　　53
Michel Delvaux and Gerard Gay

第7章　正常小肠及小肠的正常变异　　61
Klaus Mergener

第2部分　临床问题

第8章　不明原因消化道出血患者的处理　　71
Marco Pennazio

第9章　炎症性肠病的处理　　91
Tanja Kühbacher and Stefan Schreiber

第10章　腹痛患者的应用　　105
Martin Keuchel

第11章　梗阻患者的应用　　121
Maria Elena Riccioni, Syed Shah, Cristiano Spada, Guido Costamagna

第12章　儿科患者的应用　　131
Victor L Fox

第3部分　小肠疾病

第13章　胶囊内镜在炎症性肠病诊断的应用　　143
Stuart L Triester and Jonathan A Leighton

第14章　NSAID相关性肠病、放射性肠病和小肠异物　　157
Neal J Schamberg and Felice Schnoll-Sussman

第15章　小肠血管畸形　　165
Warwick Selby

第16章　小肠肿瘤　　183
Blair S Lewis

第17章　吸收不良综合征　　191
Peter H R Green and Moshe Rubin

第18章　小肠移植及移植物抗宿主病　　199
Roberto de Franchis, Emanuele Rondonotti, Federica Villa,
Clementina Signorelli, Carla Abbiati and Gizela Beccari

第4部分　非小肠适应证

第19章　胶囊内镜在胃及结肠中的应用　　211
Virender K Sharma

第20章　食管胶囊内镜　　219
Glenn M Eisen

第 1 部分

胶囊内镜的性能

第 1 部分　胶囊内镜的性能

第 1 章

历史和未来

Paul Swain

要点

1. 本章概述了无线胶囊内镜的历史、令人激动的发展过程以及初次应用情况。关键的技术进步是电子元件的小型化、低功率CMOS成像仪的改进以及白色发光二极管。

2. 预言了未来无线胶囊内镜的诊断水平会随胶囊结肠镜、胶囊胃镜、可视活检、数学运算辅助下更快速的超声和图像分析技术的发展而持续提高。图像质量、图像数据和帧速也将提高和增加。

3. 利用无线电或其他控制方法可进行远程实时操控或自动细胞学刷检、活检、电凝以及其他治疗。传统内镜检查时的不适感可能成为历史。

无线胶囊内镜发展史

无线胶囊内镜于1997年分别由位于以色列及伦敦的两个独立工作组完成了技术研制和临床应用[1,2]。

20世纪90年代早期，商店橱窗里可以见到体积越来越小的摄影机与小型无线发射机（表1.1、图1.1及1-2）。我们发现了这些设备并开始着手探索将微型摄影机和无线发射机应用到试验性内镜检查方面的技术。难点在于寻找一些小到足够吞咽的组件及设备。

大多数微型摄影机均为日本制造。1993年，Feng Gong加入了我们的工作团队。他要完成有关内镜缝合机械及相关技术的PhD学业。一项来自科学与工程学研究委员会（Science and Engineering Research Council，SERC）设立的基金支持他的研究方向，这是由英国政府资助的一个科研项目。

这项基金的应用包括研发缝合设备，但并未涉及我们的无线胶囊移动装置。因为Feng是中国人，他能够阅读日本文献原稿，我们

表1.1　无线胶囊内镜发展史上的里程碑

1949年　晶体管发明——Bardeen、Brattain及Shockley（1956年获诺贝尔奖）
1954年　Hopkins——光导纤维图像传输
1957年　Zworkin、Mackay及Noller——无线胶囊（温度、压力及pH值）
1969年　Smith和Boyle——电荷耦合装置（CCD）
1994年　Fossum——CMOS的改善
初次发表可行性研究
1996年　无线设施第1次拍摄猪活体胃肠道图片
与以色列工作组（Given Imaging）合作
1999年　伦理委员会批准进行人体试验
2000年　文章发表于自然杂志上，2001年发表于新英格兰医学杂志
2001年　获得CE认证和FDA批准
2005年　对200 000例患者进行了检查

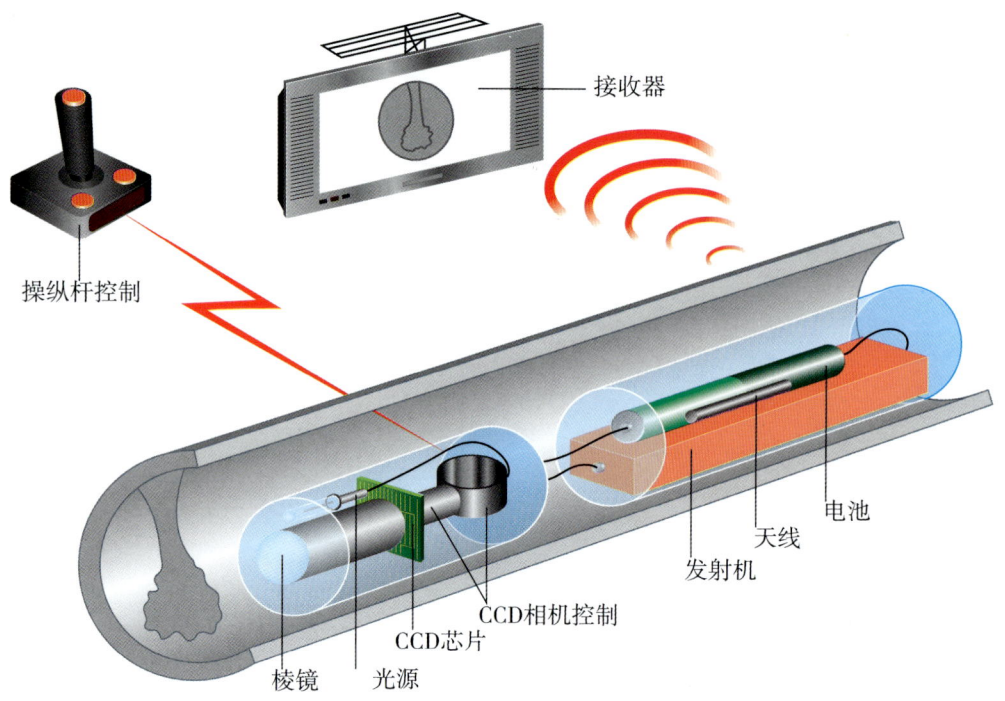

图1.1 早期无线胶囊内镜的概念图。早期实验性结肠胶囊内镜拍摄的一个大的绒毛状直肠腺瘤图片。

开始搜寻日本有关新的微型摄像机及处理器的商业杂志。由于缺少资金，我们只能购买实验室和动物实验所需的最便宜的微型照相机和处理器。

我们同时联系了一些和BBC合作的技术公司，并意识到低光度电视传输技术已使战事新闻报道发生了巨大改变。照相机现已小到可以隐藏于领带别针或手提包中。我们还探访了伦敦一些所谓的"间谍商店"，这些商店为私人侦探及其他使用者供应可安装在卧室里的发射机与小型摄像机。大多数的古怪设备传输非法信号，但仍公开售卖，我们得到了几个，其中一些调频范围相当广。而供安保与市场监视使用的小型摄像机也能以令人吃惊的低价购得。我们也联系了一个经营专业运动视频装备的公司，他们在球板中埋藏一种用于拍摄板球运动摄像机，通过棱镜可以追踪板球到达击球手的轨道。一个板球板的宽度小于3cm，由此我们肯定这种装置可能通过食管。这家公司将它租给我们，我们得到了第一个微型的微波发射机和接收器，并开始了测试。

1994年，我应邀参加了在洛杉矶召开的一次全球会议，就微波在胃肠病学上的应用做了发言。我们已经开发了一种可以治疗胃肠道出血与肿瘤的微波设备，但选择此次同时首次公开发表应用自动机械胶囊照相机通过微波传输图像的可能性。我们使用微波，目前可能仍具有很多优点，尤其与无线电波相比，其带宽可传输更大量的数据。这个领域内的第一篇摘要也于1994年发表在*Gut*上，名为"体内机器人性软性内镜的可行性研究"[3]。该文在英国胃肠病大会上作为壁报展示，但并未吸引太多注意（图1.1）。

我们着手制造装置雏形以验证是否可以利用这些小型照相机及发射机传输活动图像。1996年，开始利

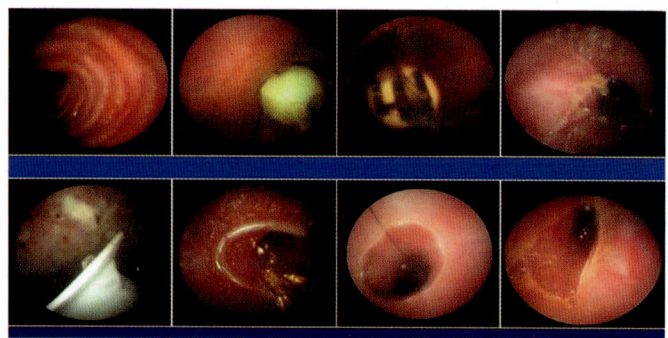

图1.2 FDA批准之前一个在犬体内进行的实验中获取的早期无线胶囊内镜图像。上排从右至左依次为：（a）正常小肠；（b）缝于小肠上的胶囊；（c）缝于小肠上的带有烧灼痕迹的平底胶囊；（d）小肠上的结节。下排从左至右：（e）盲肠中的白色塑料吞咽物；（f）蛔虫（胶囊内镜发现的首例病理现象）；（g）一只黑狗的黑色毛发；（h）小肠浅表溃疡。

用非活体组织包裹摄像机与无线发射机以检测通过胃壁和外科手术置入的大型设备[4]。我们研究电池和可用光源，而第一台装置使用了微型灯泡作为光源。将装置安装于一个微波无法穿透的盒子中并挤压一个窗口，抵着腹部插入这个盒子，用于检验经人体传输视频图像的原理。最终，我们通过放置于志愿者身后的接收器获得了彩色视频图像。

我们通过手术在一只活猪胃部置入一个大的原型装置，包括摄像机、微波接收器、电池光源及一穹窿状铁丝支架以保证组织不遮盖镜头；由于这种内镜的密闭性（真空），有时整个装置可被放于一个透明塑料袋内。手术缝合胃与腹部。设备开始工作后即可见幽门开合。当时这台设备可工作20分钟，每秒获取30帧图像。

尽管现在最便宜的电荷耦合装置（CCD）芯片照相机小到可以吞咽，而且其中一些具有耗能很低的必需元件，但处理器仍然很大——呈扁平形、正方形或矩形——当时我们能买到的最小的处理器为$25mm^2$，其太大，而无法吞咽。我们明白可以将全部元件组装成一个可以吞咽的装置，但必须从医学物理部门的电子处订制。他们同意做，出价7000英镑，这对于当时的我们来说是一大笔钱。

就在这时，以色列的Gavriel Meron 和Gavriel Iddan 找到了我们。这股力量加入团队后，显然可以推动我们更为快速地发展。而且他们掌握我们并不熟悉的互补二氧化硅成像（complementary oxide silicone，CMOS）技术，与CCD相比，该技术可用更少的能量获取高质量图像。我们不知道这一发展，而那时这对制造切实可行的设备是至关重要的。我参观过他们位于以色列Yoqneam的办公室与工厂，并且我们曾于离体猪小肠中检测过这种有线装置。

在伦敦，我们进行了很多关于圆锥状、穹窿状及笼状外形设计的工作，以验证无线内镜的可行性。还向伦理委员会提出申请以批准在人类志愿者身上试验这种装置。

我们与以色列小组一起参观了Bethesda的联邦药物管理局（Federal Drug Administration，FDA）。此前，有人建议我们最好不要提及筛查的问题，而我们采纳了这个建议。会面很成功——我必须临时准备关于动物研究的草案，并将在英国在猪身上进行试验。我们向小肠内注射彩色墨水以标记内镜所见的肠道范围，观察无线胶囊内镜与小肠镜各自能够检查的区域。研究发现，我们应用的所有麻醉剂均可抑制猪的肠道蠕动，其胃排空时间约为12小时，使得利用推进式小肠镜推送胶囊进入十二指肠的方法比我想象中更为困难。同时发现，将小珠子缝合于构建的小肠模型的不同部位，可用于检验胶囊内镜。在以色列，我们选择用狗做实验，而麻醉剂并未完全抑制狗的肠道蠕动。此外，我们还发明了一种水压设备，就像导管上有个橡果壳，可将胶囊经幽门送入狗的十二指肠。

1999年8月，英国皇家医院伦理委员会批准了我在自己体内进行首次胶囊内镜人体试验的请求。他们觉得新奇而又有趣，对于批准这样一个以自身作为志愿者的试验计划，难以预计结局是好是坏。我必须为自己联系一位外科医师，以便万一胶囊卡在我体内时能手术取出。

1999年10月，我吞下了第1个胶囊内镜，次日吞下了第2个。那时胶囊的大小为11mm×33mm，里面只有两个发光二极管（light emitting diode，LED）。无线接收器是一个装于戒指上的单偶极子，将其悬于腹部上方，且必须移动其位置，保证示波器上的两个绿环相叠加，以获取最佳的信号。由于早期动物实验存在胃排空延迟的问题，我们担心胶囊可能滞留胃内。我曾想，胶囊实在是个大丸子，但仍易于吞咽。我们开始获得最初的图像，我也能亲自感受比较这种完全无痛的吞咽胶囊与传统胃镜之间的区别。并于我所住的能看到地中海景色的旅馆房间中开了庆祝午宴。

Arkady Glukovsky，Given®的R&D工程集团董事，首个供人类应用的胶囊内镜的制造者，将我带到一个诊所里，询问是否可以拍摄X线片以确定胶囊位置。X线片显示胶囊已经到达我的盲肠。奇怪的是，诊所的医师建议我做钡灌肠以帮助胶囊排出，我谢绝了他们的好意，带着X线片回到旅馆。第二天一早，我在旅馆房间中吞下了第2个胶囊。当时这家旅馆由于接待了一位进行国事访问的约旦王子而涌入了一大群武装卫兵与军人。经过安全检查，我们将大量电子仪器带进我的房间，此时所有技术设备均运行良好。现在我们开始检测最优化接收方式，胶囊和我在阳光下边看海景边做实验。第2个胶囊传输信号的时间超过6小时。当它停止工作时，我们在房间里订了三明治以示庆祝。工程师们可以在次日我飞回英国前处理图像，他们看上去非常优秀。第1个胶囊拍摄的部分小肠图像有很多伪影，第2个的图像质量就明显改善了，并到达了盲肠。我只能在肚子里带着可能仍在发射信号的装置通过以色列特拉维夫机场非常严格的安检，不过探测器并未发现胶囊。第二天早上，我在伦敦我院洗手间中将其回收。

此后，我屡次赴Yoqneam和Haifa帮助进行动物实验，FDA需要这些实验结果并将支持进一步研究。动物模型设计似乎很严苛，需应用推进式小肠镜及我们的液压传送系统将胶囊内镜送入狗的幽门。诀窍在于确定幽门位置，把胶囊抵于幽门处，待胃窦收缩波促使幽门开放时向前推送导管。

在实验动物体内见到推进式小肠镜未发现的活动的蛔虫令我们非常兴奋。这是无线胶囊内镜观察到的首个病理现象，而其他检查方式并未发现。工程师们已经非常熟练，我们可以回收发光二极管仍在闪烁的胶囊，换块电池，1个小时内即可实现再利用。

此时，伦理委员会才批准我们进行大样本的人群志愿者研究，也得到在皇家伦敦医院进行首例患者研究的伦理支持。同时于1999年12月撰写，并向定于2000年在圣地亚哥举办的消化疾病周（Digestive Disease Week，DDW）呈递有关我们工作的文章摘要。同年4月，在4例不明原因复发性消化道出血患者中进行了首次人体无线胶囊内镜研究，其中3例发现了小肠出血灶。我们记录了研究全过程并投稿至《自然》杂志，因为世界上第1篇关于可曲式内镜检查的文章就是由Hopkins撰写并于1954年发表在该杂志上的。《自然》杂志的编辑很快回复，该杂志并无有关内镜方面的后续文章发表，但经慎重考虑后，仍同意听取审稿人意见发表该文章，不过坚持认为没有优先发表的必要。由于杂志社丢失了我们的图例说明而一度令我们非常焦虑，文章发表日期也拖延了1周，恰好与DDW的展示日期一致。《自然》杂志编辑为我们的文章添加了一个名为"内镜检查的不适感可能在不久之后成为历史"的标题，将其交给杂志社并确定了延期偿付版费，直至文章正式刊登[6]。这引起了一些电视、无线电台及新闻媒体的兴趣，在圣地亚哥会议上的演示似乎也被在场的内镜学家欣然接受。就在《自然》杂志上发表那篇文章后数日，《胃肠内镜》杂志发表了我们在伦敦为发展这项技术所做的研究[7]；《胃肠病学》杂志于1999年12月发表了我们的动物实验结果[8]；而1个月后《新英格兰医学》杂志发表了我们首次在4例患者身上进行的研究[9]。我们的设备于2000年8月获得了CE认证标志和FDA批准。无线胶囊内镜时代来临了。

未来发展

目前无线胶囊技术仍是一项未充分发展的技术，它可能永远改变内镜检查方式并具有替代很多传统内镜的能力。胶囊内镜是否可以取代大多数传统的上消化道内镜及结肠镜检查？答案很可能是肯定的，但尚未明确具体实现时间。而胶囊内镜是否可用于治疗？同样有可能。

胶囊内镜技术在挑战传统诊断性上消化道内镜与结肠镜检查的过程中还存在两大挑战。第一个挑战是供电问题。目前M2A型胶囊内镜内包含2个小的3V助听器用电池，能够支持每秒2帧的速度连续拍摄图像8小时。CMOS技术在视频上的应用较之CCD更占优势，前者所需电量更少。而减慢拍摄速度至每秒2帧亦可延长胶囊的使用寿命。最近介绍的食管胶囊内镜每秒可拍摄14帧，使用时间约为20分钟。此外，还可增加电池数目或提高功率，但将加大胶囊内镜的体积及重量。2个小的氧化银电池并非功率重量比的最佳选择，但由于其良好的安全性而入选。锂电池能延长胶囊内镜的工作时间。随着碳纳米管和布基管的出现，电池设计出现了一次"突破"，二者具有作为电池和电容所用电极材料希望具有的固有特性，这两项技术的快速发展非常重要。布基管的表面积极大（~1000 m^2/g），且有良好的导电性及线性几何原理，使其表面更易与电解质接触。可能成为更好的电池设计与能源管理方法，并保证胶囊内镜附加性能和功能的能量供应。

通过电场感应、射频、微波或超声等技术可实现外部供电，这种方法的发展可使胶囊内镜的工作无需电池，从而减轻胶囊的重量并为其他功能如活检及给药提供空间和能量。上述有关胶囊内镜供能的研究仍在进行中，使目前相当低的帧速有所提高，尤其可使胶囊结肠镜的问题更易解决（表1.2）。

胶囊内镜的发展是建立在微型数字化芯片照相机技术基础上的，尤其是CMOS芯片技术。CCD与CMOS两种技术竞争的结果，使胶囊内镜的尺寸持续减小、像素数目逐渐增加且图像质量改善，并可能最终改变内镜种类。表1.3列出了目前两者之间的差异，而随着相互间的融合，差异会越来越小。

促使元件尺寸减少的主要压力在于释放空间以便发展胶囊内镜的其他功能，如活检、电凝或治疗。在胶囊内镜中构建微型移动元件、微型驱动器，甚至马

表1.2 胶囊内镜技术

1. 针对胶囊内镜的技术	简洁、低功耗图像技术及无线传输技术
2. 胶囊导引系统	于胃肠道内自由操纵胶囊
3. 无线供能系统	不受操作时间及能量级别的限制
4. 给药系统	直接对患处给药
5. 体液采集技术	吸取诊断分析所需体液
6. 自我推进胶囊	在胃肠道内自由推进
7. 超声胶囊	于体内进行超声扫描

达等新的工程学研究已经开始出现。

尽管小型半导体激光器可供吞咽，但激光100%～1000%典型无效性的本质以及对能量的需求，使得应用胶囊内镜进行远程激光止血或切割肿瘤的想法，现在看来仍是一个白日梦。

可以设想构造小到可以吞咽的手术发电机以及由小型电池供电，但受电池内电阻所限，目前实现仍比较困难。现已存在为活检钳等移动设备供能的小型发电机，但需要由无线控制的推进器。局限性之一在于胶囊内镜质量轻，活检钳等需在组织上施力时可能将胶囊推离组织。

更多诊断学方面的进展可能包括胶囊结肠镜、肠壁附着、超声影像、活检及细胞学检查、推进技术，以及包括组织凝固在内的治疗等。

表1.3 CMOS技术与CCD技术的比较

- CCD传感器产生高质量的低噪图像，传统的CMOS传感器干扰更大
- 由于CMOS传感器上每个像素均有几个相邻晶体管，故其芯片的光敏感度更低。许多光子撞击芯片击中的是晶体管而非光电二极管
- CCD处理耗能很大，超过同等CMOS传感器的100多倍
- CMOS芯片可于任何标准硅生产线上制造，所以较CCD传感器便宜
- CCD传感器已被长期大规模生产，技术成熟，且质量高、像素多
- CCD需要应用数个时钟信号、时钟级及偏置电压，系统整合复杂且能耗高，应全面评价系统尺寸以及价格
- CMOS结构可通过简单的X-Y寻址技术读出全阵列、分部甚至单像素来源的信号——这是CCD无法完成的

胶囊内镜在结肠成像方面的新挑战

无线胶囊内镜在结肠成像方面的应用仍存在很多挑战（图1.3）。目前胶囊内镜可获取8小时图像，并常于电池耗竭之前到达右侧结肠。若想检查全部结肠，胶囊内镜需要工作24～48小时，可能存在电源问题。解决方式可包括：增加电池；延时模式电池，其可在胶囊位于回肠时接通延时模式；外源电量传输；或通过增加胶囊在结肠中的运动速度等多种方法。同时，必须进行有效的肠道清洁，并保持足够时间。由于胶囊将长时间持续存在于结肠内，删除同一帧图像更易于观察。无线胶囊结肠镜现已能够获取结肠各个区域的图像（图1.4），并可发现病变，尤其在右半结肠，直肠亦可（图1.5）[10,11]。

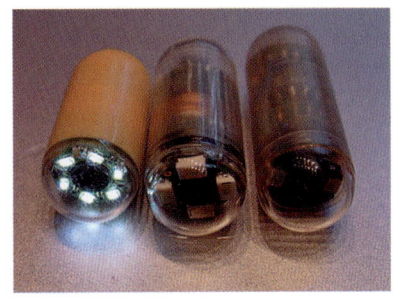

图1.3 分别装有6个、4个及2个LED的3个胶囊。装有6个LED的是Given®声场的小肠胶囊镜，装有4个LED的是早期结肠胶囊镜的原型，而装有2个LED的则是第1个应用于人类的胶囊内镜。

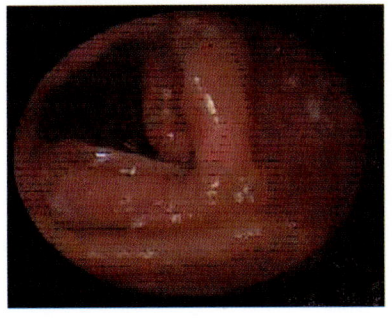

图1.4 早期胶囊内镜拍摄的人类横结肠图像。

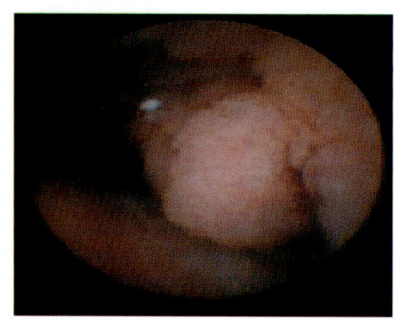

图1.5 直肠巨大绒毛状腺瘤。

无线腹腔镜也是切实可行的（图1.6和图1-7），但需发展并提供传统腹腔镜不具备的优势。亦可想象，心脏及血管结构的无线成像，不过仍需进一步进行实质性及控制技术的研究。未来的胶囊内镜可能被制造成一种红细胞大小的自主式视频胶囊，就像Isaac Asimov的《神奇的旅程》中描述的那样，其已于1966年由Rechard Fleischer、Stephen Boyd、Raquel Welsh及Donald Pleasance一起将其改编成了电影。利用现有元件可将胶囊内镜的尺寸减小至一个数量级，而使其直径减半就更轻而易举了。

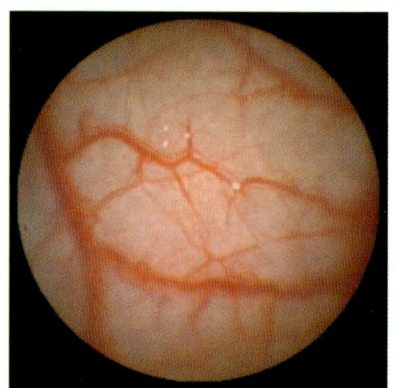

图1.6 活体猪胃的浆膜面——经胃路径获得的胶囊图像。

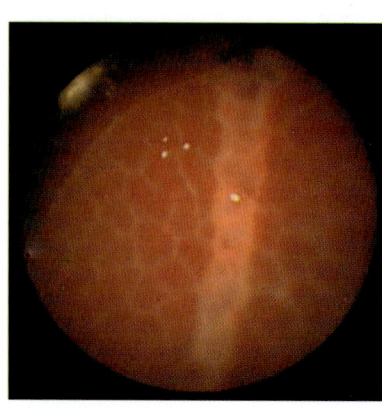

图1.7 猪肝表面分隔——经胃路径获得的胶囊图像。

胃肠道附壁胶囊内镜

胶囊内镜可被缝在或夹在胃壁上，使持续观察溃疡或静脉曲张出血成为可能（图1.8）。无线控制开关有助于节约电量。长期附于肠壁上的无线胶囊内镜可改善出血及其他疾病的处理。

活检等各种组织交互诊断方法

目前胶囊内镜尚无法进行活检、抽吸液体或于病变处进行细胞学刷检。而上述传统内镜下进行的常规操作也可在胶囊内镜检查过程中实现，不过实现精确运用仍需实时监控并要求对胶囊进行无线触发及远程操控。利用Crosby胶囊上安装的弹簧装置可进行活检（图1.9），正如真空装置一样，现有技术条件即可实现，并已在患者身上开始初期研究，最后可用一个网篮及磁铁自大便中回收胶囊。细胞学刷检也可实现，同样已经开始体内实验[12]。自主式胶囊内镜中可能应用实验性刷检、活检及无线电控制的释放机制（图1.10）。未来还可能将胶囊技术与"光活检"相结合。

胶囊内镜凝固

胶囊内镜凝固的雏形是建立在利用氧化钙与水相

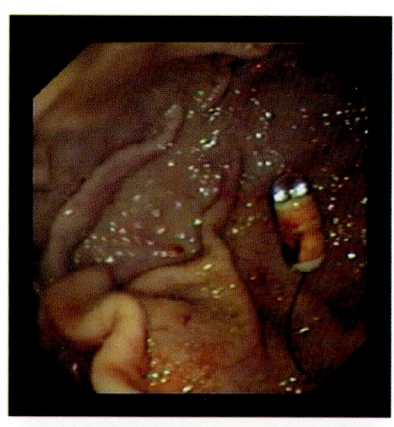

图1.8 活体实验中缝于猪胃壁闪烁的无线胶囊内镜。

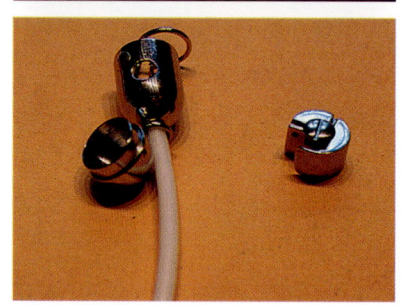

图1.9 Waston小肠活检胶囊。

第1章 历史和未来

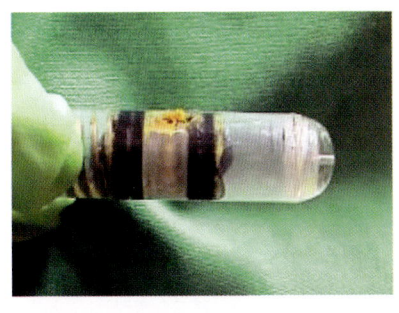

图1.10 载荷弹簧的胶囊内镜细胞刷检。

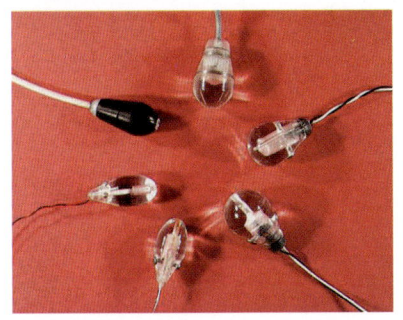

图1.11 全部应用卵圆形双极电极的6个电刺激推进式胶囊内镜原型。

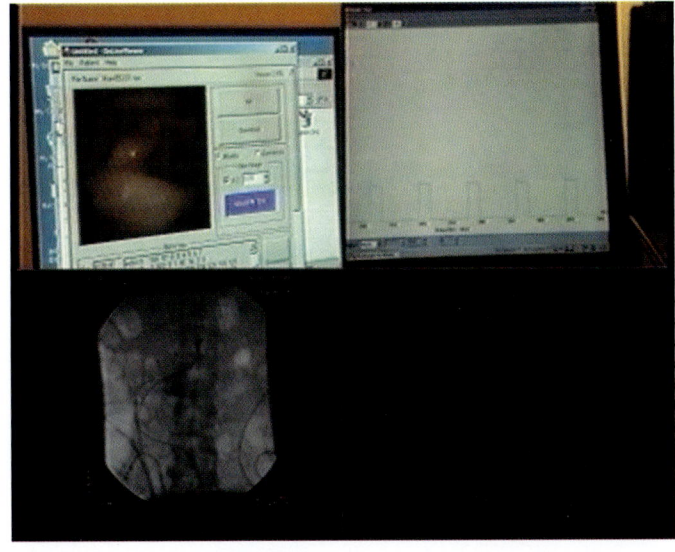

图1.12 图示为电刺激推进式胶囊获取的志愿者小肠内即时图像。X线片显示胶囊位于近端空肠。实时监测显示胶囊内镜拍摄的图像。示波器示踪显示电刺激期间的脉冲宽度及电流帧度。

互作用产生热量的化学反应上并已进行了测试。未来可能还有其他热疗方法应用于胶囊内镜中。

电刺激推进式胶囊内镜

于人体胃肠道内操纵自主无线胶囊内镜的方法之一是应用电刺激推进式胶囊，例如利用一对位于胶囊内镜任一端的双极电极（图1.11）。上述方法已经在人体内进行验证[13]。置于M2A胶囊内镜上的电极可于猪与人的小肠内（图1.12）推进胶囊。而哑铃状胶囊可使成像胶囊观察到牵引胶囊（图1.13）。现已开发出无线控制的电刺激胶囊。无线电指令可通过发射机和天线（图1.14）传达至牵引胶囊接收器（图1.15），使其推动成像胶囊于人体胃肠道内向前及向后运动（图1.16）。

也可利用喷水的方式在人体胃肠道内推动这种轻质量（3.7g）的胶囊（图1.17）。轻质量胶囊内镜的发展使新型极轻质量结肠镜的出现成为可能，与1.5kg重的结肠镜相比，就如同一根金属丝经肛门进入结肠，且无需对结肠壁施加很大压力即可达盲肠。

Olympus公司在最近的一次新闻发布会中（2004年11月30日）声称已经开发了胶囊内镜的如下技术：无线控制系统、胶囊导引系统（图1.18和图1-19）、给药系统、体液采集系统、自身推进式胶囊及超声胶囊。详见表1.2。

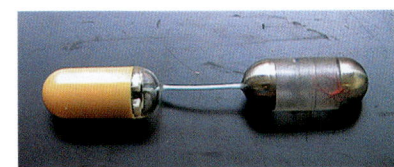

图1.13 哑铃状无线胶囊内镜与电刺激推进式胶囊装备[14]。

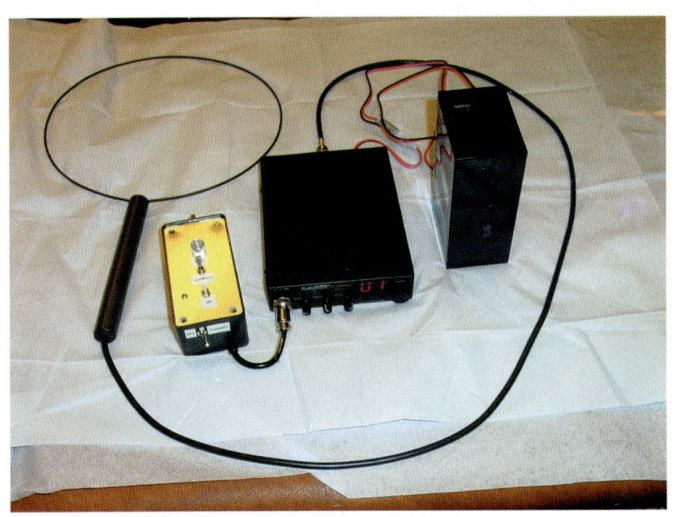

图1.14 用以控制电刺激推进式胶囊的无线电复合控制装置：无线电线圈、命令开关模块、发射机和电池[15]。

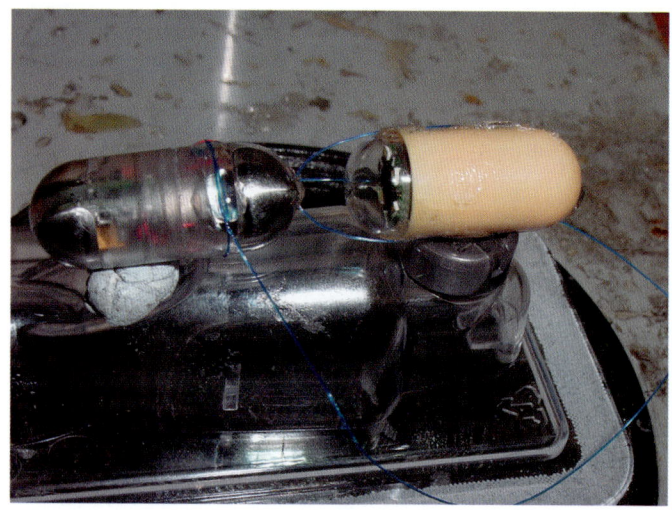

图1.15 电刺激推进式小肠胶囊内镜在志愿者体内的应用。

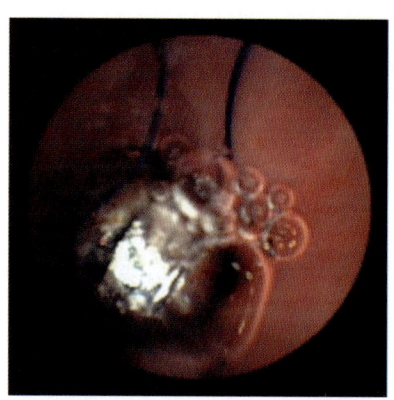

图1.16 Given®小肠胶囊内镜观察到的人类小肠中的电刺激推进式胶囊内镜。

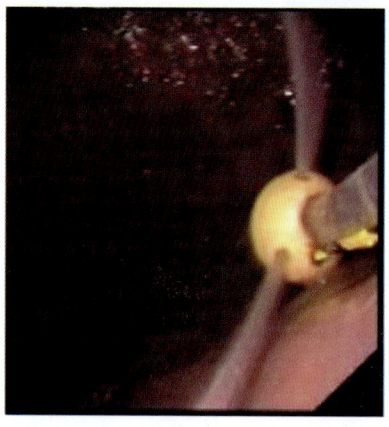

图1.17 喷水推进式胶囊内镜。

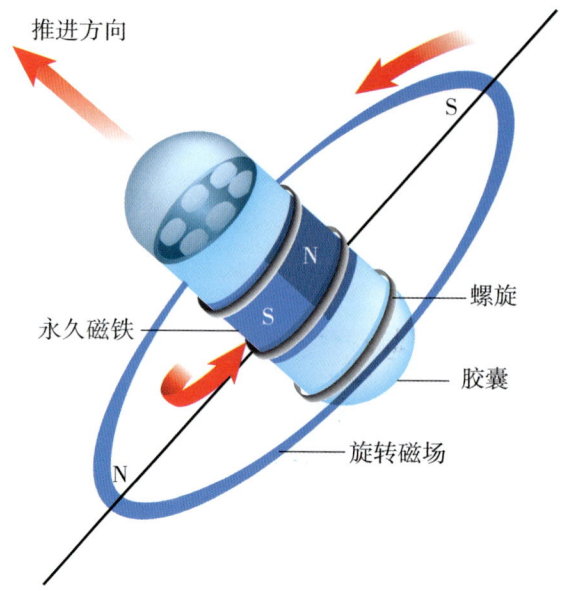

图1.18 旋转磁场推进胶囊（Olympus网站）。

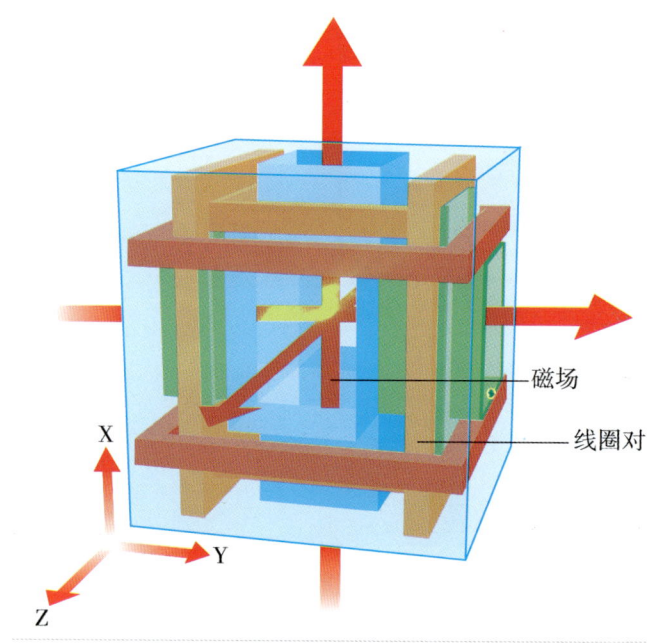

图1.19 胶囊内镜控制系统的磁场设计图（Olympus网站）。

结论

胶囊小肠镜开创了消化科医师诊断的新纪元。内镜成像提供了一种特权，使消化科医师得以观察到小肠病变如Meckel憩室溃疡或小肠中段肿瘤的活动性出血，这在之前是不可能实现的。无线胶囊内镜的发展使得小肠检查成像更彻底、损伤更小。这种舒适而简便的方法可能为小肠及体内其他部位疾病的诊治带来深远影响。

不带任何主观情感来书写这段历史相当困难，也很无趣。由于失败率较高，对于未来的预测大都不正确。"无法预测未来，数年内任何有关的尝试行为都是可笑的"这是Arthur C Clarke写在《未来轮廓》一书中的片首语。作者列举了一个杰出的科学家在当时预测电灯、人类飞行及太空旅行是不可能实现的言论的有趣单子，然后爱迪生发明了电灯，怀特兄弟实现了第一次动力飞行，尤里·加加林则乘坐人造卫星环绕地球。爱因斯坦可能比大多数人了解更多有关物理学将对人类未来知识产生的影响，而他在1929年去往belgoland的船上的一次访谈中说："我从不考虑未来，因其总在不久之后到来"。

致谢

感谢伦敦大学医学物理系的同仁们，尤其感谢物理学家Tim Mills博士，我长期的合作伙伴及朋友。感谢撰写有关发展的PhD论文的Feng Gong博士以及撰写远程控制电刺激推进式胶囊的PhD论文的Sandy Mosse博士；还有Paul Burke、Loren Schmitz及Brian Kelleher。同时，还应感谢我的医学同事们，尤其是Mark Appleyard博士，他对动物实验、早期临床研究以及早期文献发表都做出了重要贡献。他的MD论文中包含一部分工作。Maria Mylonaki、Priv-Doz、Annette Fritscher-Ravens和Keiichi Ikeda博士均对临床研究及新设备的发展与检测做出了贡献。

参考文献

1. Iddan GJ, Swain CP. History and development of capsule endoscopy. Gastrointest Endosc Clin N Am 2004;14:1–9.
2. Meron GD. The development of the swallowable video capsule (M2A). Gastrointest Endosc 2000;52:817–9.
3. Gong F, Swain CP, Mills TN. An endorobot for gastrointestinal endoscopy. Gut 1994;35:S52.
4. Swain CP, Gong F, Mills TN. Wireless transmission of a colour television moving image from the stomach using a miniature CCD camera, light source and microwave transmitter. Gut 1996;39:A26.
5. Appleyard MN, Gong F, Mills TN, Mosse CA, Swain P. Endoscopy without air insufflation. Gastrointest Endosc 2000;51:AB260*7071.
6. Iddan G, Meron G, Glukovsky A, Swain P. Wireless capsule endoscopy. Nature 2000;405:417.
7. Gong F, Mills TN, Swain CP. Wireless endoscopy. Gastrointest Endosc 2000;51:725–9.
8. Appleyard M, Fireman F, Glukhovsky A, et al. A randomized comparison of push enteroscopy and wireless capsule endoscopy in detecting small intestinal lesions in an animal model. Gastroenterology 2000;119:1431–8.
9. Appleyard M, Glukhovsky A, Swain P. Wireless capsule diagnostic endoscopy for recurrent small-bowel bleeding. N Engl J Med 2001;34:232–3.
10. Mylonaki M, Fritscher-Ravens A, Swain P. Clinical studies of wireless capsule colonoscopy. Gut 2002;50:A42.
11. Swain P, Fritscher-Ravens A, Mylonaki M. Experimental and clinical studies of wireless capsule colonoscopy. Gastrointest Endosc 2004;59:103.
12. Swain P, Mosse C, Mills T, Green J, Ikeda K, Fritscher-Ravens A. Development of wireless capsule endoscope mechanisms for brush cytology, tissue fluid aspiration and biopsy. Gastrointest Endosc 2005;61:AB106.
13. Fritscher-Ravens A, Burke P, Mills T, Mosse C, Swain C. The development and testing of an electrically propelled capsule endoscope in man. Gastrointest Endosc 2003;57:AB84.
14. Fritscher-Ravens A, Swain P, Mosse S, Mills T. Dumb-bell wireless capsule endoscopy. Gastrointest Endosc 2005;61:AB164.
15. Swain P, Mills T, Kelleher B, et al. Radio-controlled movement of a robot endoscope in the human gastrointestinal tract. Gastrointest Endosc 2005;61:AB101.

第 2 章

胶囊内镜如何工作？

Moti Frisch

要点

1. Given Pillcam平台是一个完整的无线内镜系统，可实现自然生理状态下的小肠非侵入性成像。

2. 由带发射机的可吞咽照相机、接收及存储图像的数据记录器和一个回顾分析图像视频的工作站组成。

3. 现有两种胶囊可供使用，Pillcam小肠胶囊及Pillcam食管胶囊。

引言

视频胶囊内镜（video capsule endoscopy，VCE）填补了小肠检查的空缺，之前这一向被认为是内镜"黑匣子"。PillCam™ SB胶囊内镜是一种小型的可吞咽照相机，其发明实现了在自然的生理状态下获取胃肠道图像的一种微创检查方式。第2代的Pillcam食管胶囊内镜随后被开发出来，用于食管成像。

一次性的Pillcam胶囊内镜可以通过消化系统，拍摄消化道内部，获取高质量的彩色图片。相关数据立即经无线电波传输到外置于患者腹部的一个腰带状数据接收仪或记录仪的天线上。数据记录仪接收图像后，即可进行实时同步观察，亦可将其存储起来，以备日后分析（见图2.1和图2-2）。

将数据连接至RAPIDAccess™，一个实时显示Pillcam胶囊内镜所获图片的特殊系统，可对图片进行同步观察。

此外，患者可携带数据记录仪器随意活动，检查结束时把天线及数据记录仪自患者身上取下，将图片从数据记录仪转移（"下载"）至一个计算机工作站中，通过RAPID®应用软件放映（RAPID支持图像资料的回顾与处理）。该程序自动将捕获的图像制作成一个诊断及评估所需的RAPID视频。而胶囊则继续通过患者的消化系统，直至自然排出。

RAPID工作站一旦制作好RAPID视频，即可通过两种方式查阅，一种是在RAPID工作站中应用RAPID软件观察；另一种则是将视频转移至任何一个装有RAPID阅读软件的计算机中观察，该软件只能查阅RAPID视频。

Given 诊断系统（Given Diagnostic System，GDS）的主要成员包括：

1. Pillcam胶囊内镜；
2. 数据记录仪；

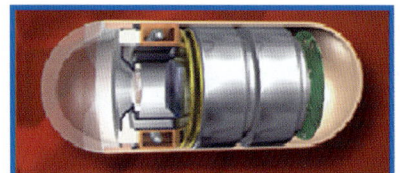
PillCam® 胶囊内镜

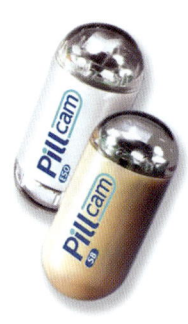
PillCam™ 胶囊内镜

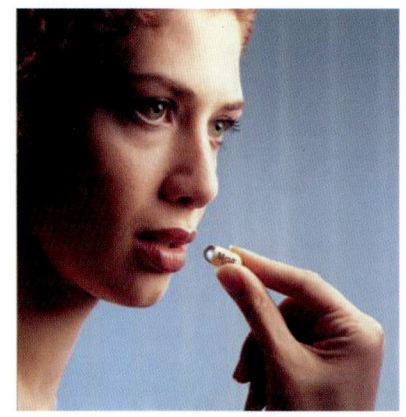
吞咽式移动胶囊内镜

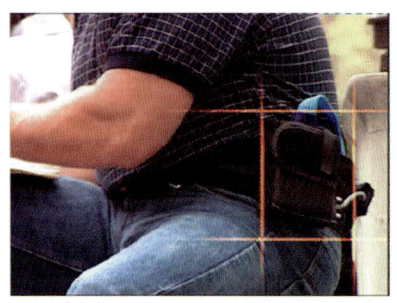
移动式腰带数据记录仪™

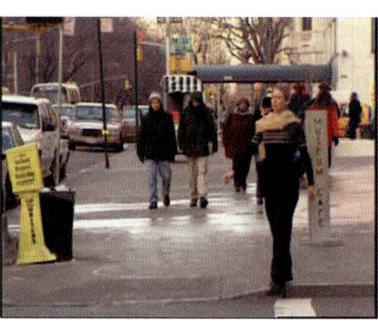
RAPID®应用软件

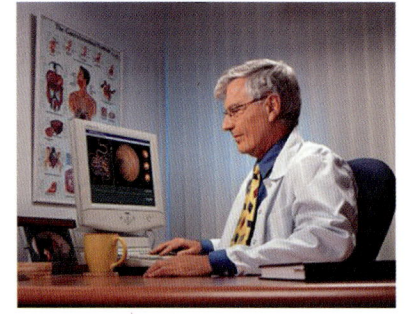
RAPID® 工作站

图2.1 胶囊内镜。（Courtesy of Given® Imaging.）

3. 带有RAPID应用软件的RAPID工作站；
4. RAPID阅读软件。

生理内镜

由于PilCam胶囊内镜是自然吞咽的，并于胃肠道中靠生理蠕动推进（见图2.3），因此：

1. 胃肠道的任一部位均未注入气体；
2. 未因注气及插入一根长软管（内镜）对小肠壁的压力感受器产生影响。
3. 肠腔内压力未升高（高达300mmHg），而这是传统内镜检查中很普遍的现象，并可导致小血管血流减少，甚至暂时停止血供。
4. 不像传统内镜检查般用力插入镜身而对肠壁产生影响，尤其是无穿孔危险。
5. 无需镇静，而传统内镜检查均需镇静；可避免检查中药物对肠壁血管及炎性病变可能产生的影响。
6. 胶囊通过胃肠道的生理蠕动推进，最终如消化道正常内容物一样自然排出。

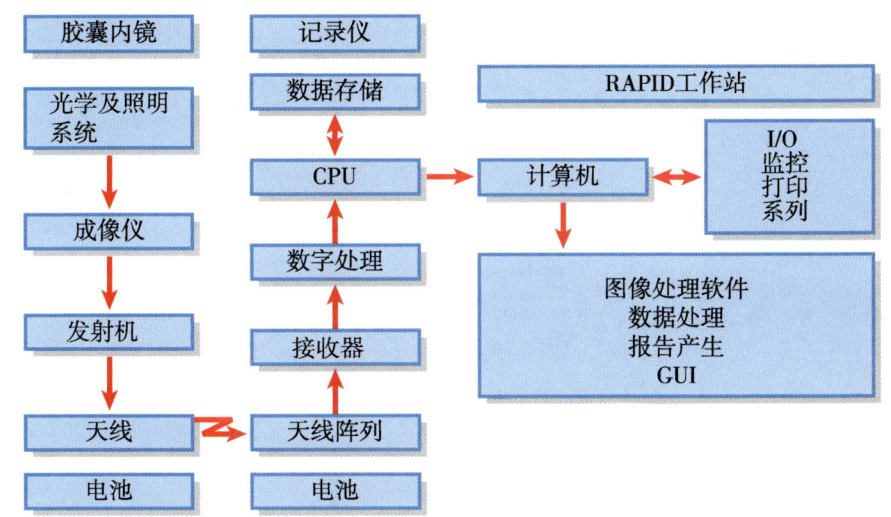

图2.2 Given®胶囊内镜诊断系统。（Courtesy of Given® Imaging.）

因此可观察胃肠道的自然生理状态，建立了一种范例，从而改变了内镜诊断方法（图2.3）。

PillCam胶囊内镜

PillCam胶囊内镜是一个可吞咽的圆柱体，包括一个小型摄像机、发光二极管（LED）构成的照明装置（3）、光学元件（2）、一个由CMOS构成的成像仪（4）、一个小型电池（5）及一个无线ASCI无线电发射机，上述装置全部组装至一个由生物相容性惰性塑料包装的胶囊内（6）（图2.4）。

照明的发光二极管每秒闪烁数次[具体次数由PillCam胶囊内镜的型号（3）决定]，经透明的穹窿状光学元件照射肠道内壁。图像（1）通过镜头（2），被成像仪（4）感知，后者将其翻译成电信号，传送至发射机（6），再由发射机经天线（7）将信号传送至腹部外面（见图2.5）。

根据胶囊内镜的检查部位是食管还是小肠决定胶囊的一端或两端由透明的穹窿形塑料制成。LED可通过塑料穹窿照亮胃肠道内壁，并由摄像机采集所照肠壁区域的图像信号。

胶囊内镜长约26mm，直径为11mm。成像周期频率（采集图片并将其传输至腹部外）因胶囊内镜型号而异。用于小肠检查的PillCam SB胶囊内镜有一个摄像头，以每秒2帧的速度采集图像并向腹部外面传送。而PillCam食管胶囊内镜两端各有一个摄像头，每一个均以每秒7帧的速度工作，合起来的图像传送速度为每秒14帧。

透明光学穹窿的外形及其构成材料可避免胶囊因肠腔内容物污染而模糊，亦可避免内部照明光线反射。光学系统的设计应保证视野范围广且照明区域内的肠道图像清晰。

胶囊内镜受内部磁性开关控制，只要其接近外部塑料包装磁体即保持关闭状态。一旦胶囊离开塑料包装的磁铁，其内部磁性开关就会关闭，胶囊开始闪

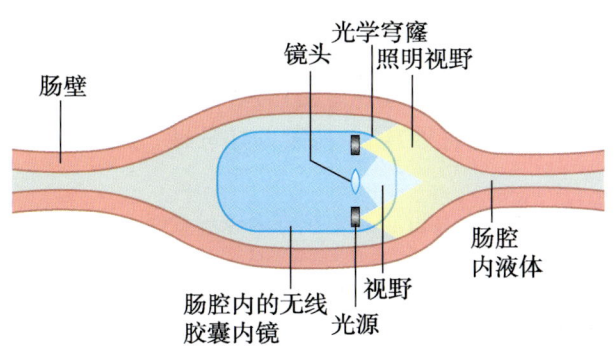

图2.3 生理胶囊内镜。（Courtesy of Given® Imaging.）

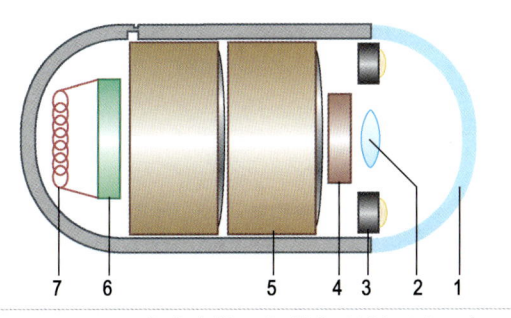

图2.4 PillCam SB胶囊内镜。相关解释见正文。（Courtesy of Given® Imaging.）

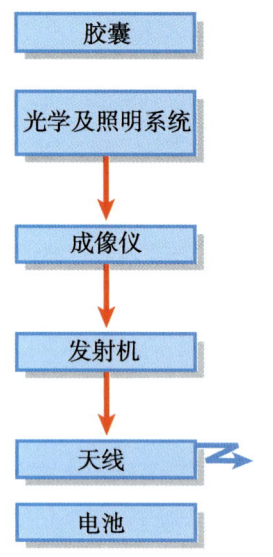

图 2.5 胶囊内镜工作图解。（Courtesy of Given® Imaging.）

烁，同时采集并传输图像。胶囊将持续传输图像，直至电池耗尽或被预定的程序切断，这由其类型决定。

PillCam SB胶囊内镜

PillCam SB胶囊内镜是为全小肠可移动检查设计的。根据2005年的ICCE共识[1]，小肠胶囊内镜检查的主要适应证包括：

1. 隐匿性胃肠道出血；
2. 疑诊Crohn病患者；
3. 遗传性息肉病；
4. 疑诊小肠肿瘤患者；
5. 难治性乳糜泻。

PillCam SB胶囊内镜，其摄像头的拍摄速度为每秒2帧，由图2.6中所列组件构成：

(a) CMOS成像仪；
(b) LED照明器；
(c) ASIC发射机（RFIC）；
(d) 天线；
(e) 电池组；

(f) 胶囊外壳——两端为穹窿形高张力圆柱状胶囊包封，由生物相容性耐pH的塑料材料用生物相容性黏合剂制成。

胶囊内镜工作时以每秒2帧的速度传输图像。拍摄每张图像时用于照明的LED均闪烁一次。图像传输持续至电能耗尽为止。

对于大多数患者，进行小肠检查的PillCam SB胶囊内镜均可到达回盲瓣。一个标准的8小时SB胶囊内镜检查过程中，采集并存储于数据记录仪的图片数量一般是56700帧。

PillCam食管胶囊内镜

PillCam食管胶囊内镜是为检查全食管设计的。根据2005年的ICCE共识，食管胶囊内镜检查的主要适应证包括：

1. 对长期胃食管反流患者进行Barrett食管筛查；
2. 筛查可疑食管静脉曲张患者；
3. 食管静脉曲张患者进行随访。

配备两个摄像头的食管胶囊内镜的拍摄速度为每秒7帧，故每秒共传输14帧图像。

PillCam食管胶囊内镜由图2.7中所列组件构成，如下所示：

(a) 2个CMOS成像仪；
(b) 2个LED照明器；
(c) ASIC发射机（RFIC）；
(d) 天线；
(e) 电池组

(f) 胶囊外壳——两端为穹窿形高张力圆柱状胶囊包封，由生物相容性耐pH的塑料材料用生物相容性黏合剂制成。

PillCam食管胶囊内镜是由其自磁铁包装移开触发的。工作时胶囊每秒传输14帧图像，两端成像仪的传输速度均为每秒7帧，持续约10分钟，此后以每秒4

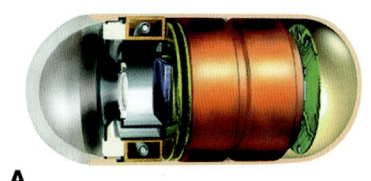
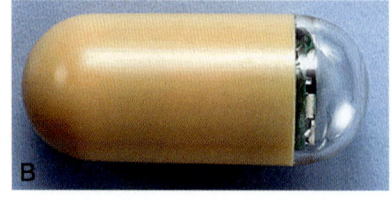

图 2.6 PillCam SB胶囊内镜示意图。（Courtesy of Given® Imaging.）

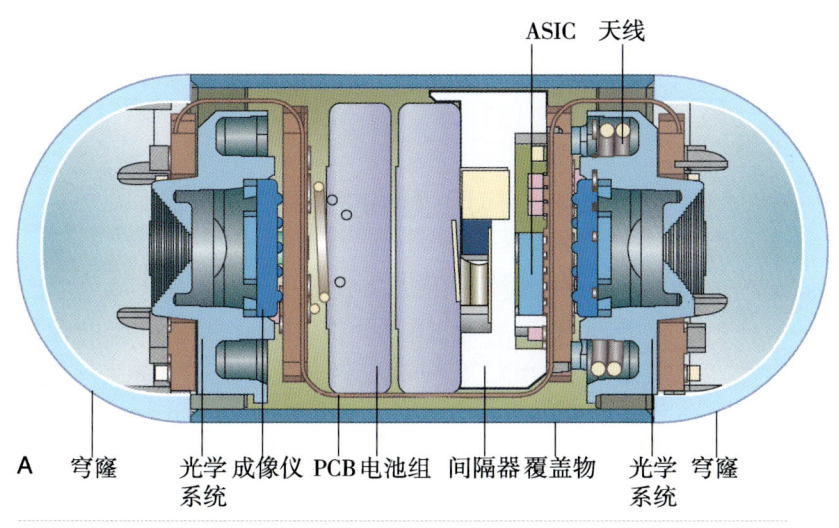
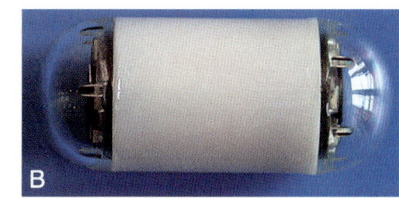

图2.7 PillCam食管胶囊内镜示意图。（Courtesy of Given® Imaging.）

帧速度持续传输，每个摄像头每秒各2帧。拍摄每张图像时照明用LED闪烁一次。

PillCam食管胶囊内镜工作20分钟可保证大多数患者的食管全长成像。一个标准的20分钟食管胶囊内镜检查采集并存储于数据记录仪中的图片数量一般为7600帧。检查结束时，胶囊停止传输图像。

PillCam胶囊内镜在胃肠道中的排泄过程

对于不同患者，胶囊内镜穿过消化道，靠胃肠道自然蠕动进入结肠并排出的过程有所不同。一般可自然排出。标准通过时间见表2.1[2, 3]。

由于存在个体差异、潜在病理情况（例如肿瘤或肠道狭窄）以及动力（蠕动）障碍，不同患者的实际通过时间略有不同。此外，胃肠促动力药亦可影响通过时间。

胶囊内镜传输的图像具有时间标志，可进行后续的传输时间计算与分析。

胶囊滞留少见[4]，该主题的详细情况曾于2005年的ICCE共识上报告过。

表2.1 PillCam胶囊内镜平均通过时间

通过时间类型	平均通过时间
胃通过时间	63[4]～80分钟[5]
十二指肠至盲肠通过时间	90[5]～194分钟[4]
胃肠道全程（从口至肛）通过时间	24小时[5]

数据记录仪

数据记录仪是由电池操控的，可接收PillCam胶囊内镜传输图片的外设接收/记录单元。为保证靠近胶囊而通常置于腹部，由接收胶囊内镜捕获图片信号的天线阵列、一个接收器子系统、一个小型计算机以及存储所获图片数据的装置组成（图2.8）。

VCE检查完成后，数据记录仪回到内科医师手中，数据被转移（"下载"）至RAPID工作站中进行处理、显示及翻译。

显然，数据记录仪也跟随电子元件硬件的发展而进步。因此，第一版数据记录仪——DR1，是建立在小型硬盘基础上的。随着标准计算机硬盘的微型化，第二版数据记录仪——DR1-5——以微型硬盘为基础，并可从数据记录仪上取下，更便于携带，且周转时间更长，并可通过特异性RAPID放大器的USB磁盘分区供能同时处理4个不同程序的磁盘。目前应用的数据记录仪——DR2，不仅保留DR1-5的简易USB连接性及平行处理能力，并增加了一些特色功能。DR2有一个固相基础磁盘，可增强数据记录仪的抗震性，减少耗能，并使数据记录仪电池集成到DR的框架结构中。表2.2总结了不同数据记录仪的主要特点。

最新研制的DR2型数据记录仪为PillCam SB及PillCam 食管胶囊内镜提供了有力支持，其重量轻，内含电池，有集成充电及下载功能，增强了实用性，加用了电池指示器，具备与RAPID工作站连接的高速USB2接口，并改善了传感器阵列快速连接机制（图2.9）。

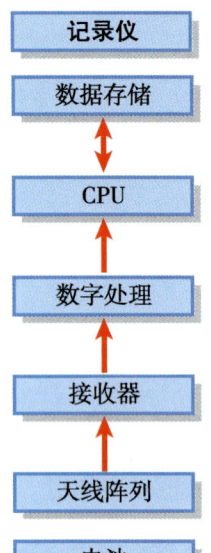

图2.8 数据记录仪工作图解。（Courtesy of Given® Imaging.）

4个独立的框架单元可经各自的USB2接口平行连接至RAPID工作站，并具有各自独立的电源插座。

配备RAPID应用软件的RAPID工作站

RAPID应用软件及RAPID工作站可用于离线状态下处理、存储、翻译及分析PillCam胶囊内镜的视频数据。RAPID工作站在胶囊内镜检查过程中执行如下任务：

1. 于VCE操作之前完成数据记录仪的初始化；
2. 从数据记录仪中下载捕获的图片流并将其转换为标准视频格式；
3. 应用分析运算法则，对所获图像进行处理并抽提临床相关数据；
4. 于医师回顾处理的过程中显示并控制视频；
5. 存储并管理下载数据中处理后的患者视频；
6. 选择、标注并存储医师所选图片；
7. 完成PillCam内镜报告。

关于RAPID的图解说明见图2.10。值得注意的是，尽管计算机平台、复杂运算法则以及图像处理技术不断发展，RAPID工作站仍然只是医师手中的一个工具，我们才是诊断分析的关键。因此，随时间推移逐渐发展的运算法则旨在更好地展示胃肠道中捕获的高质量图像数据。这将能：

表2.2 数据记录仪版本及主要特点

	DR 1	DR 1.5	DR 2
支持PillCam SB	+	+	+
传统磁盘	+	+	
安全的传感器阵列连接仪	+	+	+
可移动磁盘		+	
快速USB连接		+	+
支持PillCam食管胶囊内镜			+
固相磁盘			+
集成电池			+

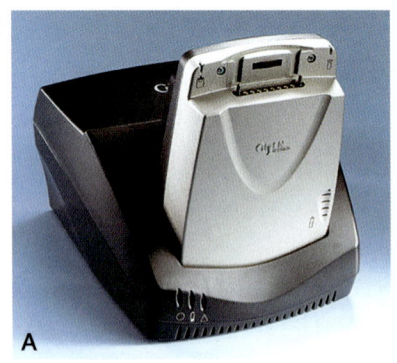

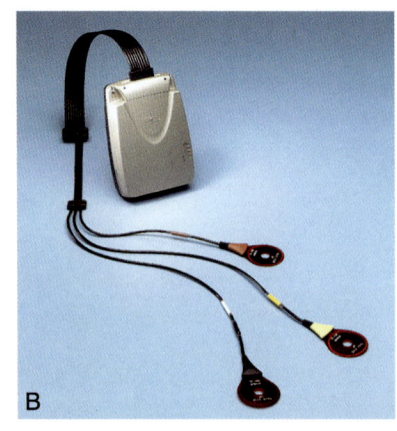

图2.9 带有框架及传感器阵列的2套数据记录仪。（a）框架内的数据记录仪；（b）连接传感器阵列的数据记录仪。（Courtesy of Given® Imaging.）

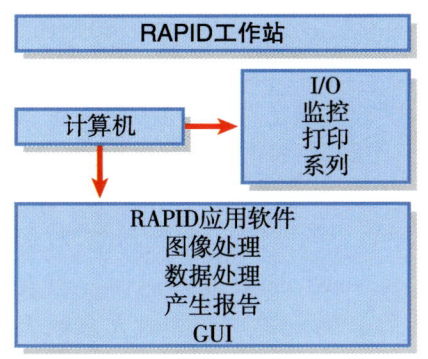

图2.10 RAPID工作站图解（GUI，图示用户界面）。(Courtesy of Given® Imaging.)

RAPID 4的特殊设计可抽提具有附加临床意义的数据。

表2.3描述了不断发展的RAPID应用软件的特点。

RAPID应用软件的主界面（见图2.11）可于观察RAPID视频的同时，显示即时定位的时间标尺。表2.4列出了其主要特点。

经典的视频控制可前进、后退、前后滚动显示，并可选择并标注可疑的存储图像进行进一步分析。主界面的下拉菜单显示特殊功能，如数据记录仪初始化、数据下载以及完成一份总结报告。

1. 将患者视频资料快速、准确并具诊断意义地分割为胃肠道的主要解剖部位（食管、胃、小肠以及结肠）；
2. 快速、可靠地发现视频中的异常及病理状况（若存在），加之出现时间及部位；
3. 有效显示抽提自所获视频流中有明显诊断价值的数据，以利于医师评估。

RAPID阅读器

RAPID阅读器是一个类似RAPID的应用软件，安装于大量客户的电脑中以便于读取RAPID视频。其本质是一个不具初始化及下载功能的RAPID程序。特别之处在于，其可被装于便携式笔记本电脑或家用电脑

表2.3 RAPID应用软件的主要特点

RAPID应用软件功能	2001 RAPID 1.3	2002 RAPID 1.4	2003 RAPID 2	2004 RAPID 3	2006 RAPID 4
自动浏览模式/速度	+	+	+	+	+
定位		+	+	+	+
可疑出血指示（SBI）			+	+	+
标准报告			+	+	+
图像缩放功能			+	+	+
HIPAA分离鉴定			+	+	+
HIPAA安全性、CFR21第11部分				+	+
GI词典				+	+
组织彩条信号				+	+
PillCam ESO功能				+	+
全屏显示				+	+
支持密码				+	+
缩略图标记				+	+
双帧浏览			+	+	+
4帧浏览				+	+
快速浏览				+	+
RAPID图谱					+
周长尺度					+

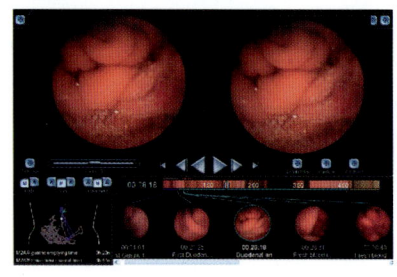

图2.11 RAPID应用软件主界面。(Courtesy of Given® Imaging.)

中，使医师的VCE工作流程更为方便、灵活。

胶囊内镜检查过程

胶囊内镜检查过程包括吞入胶囊、收集捕获图片至腰带内数据记录仪、医师回收数据记录仪、下载数据至RAPID工作站中并观察RAPID视频。

患者准备

由于胶囊内镜可直接观察胃肠道黏膜，因此要求消化道必须清洁，无内容物。其实消化道各部位在特定时期本身就是清洁的。例如，食管通常于进食后数秒或数分钟后排空（少数特别情况例外），而胃排空时间一般在2小时内。小肠通过时间多为数小时，之后也是清洁的。

如上所述，VCE检查之前恰当的禁食时间因胶囊内镜类型不同而异。食管或小肠，通常需保证检查部位清洁才可进行无障碍的直视观察。对大多数患者来说，小肠胶囊内镜检查前大约需禁食12小时，而食管胶囊内镜检查前禁食2小时即可。但有关小肠胶囊内镜检查前使用任何泻药或促动力药进行肠道准备，以及严格禁食是否必要且有无不良反应仍存在争议。

通常由医师于检查前告知患者肠道准备相关事宜，此外，还需明确患者是否适合VCE检查，并签知情同意书，医师应告知患者一些有关禁食及检查的其他注意事项。

检查当日，患者吞入胶囊之前，应把程序特异传感器阵列（ESO或SB）及负责初始化数据记录的腰带记录仪放置于患者腹部（图2.12）。

表2.4 RAPID应用软件特点

特点	解释/描述
自动浏览	自动设定浏览速度以平衡视觉变化率
SBI	自动标记红色可疑出血图像
定位	粗略定位并追踪胃肠道中的胶囊
HIPAA 容受性	分离鉴定功能研究及HIPAA安全性，CFR21第11部分
ESO胶囊功能	支持ESO胶囊程序
全屏	全屏观察图像功能
支持PW	支持多用户，PW保护的RAPID软件应用
缩略图	在缩略图上添加标记（箭头、圆圈），简略标记功能
双帧/4帧浏览	同时浏览2~4帧连续图像
彩条信号	有效显示平均图像彩色信号，更易于分割视频
缩放	可按屏幕大小全屏放大显示图像
报告	完善报告功能
词典	建立辅助书写报告的词典
快速浏览	允许对小肠视频快速预览
RAPID 图谱	可将患者图像与参考图像进行比较
周长尺度	可测量病变周长尺寸

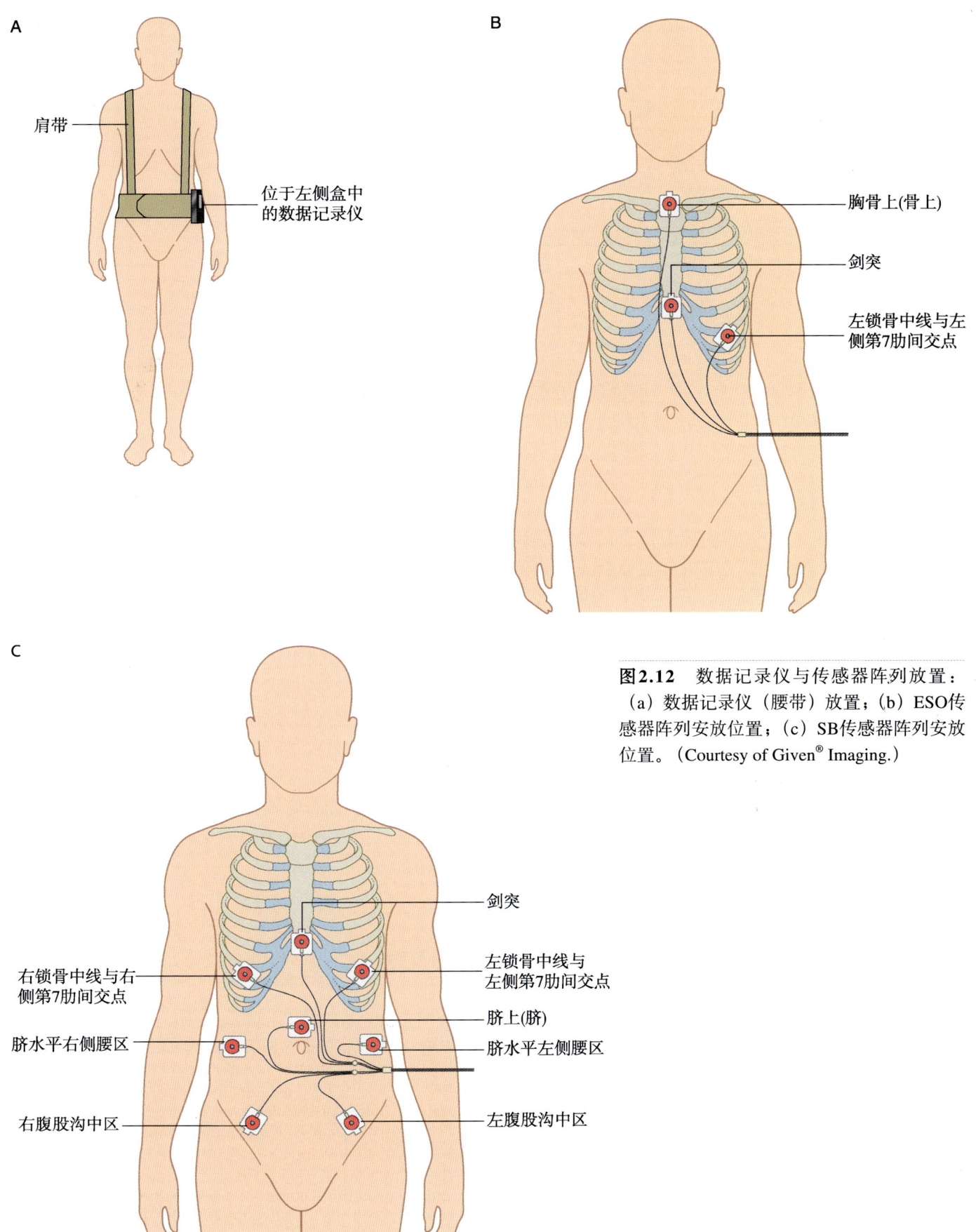

图2.12 数据记录仪与传感器阵列放置：（a）数据记录仪（腰带）放置；（b）ESO传感器阵列安放位置；（c）SB传感器阵列安放位置。（Courtesy of Given® Imaging.）

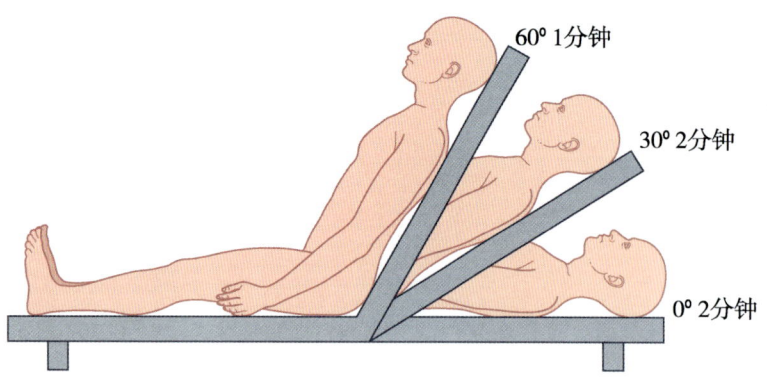

图2.13 ESO吞咽过程的倾斜体位。（Courtesy of Given® Imaging.）

吞咽胶囊

患者完成肠道准备工作后，即可进行胶囊吞咽，ESO检查前需禁食至少2小时，SB检查则要求至少禁食10小时。

胶囊内镜被患者在自然状态下吞入，可饮水。具体细节同样由内镜类型决定。

吞咽PillCam ESO胶囊内镜时，目的是减缓胶囊在食管中的运动速度，尤其在接近食管下括约肌（lower esophageal sphincter，LES）处，以保证胶囊于进入胃前可拍摄足够多的照片以供进一步分析研究。因此，ESO胶囊内镜的吞咽是在一系列倾斜体位下完成的，最初为近似平卧位，然后于数分钟的检查过程中逐渐抬高体位直至变为完全的坐位（图2.13）。

检查中患者应尽可能保持静止不动，从而避免影响胶囊在患者食管中的运动进程。因此，吞咽胶囊是在一张摇床上进行的，摇床倾斜角度由护士或医师调整，同时嘱患者以最少量的水服下胶囊。

吞下胶囊后，患者一般需在医师办公室呆20分钟，时间到后，胶囊将停止传输图像（数据记录仪闪光），患者将传感器阵列及数据记录仪交给医师。数据记录仪依照办公系统工作流程下载，并形成供医师回顾分析的视频。

PillCam SB胶囊内镜的吞咽过程则较简单：将传感器阵列（天线）与数据记录仪（腰带状）置于患者腹部，并通过RAPID工作站进行数据记录仪初始化，然后嘱患者吞入胶囊。通常取立位，其目的是让胶囊尽快离开胃，开始小肠检查并到达盲肠以保证获取小肠全程的视频资料。部分医师认为，让患者取右侧卧位更易为胃内胶囊经幽门进入小肠。另一些医师则于检查前或检查过程中使用促动力药物加快胶囊运动，保证PillCam胶囊在8小时之内到达盲肠。

8小时之后，胶囊停止传输图像（数据记录仪闪光），患者将传感器阵列及数据记录仪交还至医师办公室，进行下载并形成一个用于回顾及分析的RAPID视频。

结论

Given® PillCam平台是一个完整的无线内镜系统，包括一个可吞咽的摄像机、数据记录仪及回顾分析图像的工作站。摄像机由一个CMOS芯片、LED光源、电池及传输仪组成。数据记录仪接收传输的图像，然后存储起来以供之后下载。计算机工作站初始化数据记录仪并应用专有软件（RAPID）接收下载的图像。FDA已批准了两种胶囊应用于临床。小肠胶囊（PillCam SB）含一个光学穹窿，以每秒2帧的速度采集8小时图像。而食管胶囊（PillCam ESO）则有两个光学穹窿，以每秒7帧的速度采集图像（合起来每秒共14帧）。

参考文献

1. 2005 ICCE Consensus. Endoscopy 2005;10:1065–1067.
2. Fireman Z, Kopelman Y, Fish L, Sternberg A, Scapa E, Mahaina E. Effect of oral purgatives on gastric and small bowel transit time in capsule endoscopy. Isr Med Assoc J 2004;6:521–3.
3. Dai N, Gubler C, Hengstler P, Meyenberger C, Bauerfeind P. Improved capsule endoscopy after bowel preparation. Gastrointest Endosc 2005;61:28–31
4. Gay G, Delvaux N, Rey J-F. The role of video capsule endoscopy in the diagnosis of digestive diseases: a review of current possibilities. Endoscopy 2004;36:913–920.
5. Blue Cross Shield Association. Wireless capsule endoscopy. Tec Assessment Program 2003;17:21.

第 1 部分　胶囊内镜的性能

第 3 章

胶囊内镜的组装及操作

Douglas Morgan

要点

1. 确立了VCE的指征，包括OGIB、Crohn病和腹部SB成像。

2. 证实了VCE的安全性。对大多数病例，胶囊滞留有助于识别潜在疾病的病因。

3. 内镜引导的VCE宜用于已知或怀疑患有食管或胃十二指肠病变或动力障碍的患者，因为这种疾病可影响胶囊向小肠安全有效地传送。

4. 需要确定性研究来确定肠道准备和促动力药的作用。

引言

视频胶囊内镜（video capsule endoscopy，VCE）使用可吞咽内镜，通过无创的无线方式传送及接收拍摄的胃肠道图像数字信号。本章节将介绍胶囊内镜的检查过程，包括：适应证、并发症、相对适应证、患者准备及操作方法，同时还将介绍VCE技术和设备。主要讨论Given Imaging（Yoqneam，以色列）提供的胶囊内镜图像，其他厂家也有类似设备。本文将就以上内容进行综述[1-5]。目前VCE适用于小肠疾病的探查，但其可对整个胃肠道进行无创检查，本章仅针对小肠进行讨论。食管与儿科VCE将于其他章节论述。

适应证

VCE的适应证包括不明原因消化道出血（obscure gastrointestinal bleeding，OGIB）、Crohn病及小肠影像学检查异常[6]。扩展适应证包括：乳糜泻、未定型结肠炎/小肠息肉综合征、缺铁性贫血等。VCE还可用于吸收不良综合征、AIDS、移植物抗宿主病（graft versus host disease，GVHD）、小肠移植以及上消化道出血的鉴别诊断（参见表3.1）。

不明原因消化道出血

不明原因消化道出血是指上消化道和下消化道内镜检查未明确病因的消化道出血，该种出血多来源于小肠。可分为显性出血（黑便、便血）及隐性出血两类。后者是指便潜血实验（fecal occult blood test，FOBT）阳性或缺铁性贫血（iron deficiency anemia，IDA）的患者。荟萃分析证实对于OGIB的诊断来说，VCE比推进式小肠镜的准确性更高[7-8]，经前者发现需进行治疗的病例是其他方法的3倍。

表3.1 胶囊内镜的适应证

适应证	注释
明确适应证	
OGIB，显性	出血7天内进行
OGIB、IDA及FOBT阳性	因人而异，需进一步明确
Crohn病、未定型结肠炎	诊断、治疗
可疑小肠病变	影像学异常或相关临床表现
息肉综合征	FAP，Spigelman III 期或IV期 PJS，每2年行EGD和VCE
新适应证	
乳糜泻	血清学及活检无法确诊，但有小肠肿瘤的报警症状
黑色素瘤	IV期分期
吸收不良综合征	AIDS
上消化道出血	决定是否需要急诊EGD
GVHD	
小肠移植	

注：OIGB，不明原因消化道出血；IDA，缺铁性贫血；FOBT，便潜血实验；FAP，家族性腺瘤性息肉病；PJS，Peutz-Jeghers综合征；EGD，食管-胃-十二指肠镜；GVHD，移植物抗宿主病；黑色素瘤：III期患者存在贫血或上消化道症状时考虑行VCE。

VCE检查的时间窗根据消化道出血的类型不同而有所区别。显性OGIB为VCE明确适应证，有文献报道，出血3～7天内行VCE的病变检出率较高[9]。尚未明确OGIB患者住院或上消化道内镜检查阴性后尽早行VCE是否可提高病变的检出率。而VCE是否适用于FOBT阳性或伴IDA的患者仍有待进一步研究。此外，对于上消化道和下消化道内镜来说，初次检查阴性后应予复查已成为常规，但是否可推及VCE亦存在争议。

Crohn病（Crohn's Disease，CD）

胶囊内镜对于Crohn病诊断至关重要，优于小肠气钡双重造影及结肠镜（包括末端回肠检查）[10]。疑似CD时，无论累及小肠还是结肠，VCE均可提供重要信息。警告：应用此方法诊断黏膜病变时需谨慎，因为局部炎症及溃疡可能是非特异性的，并已于健康志愿者研究中证实[11]。VCE亦可用于诊断未定型结肠炎。确诊CD后，我们可通过VCE评估小肠病变的范围及严重程度，并以此为依据调整顽固性CD的治疗方案。许多CD患者同时合并肠易激综合征，此时其活动性较难判断。相对于灌肠，此时进行VCE检查是必要的。

影像学异常

影像学检查怀疑空肠或回肠存在炎症或肿瘤时，若无检查禁忌证，则可行VCE。影像学检查包括钡剂造影、CT或MRI断层扫描。美国食品与药品管理局（Food and Drug Administration，FDA）认定VCE为小肠疾病的一线检查方法[12]。

疑似小肠肿瘤也是VCE的适应证，但检查必要性还应结合患者临床表现因人而异。原发性恶性肿瘤，如腺癌、类癌、淋巴瘤或胃肠间质瘤（gastrointestinal stromal tumor，GIST）等，可先行实验室检查或腹部影像学检查。VCE可用于诊断小肠转移癌，如局部扩散（卵巢、子宫及结肠）或血源播散（黑色素瘤、乳腺癌、肺癌及肾癌）。VCE还可用于评估转移性黑色素瘤分期（IV期），但仍需研究证实。

新用途

VCE适应证除不明原因消化道出血、Crohn病及小肠影像学检查异常以外，还包括乳糜泻，如诊断不清（血清学检查阳性但活检阴性或血清学检查阴性但组织学检查可疑）、血清学阳性但无法行内镜检查以及有小肠恶性肿瘤报警症状的确诊乳糜泻患者。但VCE在诊断乳糜泻方面的应用仍需于细节上进一步讨论。

VCE还可用于诊断小肠息肉综合征[13, 14]。对于FAP及晚期十二指肠腺瘤（Spigelman III期或IV期）患者推荐进行VCE检查。与之类似，Peutz-Jeghers综合征患者也应每两年进行一次上消化道内镜及VCE检查。但目前尚未证实VCE对诊断遗传性非息肉性结肠癌（hereditary nonpolyposis colon cancer，HNPCC）同样有效。

人们正在进行一系列研究以评估小肠VCE的新适应证，如小肠移植、GVHD、小肠吸收不良综合征以及AIDS。其他适应证还包括帮助急诊医师判断上消化道出血是否需行急诊内镜。

并发症、禁忌证及相对禁忌证

并发症

全世界已进行了超过25万例的VCE检查，其安全性被普遍认可。而胶囊滞留于小肠是其最常见的严重并发症。胶囊滞留或称胶囊"非自然排出"，是指胶囊于小肠内存留达2周以上，发生率为1/（100～150）（0.75%～1.0%）。发生滞留与患者自身情况有关，正常人群中约为0%，OGIB患者为1.5%，CD患者则约为5%[11,15]。值得注意的是，胶囊滞留并不引起急性胶囊嵌顿或小肠梗阻。从生理学角度出发，胶囊滑落至狭窄肠腔的近端（相对而言，探路胶囊造成急性梗阻的可能性较小，具体内容将于下文详述）。如果胶囊滞留需行手术治疗，可安排择期手术，而无需进行急诊手术。总之，虽然有时需要采用手术方法解决胶囊滞留问题，但因胶囊内镜破裂崩解而造成胃肠道穿孔的病例十分罕见[16]。最后需强调的是，不必要手术确定的VCE滞留相关真正并发症的发生率显著低于1%，因为胶囊滞留的部位常提示存在病变。胶囊进入气管导管是报道的一个VCE罕见并发症[17]。虽出现呼吸困难、缺氧以及需要进行支气管镜检查，但尚无死亡病例。胶囊滞留于小肠憩室及Zenker憩室亦不多见。此外，还有一些技术相关问题——胶囊破裂、阵列式传感器破裂、研究配件老化等等——均不常见。而与结肠镜类似，胶囊获取的图像不完整或不清晰不应视作并发症，应将上述可能性于知情同意书中阐明。

禁忌证及注意事项（见表3.2）

目前VCE广泛应用，相关著作也比较多，均提示VCE的绝对禁忌证较少[18]。定义的绝对禁忌证包括：胃肠道狭窄、小肠假性梗阻、妊娠以及心脏植入装置（起搏器或除颤器）。若患者同时存在全麻或外科腹部手术禁忌证，由于存在胶囊滞留的可能，故亦为VCE检查的禁忌证。但有时外科医师要求患者于术前行VCE以明确小肠梗阻或狭窄的情况及部位，此时则另当别论。

也有报道称VCE对于安装心脏起搏器的患者来说是安全的[19]，包括植入式心脏除颤器（implantable cardiac defibrillators，ICD）。ICD患者在VCE检查期间应住院进行心电检测。标准起搏器的患者可能无需心电监护，但对于起搏器依赖的患者则是必要的。经慎重选择，证实VCE可安全地用于孕妇。实际上，VCE为妊娠期CD可疑患者的理想检查方式，可避免放射性检查并可根据VCE结果制订治疗方案，母子均可受益。

其他注意事项涉及上消化道功能紊乱以及内镜辅助引导的VCE将于以后章节详述。病态肥胖可能影响传感器接收胶囊发出的信号，此时可将传感器置于患者背部。

探路胶囊或钡剂检查的适应证

VCE最常见的严重并发症为胶囊滞留，多见于检查前未发现但存在小肠狭窄的患者。CD、腹部放疗史、外科手术史、服用NSAID或出现梗阻症状时，应于VCE前明确小肠肠腔是否通畅[15]（参见表3.3）。小肠钡剂造影可发现明显的肠腔狭窄，但对轻中度狭窄的诊断困难，而后者同样可导致胶囊滞留。

探路胶囊（patency capsule）亦称"哑巴胶囊"，在VCE检查前可用这种胶囊明确胃肠道是否通畅[20]。探路胶囊（Agile®，Given® Imaging，Yoqneam，Israel）内含无线发射器，包裹于乳糖复合物中，若胶囊于肠腔内停留30小时仍未排除，乳糖复合物即会分解（参见图3.1）。我们可在办公室或内镜室通过一个手持扫描仪监测探路胶囊及其发射器。这种胶囊无法

表3.2　胶囊内镜：禁忌证及注意事项

禁忌证/相对禁忌证	注释
常规	
GA或腹部手术高危者	合并活动性病变
病态肥胖	改变传感器阵列位置
妊娠	应选择患者
痴呆	拒绝吞咽胶囊
若胶囊滞留拒绝手术	
上消化道	
口咽性咽下困难	误吸危险
食管疾病	狭窄、失弛缓症
胃十二指肠病变	参见表3.4
心血管	
起搏器	酌情进行监护
ICD	遥测监护

GA，全麻；ICD，植入式心脏除颤器

表3.3　探路胶囊及小肠钡剂检查的适应证

适应证	注释
Crohn病	疑似小肠狭窄
腹部放疗史	可能存在放射性胃肠道狭窄
腹部手术史	腔内解剖性狭窄、粘连
服用NSAID并有梗阻症状	NSAID相关性狭窄或膜性狭窄
小肠梗阻症状	小肠肠腔狭窄

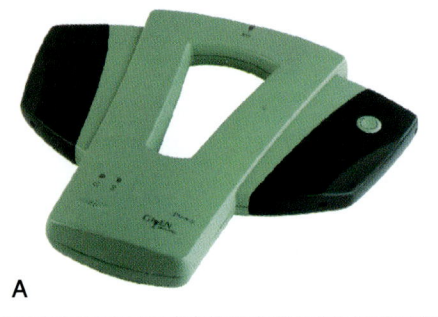 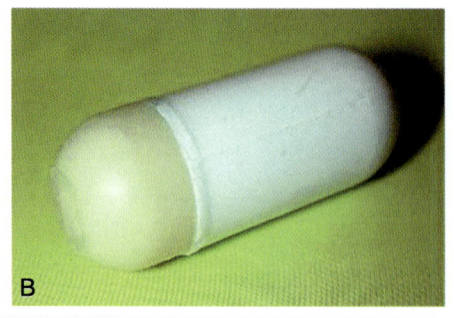 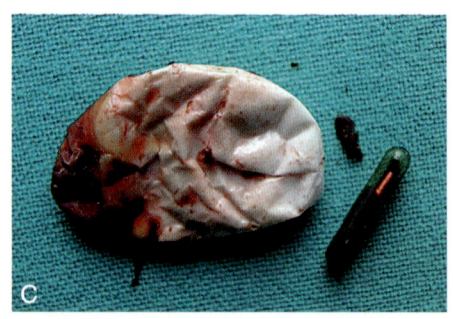

图3.1 探路胶囊系统。(a) 探路胶囊扫描仪，限医生办公室应用；(b) 完整的探路胶囊；(c) 胶囊分解图，附空外壳及无线发射器。

产生图像，但较之VCE，其发生急性小肠梗阻的可能性非常小[21]。乳糖复合物分解后，探路胶囊可能延展并融合于狭窄部位，形成暂时性梗阻，进而引起腹部疼痛或因急性梗阻需手术治疗。最新研究表明上述情况在探路胶囊检查过程中的发生率高达5%[20]。

胶囊内镜室

胶囊内镜一般用于门诊患者，但同样适用于一些住院患者（如进行性消化道显性出血的患者）[9]。VCE设备大小适中，无需占用很大面积。包括：一台台式电脑、一台数据记录仪（带腰带）、电脑与记录仪之间的接口（用于下载检查数据）、数据记录仪电池充电器以及打印机。计算机工作站的硬盘存储量有限，为防止其很快装满，应将既往检查数据转移至其他存储设备，如CD、DVD、硬盘或医院的主机。是否需要全部或部分保存检查数据尚存争议，但各个VCE室均应建立自己的规章及操作程序。

VCE可于医师办公室或内镜室进行，应使用专门的房间（该房间也可作他用），房间中包括一张放置VCE工作站的桌子及一张检查床。患者平卧于床上，将接收电极贴于患者腹部，还需准备一个剃刀以便备皮。

操作VCE前，应对护士或助手进行相关培训，助手负责将患者的个人信息输入工作站、对记录仪数据进行初始化、安装电极并让患者服下胶囊。还应向患者进行宣教，同时解答患者提出的问题，检查结束后收回记录仪及腰带，并下载记录仪的数据以供医师阅片。

住院患者亦可使用VCE进行诊断，且患者根本无需前往VCE工作站（或工作站可安置于医院的任何位置），因其个人信息的录入以及记录仪数据的输入均可于门诊完成后，再将胶囊、数据记录仪、电极及腰带携带至患者病房，安装电极并让其吞下胶囊。

进行胶囊内镜前应同患者签署知情同意书，向患者讲明VCE的危险性，特别是若发生胶囊内镜滞留可能需要进行外科手术或其他治疗（参见下文）。

胶囊内镜操作程序及患者准备

患者准备

医师应详细询问病史，特别是在开放式内镜中心更应如此。注意询问患者是否存在吞咽异常、胃轻瘫、其他消化道运动障碍性疾病、糖尿病、腹部手术史及严重便秘。还应重点询问患者有无吞咽困难及消化道梗阻的症状。

VCE检查前询问患者的特殊用药史也非常重要[4]。患者可继续服用抗凝药（如华法林）及抗血小板聚集药物（如阿司匹林、氯吡格雷），但应于操作前3~5天停用铁剂。尽量不使用影响胃肠动力的药物，如麻醉药或抗胆碱药物。与传统内镜一样，VCE检查也需禁食，并调整一些常用药物的剂量（如胰岛素）。需要提醒患者在吞下胶囊内镜2~4小时前服用他们长期服用的药物。

患者检查前禁食12小时，并于前一天下午开始进行肠道准备。提醒患者最好穿宽松的衣物，尤其是裤子；尽量不要穿单件的衣服，比如裙子。

胶囊内镜操作程序

胶囊内镜的设备包括胶囊、阵列式传感器、数据记录仪及数据读取工作站（参见图3.2）。患者进行VCE检查时一般于上午7点~8点吞下胶囊，同日下午

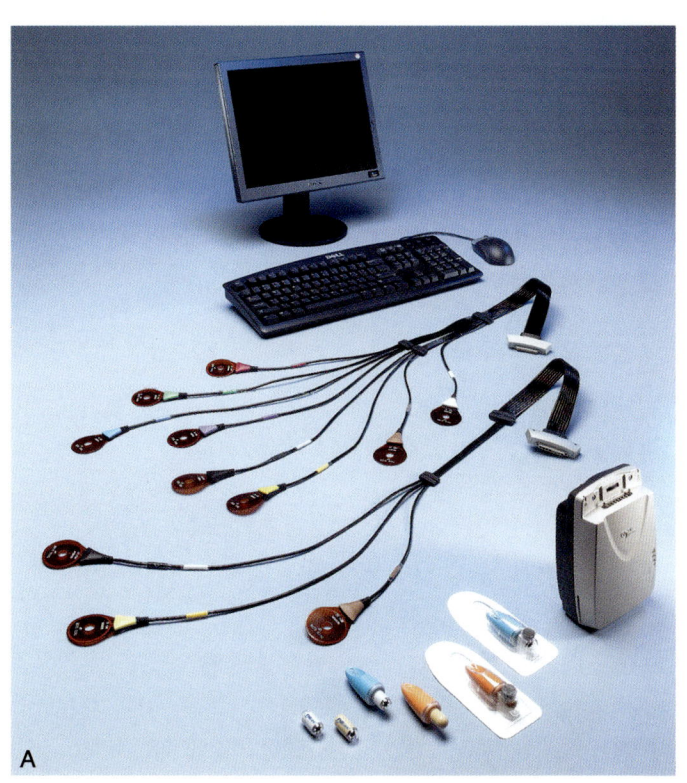

图 3-2 胶囊内镜的组成：胶囊、阵列式感应器、记录仪及工作站。

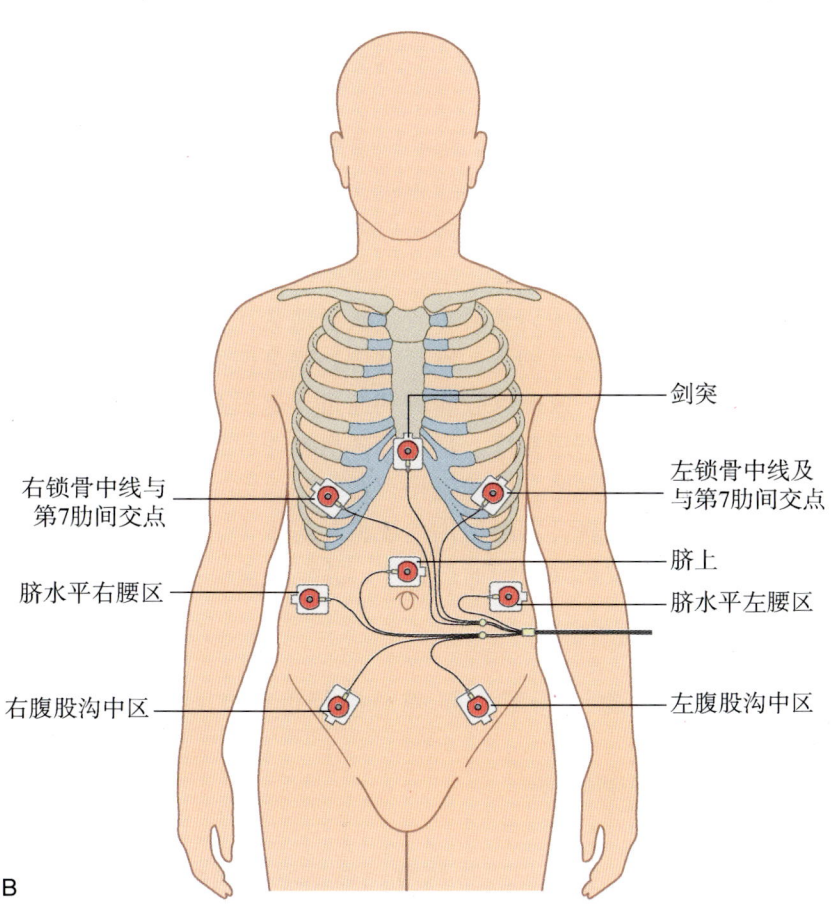

4点左右患者即可解下数据记录仪结束检查。8导联阵列式传感器置于患者腹部，在确认胶囊已可将信号传入数据记录仪后，移开磁铁激活胶囊。吞下胶囊后患者至少需饮8盎司水，而在内镜中心检查时可在吞服胶囊同时或提前20分钟口服80mg二甲硅油，有助于患者更轻松地吞下胶囊。

患者可于持续一天的检查中回家、工作或进行其他活动，吞下胶囊内镜2小时后可以口服水，4小时后可以服药以及进食一些清淡的午餐，换衣服或上厕所时应小心不可碰掉阵列式传感器，不要做那些可能移动或碰掉电极片的活动。最后，患者还应注意避免MRI扫描。

检查后

胶囊内镜完成胃肠道检查的过程短暂，就如吃一顿饭的时间：于食管中停留2~10秒，胃中停留30~60分钟，小肠停留2~5小时，再于结肠停留10~40小时。胶囊移行过程中患者无任何感觉，滞留于盲肠时也不存在任何危险。若胶囊尚未达到盲肠其电池已经耗竭，这种情况被称为检查未完成。如果患者在2周内仍未排出胶囊，则需行腹平片以确定胶囊的位置。胃肠道中胶囊内镜通过的精确时间存在很大个体差异，因此许多内镜中心不管胶囊内镜报告是否完整，均对未完成检查的患者进行腹平片检查。

内镜引导下胶囊内镜检查

若患者存在明确或可疑的上消化道解剖及动力异常或者既往有上消化道手术史，则需行内镜引导下胶囊内镜检查（endoscopy-guided capsule endoscopy，EGCE）[18]。了解患者有无吞咽障碍或腹部手术史非常重要。此时需要提醒大家：不仅胃轻瘫患者可能发生胃部胶囊滞留，其他情况参见表3.4及3.5。

内镜引导下胶囊内镜检查有三种方法：1．直接吞咽；2．使用外套管；3．使用内镜送入。"吞下与追踪"技术利用透明帽或Roth网篮（US Endoscopy，Mentor，Ohio）等辅助装置。美国有一种辅助装置AdvanCE®可抓住胶囊并将其直接送入小肠，该装置类似于导管，也可通过内镜的工作通道完成操作。Roth网篮有一定弹性，因此在食管插管时可能存在一

表3.4　内镜引导下胶囊内镜检查

适应证	注释
食管病变	
口咽性吞咽困难	误吸危险
Zenker憩室	已知或疑似
食管动力障碍	失弛缓症，严重的IEM
疑似肠腔狭窄	网状、环状、狭窄
心理因素	无法吞咽
胃十二指肠病变	
胃轻瘫	糖尿病、麻醉药等因素所致
胃部手术	因人而异
既往胃部胶囊滞留史	
胃造瘘术	安全送入胃肠道

胃部手术：毕Ⅰ式、毕Ⅱ式、Roux-en-Y等；IEM，无效食管蠕动。

表3.5　内镜引导下胶囊内镜检查所需技术

技术	注释
胶囊传送"帽"	将误吸风险降低至最低
胶囊辅助传递工具	圈套器、网篮等
套管	需要足够的内径
吞咽胶囊，EGD	"吞咽与跟踪"
胃造瘘口引导	安全地送入胃肠道

定困难。此外，Roth网篮若于喉部或食管上括约肌释放胶囊，则可导致误吸入气管的危险。使用内镜将胶囊送入十二指肠降段可避免胃内滞留，还可保证小肠检查的完整性。

利用套管可将胶囊安全地送入食管，并将其与辅助装置（网篮、圈套器等）联合使用。套管内径应足够大，以确保胶囊顺利通过，这关系到患者检查过程中的舒适程度。最后，若患者存在胃轻瘫而可能发生胃内滞留，即可使用"吞下与追踪"技术，嘱患者吞下胶囊，同时使用内镜将其送入十二指肠。内镜可帮助胶囊顺利地通过胃部，甚至胃造瘘术的瘘口。

提高诊断率：肠道准备及促动力药

肠道准备

气泡、食物残渣、深色液体或胆汁均可影响小肠成像，因此VCE检查前进行肠道准备的目的就在于改善成像的质量以提高检查敏感性（参见表3.6）。当

然，也需权衡肠道准备的副作用、患者的耐受性以及费用。部分患者就因需行肠道准备而拒绝VCE检查。

患者需于检查前12小时开始禁食。额外的肠道准备能否提高VCE的图像质量呢？人们进行了相关研究，具体方法包括检查前一天下午口服聚乙二醇（PEG，2L或4L）及磷酸钠（90ml）。Viazis等人在入选的80名患者中发现，采用2L的PEG进行肠道准备即可提高VCE成像质量（90% vs 60%）及诊断率（65% vs30%）[22]。其他报道指出磷酸钠亦可提高成像质量及诊断率，但因其有胃肠道刺激性，故可造成假阳性结果[23, 24]。而采用4L的PEG进行肠道准备并未比2L的效果好，反而会影响胃及小肠的蠕动。此外，检查前20分钟还可服用80mg二甲硅油。

总之，肠道准备可提高VCE图像的质量，但具体的操作步骤仍需进一步研究[25, 26]。肠道准备的具体方法、剂量及保留时间尚未明确，根据目前文献报道，其原因主要包括两点：一是由于不同研究选择的肠道准备药物及终点事件定义不同，第二个原因则是额外的肠道准备力度可能不够，因此需要研究更有效的方法。现阶段，大多数内镜中心选择以下两种肠道准备方法：

（1）检查前禁食12小时，而无需额外进行肠道准备；
（2）检查前16小时内服用2L克来特利（Golytely）。

促动力药

胃及小肠蠕动缓慢可导致胶囊无法于电池耗竭之前到达盲肠，从而进一步降低VCE诊断的敏感性。上述情况的发生率为5%～10%，有些报道甚至超过16%[27]。肠道准备可提高检查的完成率，但需权衡所用药物的副作用及费用。此外，若胶囊在小肠中通过过快可能错过病变，同样会降低VCE诊断的敏感性，使漏诊率升高。

目前应用的促动力药物包括甲氧氯普胺、红霉素、多潘立酮及替加色罗。研究发现磷酸钠和PEG不会缩短胶囊内镜的胃通过时间（gastric transit times，GTT）和肠通过时间（small bowel transit times，SBTT），而胃动力药可有效减少GTT，但尚未明确其是否可影响检查的完成率[28-30]。初步研究表明，替加色罗可减少SBTT并提高诊断率，但该药现已退市，无法再用于VCE检查。另外，应用促动力药时应避免进行实时观测（详见下文）。

总之，检查前应用促动力药可使胶囊完全通过小肠，提高VCE的敏感性，可能与其减少GTT或SBTT有关。现有研究资料仍缺乏有力的证据，因此需要进一步明确促动力药的个体化应用效果，如研究住院患者及糖尿病患者检查未完成时应如何使用促动力药。

VCE前使用促动力药物无法无限度地提高诊断率，由于小肠通过率过快可导致漏诊率升高，而诊断敏感性则相应降低。其他诸如利用右侧卧位减少GTT等方法亦无法明显提高诊断率。

小结

VCE前进行肠道准备及应用促动力药物尚无定论[25]，上述措施可提高诊断率，但目前仍缺乏确凿的证据，还应进一步完善随机对照试验明确。进行肠道准备及使用促动力药物前需权衡患者耐受性、药物副作用、费用、禁忌证及其对检查敏感性的影响（"漏诊率"）。

辅助设备

不同的辅助措施可提高VCE检查的效果、效率和实用性（参见表3.7）。实时监视器（real-time viewer，RTV）可现场直播胶囊内镜拍摄的图像，用于明确胶囊是否通过胃及十二指肠进入盲肠，今后还可协助急诊室评估患者能否进行急诊胃镜。卫星遥测系统可远距离接收胶囊发出的信号，患者于远处吞下胶囊，再将信号传回中枢系统。胶囊传输装置上文已讨论。

表3.6 辅助程序、肠道准备和促动力药物

辅助程序	注释
肠道准备	
PEG 2L	可选
PEG 4L	可降低小肠动力
磷酸钠 90ml	可增加假阳性率
促动力药	
甲氧氯普胺 10mg	减少GTT
红霉素 200mg	减少GTT
多潘立酮 10mg	一些地区限制使用
替加色罗 6mg	减少SBTT

GTT, 胃通过时间；SBTT, 小肠通过时间；替加色罗已退市。

表3.7 辅助设备

辅助设备	注释
探路胶囊	于VCE前探查胃肠道
AdvanCE®	直接将胶囊送入十二指肠
实时监视器	平面显示实时图像
远程VCE	卫星VCE可将检查图像传至中枢系统

结论

总而言之，胶囊内镜是一种安全、耐受性好的检查方法，可提供清晰的小肠图像，适用疾病不仅局限于OGIB及CD。越来越多的文献和国际间的合作交流将逐渐减少VCE的禁忌证。探路内镜、内镜下胶囊传送设备以及实时观测系统的发展提高了胶囊内镜应用的效率，并使"无线内镜"应用具有更好的前景[31]。

参考文献

1. Barkin JS, Lightdale CJ, eds. Small bowel enteroscopy. Gastrointest Endosc Clin N Am 2006; 16(2). April issue.
2. Lewis B. Capsule Endoscopy 2006: Results from the 2006 Consensus Conference. Endoscopy 2005; 37(10). October issue.
3. Keuchel M, Hagenmuller F, Fleischer D, eds. Atlas of video capsule endoscopy, First edition. Springer Medizin Verlag, Heidelberg, Germany, 2006.
4. Lewis B. Capsule endoscopy. In: Drossman D, ed. Handbook of gastroenterologic procedures, 4th edn. Lippincott, Williams & Wilkins, Baltimore MD, 2005: pp. 263–9.
5. Capsule Endoscopy scientific website, www.CapsuleEndoscopy.org
6. Cave D. Technology insight: current status of video capsule endoscopy. Nat Clin Pract Gastroenterol Hepatol 2006; 3:158.
7. Triester SL, Leighton JA, Leontiadis GI, et al. A meta-analysis of capsule endoscopy compared to other diagnostic modalities in patients with obscure gastrointestinal bleeding. Am J Gastroenterol 2005;100:2407.
8. Marmo R, Rotondano G, Piscopo R, et al. Meta-analysis: capsule enteroscopy vs. conventional modalities in diagnosis of small bowel diseases. Aliment Pharmacol Ther 2005;22:595.
9. Pennazio M, Santucci R, Rondonotti E, et al. Outcome of patients with obscure gastrointestinal bleeding after capsule endoscopy: report of 100 cases. Gastroenterology 2004;126:643.
10. Triester SL, Leighton JA, Leontiadis GI, et al. A meta-analysis of capsule endoscopy compared to other diagnostic modalities in patients with non-stricturing small bowel Crohn's disease. Am J Gastroenterol 2006;101:954.
11. Goldstein JL, Eisen GM, Lewis B, et al. Video capsule endoscopy to prospectively assess small bowel injury with celecoxib, naproxen plus omeprazole, and placebo. Clin Gastroenterol Hepatol 2005;3:133.
12. Federal Drug Administration. Meta-analysis report: performance evaluation of Given Diagnostic System in the diagnosis of small bowel diseases and disorders. FDA, 2003, version 2: pp. 1–36.
13. Burke CA, Santisi J, Church J, et al. The utility of capsule endoscopy small bowel surveillance in patients with polyposis. Am J Gastroenterol 2005;100:1498.
14. Schulmann K, Hollerbach S, Kraus K, et al. Feasibility and diagnostic utility of video capsule endoscopy for the detection of small bowel polyps in patients with hereditary polyposis syndromes. Am J Gastroenterol 2005;100:27.
15. Cave D, Legnani P, de Franchis R, Lewis B. ICCE Consensus for capsule retention. Endoscopy 2005;37:1065.
16. Gay G, Delvaux M, Laurent V, et al. Temporary intestinal occlusion induced by a patency capsule in a patient with Crohn's disease. Endoscopy 2005;37:174.
17. Buchkremer F, Hermann T, Stremmel W, et al. Mild respiratory distress after wireless capsule endoscopy. Gut 2004;53:472.
18. Storch I, Barkin JS. Contraindications to capsule endoscopy: do any still exist? Gastrointest Endosc Clin N Am 2006;16:329.
19. Leighton JA, Srivathsan K, Carey EJ, et al. Safety of wireless capsule endoscopy in patients with implantable cardiac defibrillators. Am J Gastroenterol 2005;100:1728.
20. Signorelli C, Rondonotti E, Villa F, et al. Use of the Given Patency System for the screening of patients at high risk for capsule retention. Dig Liver Dis 2006;38:326.
21. Gay G, Delvaux M, Laurent V, et al. Temporary intestinal occlusion induced by a "patency capsule" in a patient with Crohn's disease. Endoscopy 2005;37:174.
22. Viazis N, Sgouros S, Papaxoinis K, et al. Bowel preparation increases the diagnostic yield of capsule endoscopy: a prospective, randomized, controlled trial. Gastrointest Endosc 2004;60:534.
23. Niv Y, Niv G. Capsule endoscopy: role of bowel preparation successful visualization. Scand J Gastroenterol 2004;39:1005.
24. Dai N, Gubler C, Hengsteler P, et al. Improved capsule endoscopy after bowel preparation. Gastrointest Endosc 2005;61:28.
25. De Franchis R, Avgerinos A, Barkin J, et al. ICCE Consensus for small bowel preparation and prokinetics. Endoscopy 2005;37:1040.
26. Villa F, Signorelle C, Rondonotti E, et al. Preparations and prokinetics. Gastrointest Endosc Clin N Am 2006;16:211.
27. Rondonotti E, Herrerias JM, Pennazio M, et al. Complications, limitations and failures of capsule endoscopy: a review of 733 cases. Gastrointest Endosc 2005;62:712.

28. Selby W. Complete small bowel transit in patients: determining factors and improvement with metoclopramide. Gastrointest Endosc 2005;61:80.
29. Keuchel M, Voderholzer W, Schenk G, et al. Domperidone shortens gastric transit time of video capsule endoscope. Endoscopy 2003;35:A185.
30. Leung WK, Chan FK, Fung SS, et al. Effect of oral erythromycin on gastric and small bowel transit time of capsule endoscopy. World J Gastroenterol 2005;11:4865.
31. Faigel DO, Fennerty MB. "Cutting the cord" for capsule endoscopy. Gastroenterology 2002;123:1385.

第 1 部分　胶囊内镜的性能

第 4 章

阅读、报告及训练

Douglas G Adler

要点

1. 阅读胶囊内镜检查结果是一项技术性工作，需要花费时间、付出努力以及不断实践才能掌握。
2. 阅读胶囊检查结果需在毫无干扰的安静环境中进行，以获得较好效果。
3. 并非所有胶囊内镜下显示的异常表现都有意义，阅片者应学会区分正常变异与可导致病变的异常改变。
4. 目前诊断GVHD的金标准依靠同时进行上、下消化道的黏膜活检，但VCE较传统内镜具有更好的敏感性及耐受性。

引言

虽然阅读胶囊内镜图片的工作看似简单、毫不费力，但实际上却富于挑战且难度颇大。内镜医师熟悉胃肠道的黏膜图像，但现在为了阅读VCE则需了解小肠的绒毛图像（图4.1）。本章将主要介绍如何让读者掌握胶囊内镜阅读的特点，以及如何书写报告。此外还将重点介绍如何经过适当地训练，即可达到胜任胶囊内镜阅读工作的要求。

胶囊内镜阅读

每份胶囊内镜检查结果一般超过57 000帧图片，其中大部分结肠图片无需阅读（VCE主要用于检查小肠病变，结肠未行肠道处理）。一些阅片人也会略读胃部图片，但作者不敢苟同，因为一些病变往往隐藏于此。

在揭示读片要点之前，需要事先强调几个问题。尽管阅读VCE图片耗时费力，但仍应放慢速度，认真阅读，读片速度过快可导致诊断率下降，由于一些微小病变仅于一两帧图片上出现，很容易漏诊。阅读胶囊内镜图片时需聚精会神，读片环境应安静，灯光调暗一些，将外界干扰降至最小，最好毫无干扰。阅片者若在读片过程中被打断（如接电话或看电子报纸等），即使时间很短，再重新翻看之前的图片也易漏诊。连续阅读还是分次读完由阅片者决定，但最好还是遵从上述建议。

在撰写本书期间，已有更新更好的阅读软件（Rapid Reader 3.1.8.0，Given® Imaging，Yoqneam，以色列）于2000年上市了，支持同时阅读1张、2张或4张图像，亦可将所选图像于屏幕上缩放，或进行局部定位（图4.2）。单图显示时，每秒最多可阅读25帧图像，而同时显示2张或4张时，阅读速度可增至每秒40帧图像，并可于较

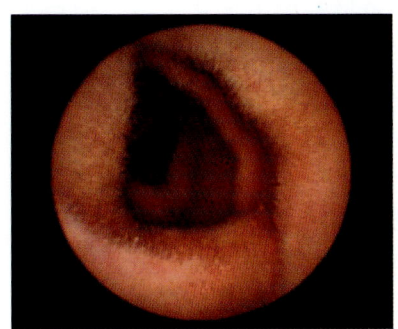

图4.1　无线胶囊内镜的小肠图像，显示"基础绒毛"。

短时间内为阅片者提供更加完整的病变图像。但可能增加读片难度，尤其是同时阅读4张图像。阅读的方式及速度可随时调整，现在这款软件还可创建索引图像，打印出的报告包括检查原因、检查结果描述、诊断、建议以及标注的索引图像。

读片时间

患者不同，阅片人不同，阅读胶囊内镜图像所需的时间也不同。一项研究比较了两名阅片人阅读20份检查结果的情况，平均读片时间为60.1分钟（范围：28～93分钟），其中不包括结肠部分。其他作者也有类似报道，Lewis等人阅读20名患者的小肠检查图片平均需要56分钟，而Ell等人阅读32名患者的小肠检查图像则平均需要50分钟[2, 3]。尽管许多报道中所使用的均为第一代读片软件，每次只能显示一张图像，但相关数据足以说明胶囊内镜的读片时间较长。胶囊内镜出现时就有人质疑其读片时间过长，应用不方便、不经济，即便今后可能研制出更好的软件以提高读片速度[4]。同时阅读2张或4张图像可显著缩短阅片时间，但能否提高诊断率尚无定论。

图片索引及标记

所有版本的Rapid Reader软件均可创建"索引"图片，操作者只需捕捉相应图像，对其进行恰当地标记（于正文及图片框中标上对钩或圈框），再将所选图片重新编组即可在报告中印出。

阅读胶囊内镜图像时，应掌握建立索引图片及标记的方法。即使食管部分的图像只有几张，但胶囊进入胃部的过程非常明显而很难遗漏。同样，其他转换部位也易于分辨，包括进入十二指肠、经过回盲瓣、进入盲肠（患者未服泻药时其内充满大便）。上述所有部位也均应进行标记，目前各版本的Rapid Reader软件都已预先设定了转换部位索引图片的选择标记框，经过简单的数学计算即可得出诸如胃排空时间、小肠通过时间等有用数据，并可显示于屏幕的特定部位（参见下文）。其他人若想查看VCE图像只需按照标注的时间就能直接链接至所要查看的部位，而无需一张张翻阅。

定位系统

Rapid Reader软件较早的版本无法定位，但后来的版本均配备了二维图像定位系统。我们可以通过测量放置于患者腹部的八根天线发出的RF信号水平，随时对胶囊进行定位，其原理为距离胶囊最近的天线接收到的信号最强[5]。阅读屏幕左下角有一个患者腹部模式图，可表明胶囊所在位置（图4.3）。此外，可用一条实线显示胶囊在腹部的运动轨迹，该线在黑暗中为亮白色，并于小肠中呈螺旋状分布。根据其在索引图片上的颜色变化，提示胶囊进入了不同部位。在胃中这条线呈深蓝色，在小肠中呈浅蓝或浅蓝绿色，

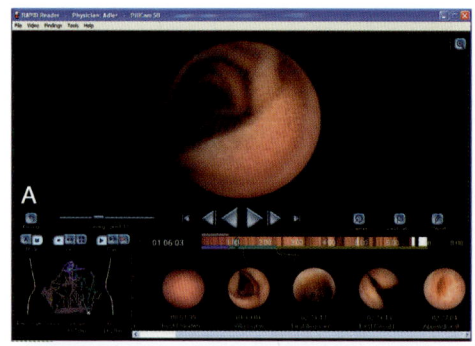

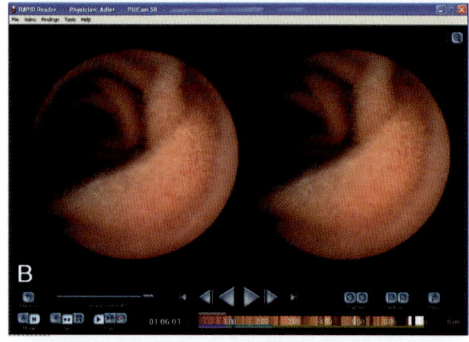

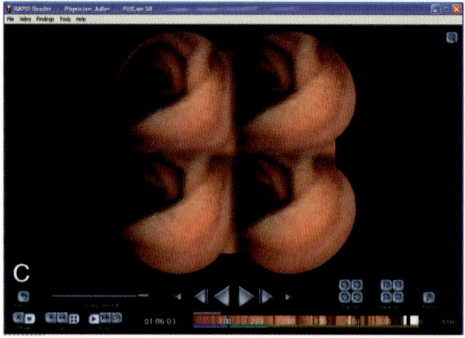

图4.2 （a）Rapid Reader 屏幕——单图模式。将胶囊内镜拍摄图像置于中间，定位标志在左下角，时间选项位于胶囊内镜下方，而索引图则于下方单独出现；（b）Rapid Reader屏幕——双图模式。注意并非所有选项均可于非单图模式中出现；（c）Rapid Reader屏幕——4图模式。

在盲肠中呈黄色或黄褐色,无法探知胶囊位置时则显示灰色。对于先前无腹部手术史的患者,粗略的右手法则常很有帮助;当胶囊位于左上腹部小肠内时,可能代表空肠。同样,当胶囊位于右下腹时,可能代表回肠。该方法对在推进式肠镜前实施的胶囊内镜检查有用,因为可根据定位信息估计特定病变的水平。

部位转换的关键点(第1张胃部图像、第1张十二指肠图像及第1张盲肠图像)于不同颜色的线上表现为亮点。第1张胃部图像标记为深蓝色亮点,第1张十二指肠图像标记为浅蓝色亮点,第1张盲肠图像标记为黄色/黄褐色亮点,且第1张回盲瓣图像亦可见于索引图片中。

定位模块已于健康志愿者中进行了临床检测,他们在进行胶囊内镜检查最初的6小时内每隔1.5小时进行一次荧光透视成像。然后将皮肤感受器记录的定位信号与荧光成像信号对照,其中62%的受试者定位于距离实际位置的4cm范围内,而定位于6cm范围内者占87%[5]。这些数据表明,可应用胶囊内镜作为病变定位标志,指导传统内镜的进一步检查。因为许多推进式小肠镜均无法于透视引导下进行,所以胶囊内镜发现并确定可疑病变的位置对接下来进行的推进式小肠镜检查具有足够的提示作用。

定位功能不仅为阅片者提供了整个胶囊内镜检查进程的快照,而且还提供了胶囊的运动轨迹。此外,通过阅读胶囊内镜的运动轨迹可协助评价肠道的狭窄情况,由于其于狭窄部位停留时间明显延长,故相应部位往往提示可能存在狭窄、炎症或肿瘤。

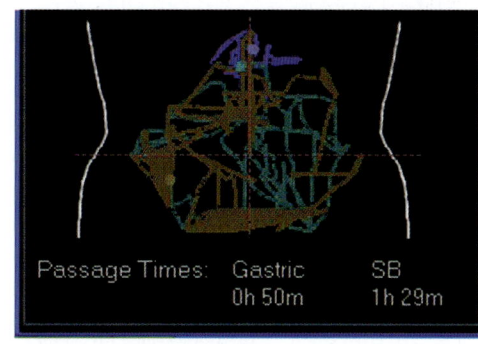

图4.3 有关全肠道分区、转换点及通过时间划分的典型定位图像。

可疑出血指示

最新版本的Rapid Reader软件系统还包含一项可疑出血提示(suspected blood indicator,SBI)功能,可将胶囊内镜下怀疑出血的部位或病变(溃疡、血管扩张、肿瘤等)自动以深红色标出,从而节省检查时间。阅片者可随意选择是否使用该功能,即可于阅读整个视频前加用SBI,也可于阅片完成后,再用SBI复检以确定有无出血性病变。笔者建议采用第二种方法以降低不同阅片者之间的偏倚。

虽然SBI早已用于临床,但目前有关其作用及价值的文章还很少。仅有一篇摘要及两篇论文正式评价了SBI。Liangpunsakul等人[6]报道应用SBI诊断24名患者,其中18名为已记录的缺铁性贫血,6名患有慢性腹痛。受试者仅于检查前一晚禁食。由消化内科医师阅读VCE图片,再将结论与SBI结果相比较。若将所有疾病看作一个整体而不进行分类,则SBI诊断的敏感性为25.7%,特异性为85%,阳性预测值为90%,阴性预测值为17.3%,总的准确性为35%。虽然总体结果无法令人满意,但SBI对某些特殊疾病的诊断效果较好。比如,SBI对小肠出血诊断的敏感性为81%,准确性可达83%,且受试者检查时大多已无活动性出血。

D'Halluin等人的研究方法与其类似,但样本量更大,是包括156名患者的多中心研究,以证实SBI的作用[7]。入选者均为消化道出血但胃镜、结肠镜及小肠镜检查未明确出血部位的患者,并于吞服胶囊前口服2L聚乙二醇溶液。其中73人至少发现一张异常图片,SBI诊断的敏感性、特异性、阳性预测值及阴性预测值分别为45%、72%、52%与67%。SBI对活动性出血/腔内出血的诊断效果较好,而对具有潜在出血可能的非活动性出血的诊断效果欠佳。参与研究的人员均对SBI的可靠性有较高的认同。大体上讲,这些作者并不认为SBI可有效解释胶囊内镜检查结果。此外,他们建议不可将SBI作为阅读胶囊内镜结果的基本工具,而应在阅片者对某些图像存在疑虑时再选择使用SBI。

确诊病变与异常表现

患者进行胶囊内镜检查的原因往往会影响阅片者的最终诊断,例如对于贫血患者就尽量寻找溃疡、血管扩张或肿块，而对于Crohn病患者，则尽量寻找线性溃疡的表现，这些可能的偏倚无益于诊断。清晰的图像就是最后的诊断。阅读VCE结果时，不可避免地会发现一些不明原因的黏膜异常（图4.4），通常只出现于几张图片上，有时是由肠道运动伪影所形成，此时一定不可将其作为某种病变。许多胶囊内镜早期研究中的诊断率很高，但研究者并未将检查结果分为确诊病变与未确定的异常表现。仍有一些小病变或未确诊的病变表现为异常，应写于最终的报告中。

胶囊内镜检查结果报告

所有版本的Rapid Reader软件均可将胶囊内镜检查结果打印成报告以便患者保存并于就诊时使用。模式化的报告可保存为电子格式、打印出来或以电子邮件的形式发送给医师。

目前版本软件的报告主要包括以下内容：

- 患者基本信息：
  — 病历号
  — 检查日期（而非阅读报告日期）
  — 性别
  — 出生日期
- 检查目的
- 胶囊内镜检查相关数据（患者体型、身高、体重等）
- 检查结果
- 诊断及建议

检查目的、结果、诊断及建议部分可于阅片及书写报告的过程中添加，这款软件还提供了一个常用专用词汇小词典供使用者参考。

此外，检查者可于阅片、报告的过程中随时添加及标注彩色图片，可选择几张或全部进行标记，还可于图片上进行局部定位处理。这样报告中的图片既可体现检查的阳性发现，又能反映医师对异常病变的诊断印象，还可进行定位。

内科医师对某些报告的要求不仅仅限于几张静态的图片，有时需要阅读连续的图像，甚至针对性地观看一小段视频。虽然这些无法写入报告，但可保存为电子版发送给需要的医师。若需要其他医师对VCE检查结果进行会诊，我们可利用此功能只截取所需部分，而无需将整个视频全部送去。

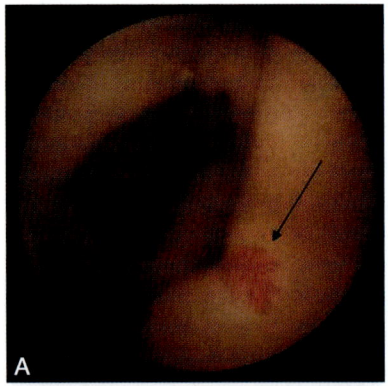
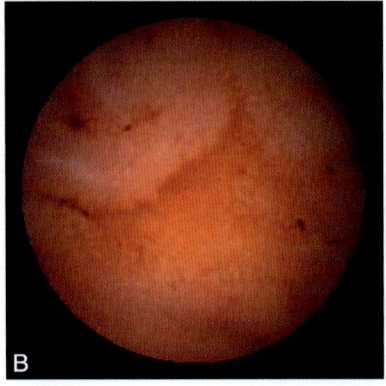

图4.4 （a）清晰的血管扩张——确诊病变；(b) 诊断不清的红斑——未确诊的异常表现。

培训医师操作及解读胶囊内镜

胶囊内镜有几种不同的培训方法，目前许多消化科医师将其作为消化内镜培训的一部分。包含两部分，第一部分为学习阶段，即在有经验的胶囊内镜医师监督指导下阅读内镜图像，第二部分则是胶囊内镜课程，接受培训的人员可选择分别进行或同时进行。笔者不建议采用自学的方式学习胶囊内镜。

撰写本书时，尚无有关如何培训胶囊内镜医师方面的标准或共识，也不存在有关独立阅读胶囊内镜结果的标准，其困难之处在于胶囊内镜与其他手工操作的传统内镜截然不同。胶囊内镜资格认证问题仍未解决，因此成为目前的工作重点。医师应准确发现胶囊内镜图像中的异常并做出正确地诊断，同时还应掌握正常结构及某些变异，后者不可诊断为异常。

目前发表的文章中有关胶囊内镜学习曲线方面的研究很少。Adler等人[1]对胃肠道隐性出血的患者应用胶囊内镜及推进式小肠镜进行了一项前瞻性比较研究，试验同时比较了拥有丰富操作经验的专业内镜医师与只做过30例推进式小肠镜、15例胶囊内镜的4年高级内镜医师诊断的准确性。前者采用非盲法对20名患者连续行胶囊内镜及推进式小肠镜，而4年高级内镜医师采用盲法仅阅读上述患者的胶囊内镜图片。结果20名患者中有18名（90%）的诊断完全一致（kappa值0.69），其余患者中，二者对其中一名分别做出了不同诊断，而另一名患者则由前者诊断，而后者未诊断。但所有检查均未明确胃肠道出血的原因。本研究表明胶囊内镜的学习曲线较短。另一项研究对于阅片者之间的一致性进行了评估，有24名患者完成胶囊内镜检查，而阅片者得出的结论仅于临床诊断不清的小病变方面存在差异[8]。还有一项研究报道对72名患者进行胶囊内镜检查，不同内镜医师之间诊断的总符合率为90%（kappa值0.787）[9]。

此外，还有一项研究评价了消化科医师及非专业人员——接受过胶囊内镜培训的护士——之间诊断的准确性[10]。20名患者的胶囊内镜图像中，医师诊断出27个明显的病变，护士诊断出28个，而医师发现的27个病变中护士发现25个（敏感性93%，95% CI = 74%～99%），护士发现的28个病变中医师发现25个。由此可见，非专业人士（如护士）只要拥有足够经验，即可成为胶囊内镜预备阅片者或独立阅片者。

为使医师对操作胶囊内镜感兴趣，并选择可进行相关操作的合格医师，美国消化内镜协会最近颁布了有关胶囊内镜认证及授权方面的指南[11]。其中指出医师获得胶囊内镜资格证书之前应具备：

- 完成消化科医师培训计划（或同等级别训练）；
- 具有胃镜、结肠镜及推进式小肠镜资格认证；
- 熟悉胶囊内镜的硬件及软件系统；
- 满足下列条件之一：
  — 在消化科医师的指导下进行了正规的胶囊内镜培训；
  — 完成国内或国际消化/外科学会认可的CME学分8小时的操作课程，并于专业胶囊内镜医师指导下完成10例胶囊内镜报告。

指南还指出，胶囊内镜执业医师必须掌握其适应证、风险及潜在并发症，可对所见异常做出正确诊断，并能与临床医师交流检查结果。欧洲消化内镜协会尚未对胶囊内镜从业人员提出培训及资格认证方面的建议，因为胶囊内镜的适应证及检查率存在很大的临床差异[12]。

致谢

由衷感谢Waqar Qureshi 博士对本文细节提出的创造性建议。

参考文献

1. Adler DG, Knipschield M, Gostout C. A prospective comparison of capsule endoscopy and push enteroscopy in patients with GI bleeding of obscure origin. Gastrointest Endosc 2004;59:492-8.
2. Lewis BS, Swain P. Capsule endoscopy in the evaluation of patients with suspected small intestinal bleeding: Results of a pilot study. Gastrointest Endosc 2002;56:349-53.
3. Ell C, Remke S, May A, Helou L, Henrich R, Mayer G. The first prospective controlled trial comparing wireless capsule endoscopy with push enteroscopy in chronic gastrointestinal bleeding. Endoscopy 2002;34:685-9.
4. Fleischer DE. Capsule endoscopy: the voyage is fantastic — will it change what we do? Gastrointest Endosc 2002;56:452-6.
5. Fischer D, Schreiber R, Levi D, Eliakim R. Capsule endoscopy: the localization system. Gastrointest Endosc Clin N Am 2004;14:25-31.
6. Liangpunsakul S, Mays L, Rex DK. Performance of Given suspected blood indicator. Am J Gastroenterol 2003;98:2676-8.
7. D'Halluin PN, Delvaux M, Lapalus MG, et al. Does the "Suspected Blood Indicator" improve the detection of bleeding lesions by capsule endoscopy? Gastrointest Endosc 2005;61:243-9.
8. Sigmundsson HK, Das A, Isenberg G. Capsule endoscopy (CE): interobserver comparison of interpretation [abstract]. Gastrointest Endosc 2003;57:AB165.
9. Mergener K, Enns R. Interobserver variability for reading capsule endoscopy examinations. Abstract 489. Gastrointest Endosc 2003;57:AB10.
10. Levinthal GN, Burke CA, Santisi JM. The accuracy of an endoscopy nurse in interpreting capsule endoscopy. Am J Gastroenterol 2003;98:2669-71.
11. Faigel DO, Baron TH, Adler DG, et al. ASGE guideline: Guidelines for credentialing and granting privileges for capsule endoscopy. Gastrointest Endosc 2005;61:503-5.
12. Rey JF, Gay G, Kruse A, Lambert R. ESGE Guidelines Committee. European Society of Gastrointestinal Endoscopy guideline for video capsule endoscopy. Endoscopy 2004;36:656-8.

第1部分　胶囊内镜的性能

第 5 章

胶囊内镜在外科领域的作用

Calvin W Lee and David R Cave

要点

1. 视频胶囊内镜检出的病变约有20%～40%需要进一步治疗，并有10%～20%进行了手术治疗。

2. 通过视频胶囊内镜（VCE）对小肠病变进行定位常不准确，而术中内镜和双气囊内镜常有助于定位手术干预部位。

3. 预计VCE可早期诊断小肠肿瘤。

4. VCE引导下的腹腔镜手术已有报道。

5. 胶囊滞留风险因不同患者人群而异，已知患有Crohn病的患者胶囊滞留风险最高，可能需要内镜或手术取出。

6. 预期VCE可增加小肠病变手术干预数量，但VCE对手术结局的影响却难以评估。然而，全面的病变路线图应该有助于外科医生确定是否需要实施手术，并可有目的性地实施手术探查。

引言

外科干预是小肠病变最后的诊治方法，尤其对于那些不明原因消化道出血或间断/部分小肠梗阻导致腹痛的患者来说。一部分外科医师和消化科医师对此不感兴趣，因为这种方法有一种撒大网捕小鱼的感觉。有时会行术中内镜检查，但往往视野不佳、操作困难、耗时长且风险大，但上述情况已随VCE的发展而有所改善。这个小装置成为小肠病变非侵入性检查的一个有效的新工具。

尽管自2001年8月FDA批准使用VCE距今已有5年，但有关VCE如何影响外科手术对小肠疾病诊治方面的文章仍较少。本章主要阐述了应用VCE后，外科手术对于小肠病变诊治方面的新作用。我们相信较之推进式或双气囊小肠镜，VCE可用于指导手术干预，提高外科手术的精细度。实际上，VCE定位小肠病变的特点使腹腔镜的应用较前更为广泛，并开启了腹腔镜引导下术中内镜检查的先河。

技术回顾

目前面市的VCE主要包括2种：用于小肠检查的PillCam SB和用于食管检查的PillCam ESO（Given Imaging，Yoqneam，以色列），后者将不于本章赘述。小肠胶囊内镜大小为11mm×26mm，包括1个CMOS芯片及6个发光二极管，2个无毒的氧化银电池可保证其工作8小时，图像数据记录于5GB的存储器中。8小时内可传输大约55 000幅图片，即每秒2帧。

定位及可疑出血指示（suspected blood indicator，SBI）软件

非侵入性小肠影像学检查的最终目的为发现并定位病变，为下一步治疗及手术服务。胶囊内镜是诊断小肠黏膜病变的一种敏感而

准确的方法,但无法精确定位。小肠本身缺乏有助于定位的解剖标志,且胶囊内镜在小肠中运动轨迹并不确定,可顺向运动,亦可逆向运动[1],必然导致以通过时间为基础进行病变定位的方式发生混乱。许多医师假设胶囊内镜于8小时内已经完成检查并到达盲肠,故将总时间分成2段或3段,进而将小肠分为远段、中段和近段小肠。

Lewis归纳,若小肠总通过时间为4小时且蠕动正常,那么胶囊内镜通过幽门后第1个小时内观察到的病变应用2.5m的小肠镜即可发现,但若超过2小时才发现病变,则必须应用双气囊小肠镜或手术[2]。Sachdev和Cave更为保守,他们认为VCE通过幽门后超过30分钟发现的病变无法应用推进式小肠镜明确[3]。

胶囊内镜定位系统是通过安装于患者腹部的阵列感应器发出的信号形成二维示踪图完成的[4]。十二指肠可依据Treitz韧带定位,盲肠可联合镜下图像特点及定位软件功能进行定位[2]。综合特殊的解剖标志、总通过时间、到达病变时间以及病变距盲肠的时间,经验丰富的阅片者可将其定位于小肠的远段、中段和近段。这些指示为外科医师提供了病变的大体位置,但仍需进一步明确,如应用推进式小肠镜或双气囊小肠镜(Double Balloon Enteroscopy,DBE)标记黏膜,必要时还可进行术中内镜检查定位。即使探查性腹腔镜或剖腹探查术中,亦有超过70%的黏膜病变无法于浆膜面发现或触及[5]。

人们曾用VCE指导双气囊小肠镜的插镜方式。Gay将胶囊吞下至到达盲肠所用时间的75%作为分割界限,由此决定双气囊小肠镜直视下活检或治疗病变的方式[6]。如果患者病变于上述时间的前3/4内出现,可行经口双气囊小肠镜,若病变出现于后1/4内,则应行经肛双气囊小肠镜。只有12%的病例需同时行经口及经肛双气囊小肠镜。

在8小时记录时间内胶囊内镜拍摄的图片相当多,我们需要花费大量时间去阅读。找到一个更为有效地观察活动性出血图片的方法十分必要,因此研发出SBI(Given Imaging,Yoqneam,以色列)功能。可于与胶囊时间曲线平行的选择栏中标记存在可疑红色血液的图片。适用于因活动性出血使相当长的一段小肠腔被染成鲜红色,或小肠正常黏膜与出血部位分界清楚的病例。在一项24名患者参加的VCE试验中,SBI对活动性出血病例诊断的敏感性和特异性可达80%[7]。另一项样本量更大的研究入选了更多OGIB患者和病变,但只有腔内出血的诊断敏感性与上述研究类似[8]。然而,对于镜下表现为红色的黏膜病变,如动静脉畸形或糜烂,其诊断敏感性仅为43%,特异性为64%。相当一部分病例中,SBI可导致漏诊及假阳性,此时需要仔细回顾整个视频以明确诊断。

探路装置

胶囊内镜检查时发生胶囊滞留的几率约为1%,常见于存在狭窄、粘连或肿块的情况下[9]。检查前行钡剂小肠造影或其他影像学检查有助于提前发现可能发生胶囊滞留的部位,有时需行手术取出滞留胶囊并对导致滞留的病变进行治疗。我们可以使用"探路胶囊"以降低不可预期的滞留风险[10]。这种特殊的胶囊外被11mm×26mm的弹性塑料外壳,内含乳糖、钡剂及无线电收发器。在消化道内停留超过一定的时间(48小时)后,位于胶囊一端或两端的塞子即于潮湿的环境中溶解,此时分解的碎片就能通过狭窄的部位,胶囊滞留的问题亦迎刃而解。

有3项研究一共报道了78名主要因Crohn病导致明确或可疑肠道狭窄的患者,试验使用的是老式的单塞设计[10-12]。5名患者出现了小肠梗阻症状住院,其中3人需行急诊手术,另2名患者经药物治疗后缓解。一个病例报道中,Gay推测滞留的胶囊于狭窄处开始溶解[13]。若胶囊大小超过狭窄管腔内径时,可能卡于狭窄处,并随肠道蠕动越卡越紧,直至管腔完全梗阻。因此探路胶囊内镜可减少不可预期的胶囊滞留风险,但无法降低外科手术取出胶囊的发生率。一方面我们需探讨高危人群能否进行探路胶囊检查,因为对于其中相当一部分患者来说,完整的或溶解的胶囊内镜在肠管中运动时可感觉疼痛。另一方面,探路胶囊滞留需手术治疗的发生率虽然较低,但这种风险仍会限制老式单塞胶囊内镜的使用。新型双塞胶囊(Given Imaging,Yoqneam,以色列)最近已得到美国FDA的批准,但尚无相关研究报道。

目前应用

不明原因消化道出血

不明原因消化道出血为胶囊内镜最明确的适应

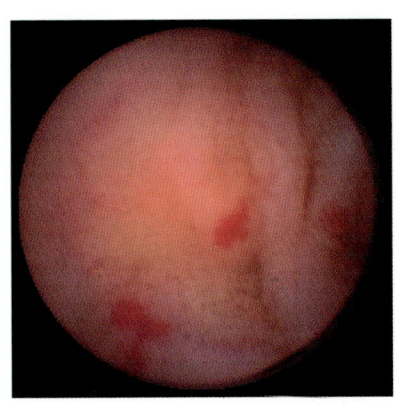

图5.1 中段小肠24英寸范围内可见多发血管扩张。后经手术治愈。

证,当胃镜、结肠镜及推进式小肠镜均无法发现出血部位时,我们可选择胶囊内镜检查进一步明确出血原因[14]。可能导致出血的病变包括血管扩张、溃疡/糜烂、肿瘤、憩室及静脉曲张(图5.1)[15]。若出血量大、需输血或由于肿瘤所致,则需行手术切除病变。双气囊小肠镜(DBE)是最近研发出的能够检查全部小肠的内镜技术,可进行镜下黏膜定位、活检、切除病变、注射、电灼术、氩气刀止血等治疗,但应用有限,而且费时、费力[16]。最近才肯定DBE在OGIB诊治方面的作用[16–18]。目前,腹腔镜引导下或标准术中内镜检查(intraoperative endoscopy,IOE)经常用于病变切除前的定位,但由于浆膜面往往无法发现或触及病变[19],不久的将来这项功能可能被DBE取代(图5.2)[20]。腹腔镜既可诊断病变,亦可通过微创手术进行治疗[21]。

利用VCE明确不明原因消化道出血的病因并最终手术治疗的相关报道很多(图5.3),检查发现的病变中20%~40%需进一步治疗,10%~20%需手术(表5.1)。

也有部分文献报道,经VCE明确的OGIB病变最后用DBE进行治疗[32–34]。比较而言,VCE比DBE的诊断率更高[32, 34],对小肠的观察更全面。笔者由此得出结论,VCE于病变诊断方面较DBE有优势,可先行VCE,再根据其结果酌情行DBE进行活检或治疗。

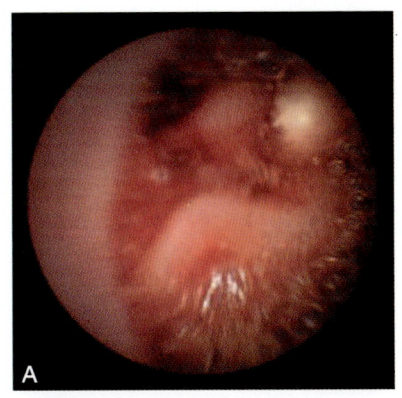
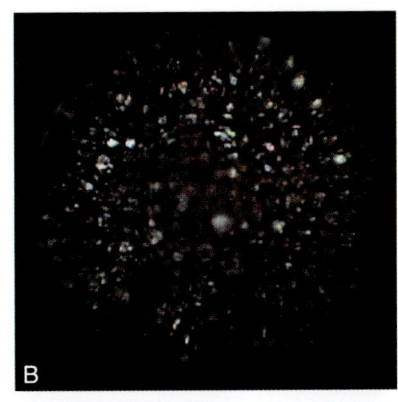
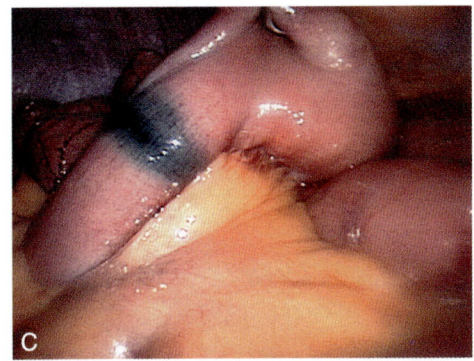
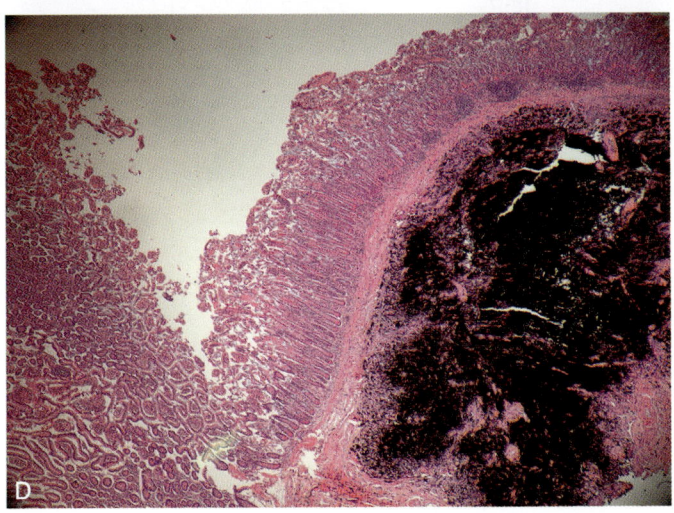
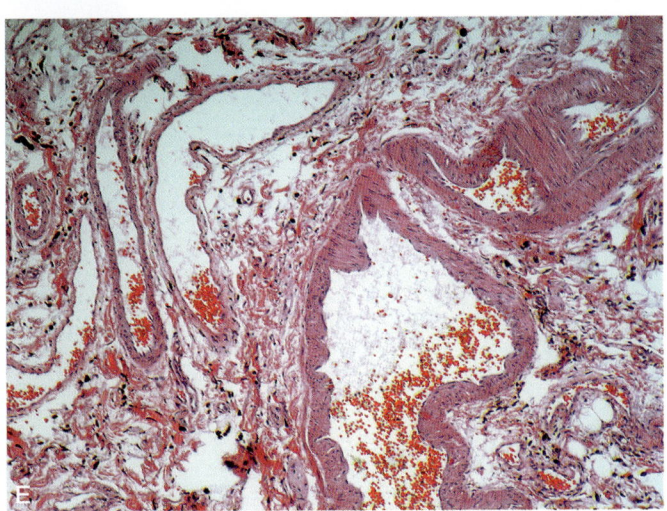

图5.2 (a)VCE所见的急性空肠出血,双气囊小肠镜下印度墨汁标记后行手术治疗,病变切除后证实为黏膜下血管扩张;(b)黑便;(c)内镜下印度墨汁标记后的空肠浆膜面;(d)染色后黏膜下显微图像;(e)黏膜下血管扩张的显微图像。

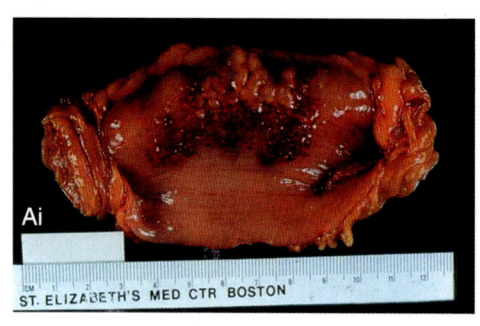
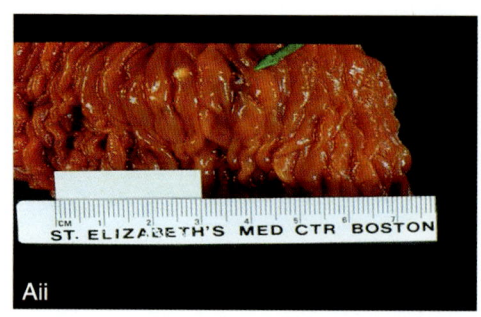
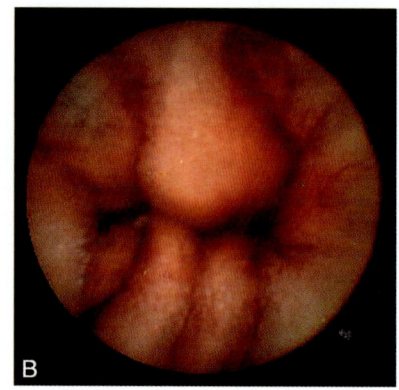

图5.3 空肠壁浆膜层大血管瘤侵入肠腔内，引起反复大出血（b）。后行手术切除（a）。

表5.1 由VCE发现需行手术的小肠病变

作者	年份	例数（%）	诊断（n）	手术情况	结果
Katz等[22]	2003	31/267（12%）	肿瘤（15）	腹腔镜（7/15）	31/31治愈（随访4个月）
			血管扩张（6）	腹腔镜（1/6）	
			溃疡（5）	腹腔镜（4/5）	
			胶囊滞留（3）	腹腔镜（0/3）	
Wolff等[23]	2003	21/154（14%）	NSAID相关狭窄（4）	手术切除（12）	
			肿瘤（3）	腹腔镜定位（3）	
			脆性小肠黏膜综合征（2）	IOE定位（9）	
			血管扩张（2）		
			Dieulafoy病	2例未见异常	
			Crohn病		
Pennazio等[24]	2004	8/100（8%）	狭窄——Crohn病		7/8 解决
			胶囊滞留（3）		
			肿瘤（3）	IOE（1）	
			血管扩张	IOE	
			Dieulafoy病		
			Crohn病所致糜烂		
Neu等[25]	2005	9/56（17%）	血管扩张/溃疡（6）	4/6切除，2/6 APC	4 例血管扩张再出血
			肿瘤（3）		2 例术后死亡
Hartmann等[26]	2005	47/47（100%）	血管扩张（22）	均行VCE及IOE检查	35/46 消除
			溃疡（5）	切除血管扩张或行APC	12/46大部分为血管扩张
			肿瘤（3）	其他部位切除（13）	
			不明原因出血（2）	假阳性（血）（2）	
			憩室	假阴性（血管瘤）	
			Meckel憩室		
			静脉曲张		
Delvaux等[27]	2004	5/44（11%）	肿瘤（4）	假阴性（出血）	
			狭窄——缺血性		

表5.1 由VCE发现需行手术的小肠病变（续）

作者	年份	例数（%）	诊断（n）	手术情况	结果
Mata等[28]	2004	3/42（7%）	肿瘤（2） 狭窄——Crohn病 伴胶囊滞留		
Taller等[29]	2005	21/28（75%）	血管扩张（12） 肿瘤/狭窄（8）	均计划进行DL DL成功者13/21（8例失败——粘连） 剖腹探查及IOE 19/21 （诊断及治疗性DL——2/21） 1例假阴性	无手术相关并发症
Kim等[30]	2005	12/24（50%）	活动性出血（7） 狭窄——Crohn病 伴胶囊滞留（2） 狭窄——结核 肿瘤 腹膜炎	5例需行IOE 4例行腹腔镜 3例可触及滞留的胶囊	
Rastogl等[31]	2004	2/18（11%）	血管扩张 溃疡——吻合口	Ex lap/IOE	2/2解决

IOE，术中内镜；APC，氩气电凝；VCE，视频胶囊内镜；DL，诊断性腹腔镜；Ex lap，剖腹探查术。

通过VCE获取的信息对IOE检查具有很好的指导作用，可提高其临床效果。有研究回顾性分析了16名先行VCE后行IOE的患者以及47名先行IOE后行VCE的患者[35]，结果显示前者可提高IOE的诊断率/治疗率（87% vs. 53%）及确诊率（100% vs. 69%），并减少阴性结果（12.5% vs. 45%）、阴性IOE检查（13% vs. 47%）、全结肠切除率（0% vs. 12.7%），术后并发症的发生率极低（无明显统计学差异）。虽然该研究在两组间的比较中取得了较好的统计学结果，但值得注意的是此研究为回顾性，仍需有关研究结果的更为详细的报告。

OGIB患者行VCE引导下的IOE及腹腔镜手术

许多研究详细阐述了VCE引导下的IOE及腹腔镜手术在OGIB患者中的应用。一项发表的研究中，24名活动性出血的患者进行了VCE检查，其中12人有阳性发现并行手术治疗[30]。手术治疗的指征包括：VCE过程中或检查后活动性出血（7）、肿瘤（1）、VCE期间发生腹膜炎（1）以及胶囊滞留合并出血（3）。所有受试者均进行了诊断性腹腔镜检查，若仍无法对病变进行定位，则可根据VCE结果行微创剖腹探查术及IOE检查。4名患者接受了VCE引导的腹腔镜手术（2例肿瘤、1例Meckel憩室、1例缺血性坏死），另外3名患者术中触及滞留的胶囊（2例Crohn病、1例结核性狭窄）。5名患者行IOE检查并发现黏膜病变（2例毛细血管瘤、2例血管发育不良、1例黏膜下出血）。目前最大型的系列研究报道中，因严重、慢性OGIB而行VCE检查的267名患者中有31名（11.6%）的阳性发现需行手术治疗[22]，9人（29%）接受了VCE引导下的限制性IOE检查。15名肿瘤患者中：7人（47%）为腹腔镜确诊，8人为剖腹探查确诊。6名患者存在血管扩张：其中1人（17%）进行了腹腔镜检查。而5名溃疡患者中则有4人（80%）进行了腹腔镜检查。3名发生胶囊滞留的患者均行开腹手术取出了胶囊。在4个月的随访过程中无一人再发出血。摘要中并未详细报道腹腔镜转变为剖腹探查的比例，也未阐述进行腹腔镜检查的原因。另有研究报道，28名OGIB和/或慢性腹痛的患者进行VCE检查后发现，其中21人需要手术治疗[29]。计划对所有患者实施诊断性腹腔镜探查术，但有8人因为既往手术造成的粘连而改行开腹手术。VCE确诊了2名小肠肿瘤患者，随后进行诊断性腹腔镜检查同时切除肿瘤而未再接受IOE或开腹探查术。其余19人均行开腹探查术,术中经肠切口完成IOE。6名(32%)肿瘤或狭窄患者切除了病变,12名(64%)存在血管扩张者进行了切除或缝合术,另有1人剖腹探查未见异常。手术期间无任何并发症发生。

OGIB其他问题

VCE的应用旨在改善仅因可疑憩室出血就行经验性结肠切除术的现状。De la Mora指出,VCE后行IOE检查可明显减少经验性结肠切除术的比例[35]。一名患者因活动性消化道出血1周就诊,胶囊内镜发现其出血部位位于上消化道,由此取消了进行经验性结肠次全切除术的计划[36]。此外,若可排除小肠病变,外科医师可对结肠手术更有信心[19, 37]。

VCE的假阳性及假阴性结果也可对外科手术产生影响。于VCE检查当日或次日进行作为金标准的IOE检查尚未得到广泛认可,可能由于无法估计胶囊通过胃肠道、排出体外以及阅读图像所需的时间。一项有47名患者参与的前瞻性盲法对照研究对比了VCE与IOE的检查结果,其中发现2例VCE假阳性病例(FPR 4.3%)。患者被误诊为活动性出血,而1周后行DBE检查并未发现出血。此外,还有1例假阴性患者(漏诊血管扩张,FNR 2.1%)[26]。其他报道VCE假阳性或假阴性方面的文章均将VCE结果与传统内镜或术中所见相比较[24]。De Leusse报道了一名诊为可疑小肠肿瘤的假阳性病例,其于随后进行的推进式小肠镜及IOE检查中均未发现异常[38]。也有VCE漏诊Dieulafoy病的报道,需行IOE才能确诊。血管病变出血的瞬变特点使得假阴性及假阳性的判断更为复杂。

VCE的假阳性结果很可能增加不必要的麻烦,因其往往需要进一步行有创操作,如IOE检查。VCE假阳性结果产生的影响难以用数字表示。香港的一项研究表明,49名OGIB患者中有18人VCE检查未见异

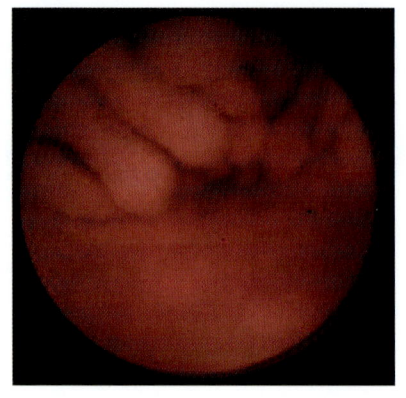

图5.4 一名28岁的白人男性,间断腹痛、便血4次,需输血治疗。经VCE证实为远端回肠乳头状隆起,手术切除后明确诊断为多发淋巴样组织增生,该病变可能反复诱发肠套叠。

常,而其中只有1名患者于1年的平均随访时间中再次出血,阴性预测值为94%[39]。且该患者接受了剖腹探查及IOE检查后仍未明确出血部位。因此,作者认为VCE未见异常的病例无需常规进行侵入性检查。

肿瘤

小肠肿瘤的发生率很低,但却为小肠手术的主要原因。随着胶囊内镜的推广,确诊并接受手术治疗的小肠肿瘤病例也逐渐增多。一项涵盖24项研究的荟萃分析表明,530名患者中共发现1349个病变,其中86个(6.4%)为小肠肿瘤[40]。其他的大样本研究估计小肠肿瘤的发病率为3.8%[41]~8.9%[42]。

相当一部分小肠肿瘤患者的年龄小于50岁(图5.4)。VCE出现前,OGIB的年轻患者均需尽早行手术探查以明确是否存在小肠肿瘤[42-44]。而VCE减少了这种盲目的手术探查需要。

过去人们难以诊断小肠肿瘤,其可表现为消化道隐性出血、腹部不适、体重减轻或腹泻(图5.5)。常规的传统上消化道内镜及结肠镜检查无法发现大部分小肠病变,而口服法小肠造影对小肠肿瘤的敏感性差[45]。插管法小肠造影的敏感性较好[46],但由于

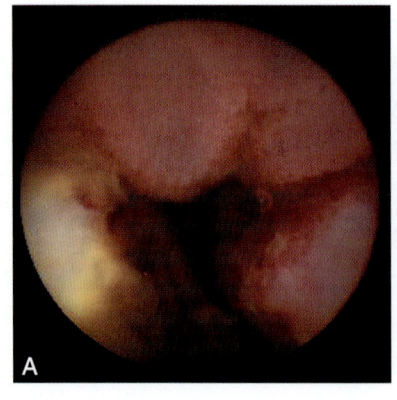
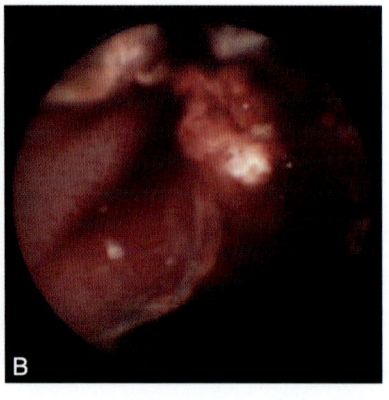

图5.5 (a) 60岁白人男性,便血1次,输血6个单位,VCE示空肠大量出血,传统检查未明确病因,剖腹探查发现一个位于空肠的单发黑色素瘤转移灶,该患者2年前曾胸部黑色素瘤切除术;(b) 黑色素瘤出血。

需要麻醉且操作复杂，因此并非最佳的检查方法[47]。CT小肠造影整合了传统肠道造影与薄层CT成像的特点，其对于小肠肿物诊断的敏感性与VCE相近，但检查过程中患者的舒适度较VCE差，且无法发现小肠黏膜平坦性病变[48]。

当放射影像及传统内镜检查无法发现小肠病变时，我们可以应用VCE明确导致患者症状的病因[49]。多项研究证实，对于小肠病变的探查，VCE要优于推进式小肠镜。一项相关研究中，Appleyard采用手术方式将一些豆子（3～6mm）放入狗的小肠[50]。他发现VCE对于小肠肿物诊断方面的敏感性较推进式小肠镜为好（64% vs 37%），原因在于VCE的检查范围更广。但是，在推进式小肠镜的检查范围内，其诊断效果优于VCE（敏感性94% vs 79%）。许多人认为在检查小肠肿瘤方面二者可互为补充[41, 49]。VCE对于小肠肿瘤的诊断优势已有病例研究证实[51]，该试验入选了86名肿瘤患者，所进行的包括CT扫描、插管法小肠造影、核素扫描、血管造影、上消化道内镜及结肠镜在内的一系列检查的敏感性无一优于VCE。每名患者进行的检查中平均4.6种结果为阴性。

外科手术的目的、切除范围以及辅助治疗的形式，取决于肿瘤的病理类型和所在部位[52]。VCE可观察到腔内病变情况，但无法确定肿物的良恶性，因此术前需进一步完善其他检查。应用推进式小肠镜或双气囊内镜对胶囊内镜或其他诊断性检查确认的肿物进行色素标记、活检或切除[53]以明确肿物是否需行手术治疗。若病变位置超出推进式小肠镜或双气囊内镜所达到的范围，则可用CT小肠造影对其进行定位。之后患者可行腹腔镜或剖腹手术。由于肿瘤的大小、质地及暴露程度不同，一些术中难以触及的肿瘤可行IOE检查，以协助明确病变位置（图5.6）。

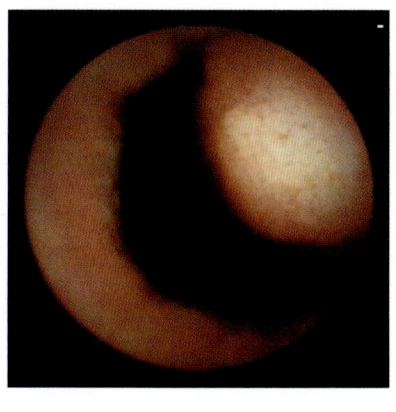

图5.6　38岁白人女性，便血3次，需输血治疗。VCE示中等大小无蒂息肉。因术中无法触及病变，故行IOE以指导病变切除，最后诊为多中心型类癌。

小肠肿瘤的治疗首选手术，因此我们希望VCE可尽早发现病变，以改善预后。有研究证实，从患者出现症状到确诊的间隔时间相当长，主要由于胃肠道症状表现往往不明显[54, 55]。过去小肠肿瘤的术前诊断率非常低[52]，其预后也主要取决于肿瘤分期及手术切除的情况[55, 56]。

VCE与遗传性息肉综合征

VCE可安全而有效地评估遗传性息肉综合征患者息肉的大小和范围，并可作为决定手术治疗必要性的依据。已有2个病例报道指出，由于VCE对于需行手术切除的多发息肉具有较高的诊断敏感性，因此可取代放射学检查成为Peutz-Jeghers综合征患者常规的随诊及诊断方法[57, 58]。Burke建议家族性腺瘤性息肉病（familial adenomatous polyposis，FAP）患者在十二指肠切除术前均应行VCE筛查，因为理论上讲VCE可以发现必须扩大手术治疗范围的远端息肉[57]。但Burke与Schulmann同时也表示，目前尚无明确VCE对于小肠多发息肉的FAP患者的重要性，仍需进一步研究证实[57, 58]。

Crohn病

VCE可从多方面影响Crohn病患者的手术方案。诊断方面，VCE可明确以消化道出血为主要表现的Crohn病，从而避免患者进一步行IOE检查[59]。且VCE与回结肠镜一样，可发现Crohn病回肠末端的病变，并优于CT小肠造影[60]。尽早行VCE检查可缩短Crohn病患者从出现症状到确诊之间的时间间隔，使其尽快接受治疗，进而降低了Crohn病的活动性以及并发症的发生几率。而Crohn病在诊断后3年内，其活动性和并发症的发生往往是导致患者手术治疗的重要因素[61, 62]。对于存在溃疡或不明原因结肠炎而考虑手术的患者，VCE还可用于鉴别Crohn病与溃疡性结肠炎。一项研究发现，22名结肠炎患者因同时累及小肠而符合Crohn病表现，其中9人经VCE诊为Crohn病，而8人通过加强药物治疗缓解，最终未行手术[63]。

Crohn病患者可能存在炎症性狭窄或瘢痕，还可见非炎症性狭窄（图5.7）。而Crohn病患者有可疑或明确肠道狭窄为胶囊内镜检查的相对禁忌证，除非患者同意于发生胶囊滞留时行手术治疗。部分学者认为，尽管由于Crohn病术后复发率高且并发症多，让

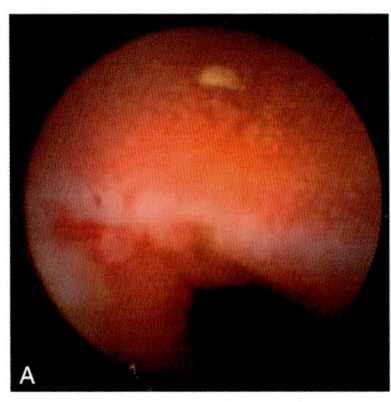
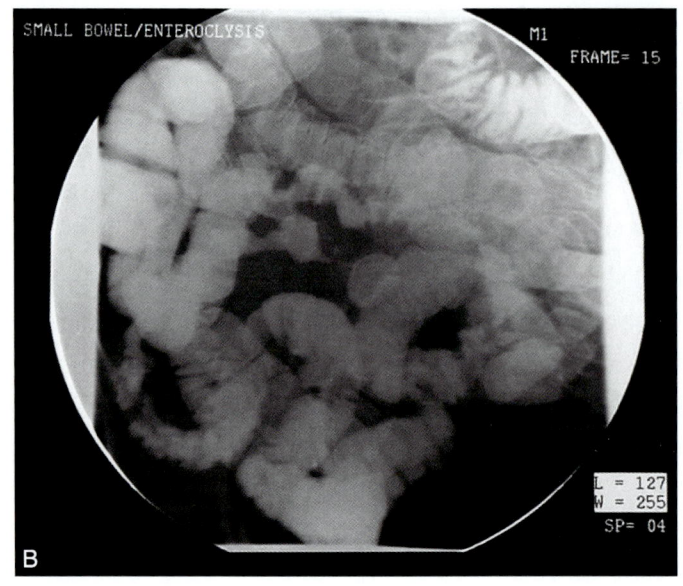

图5.7 (a) 78岁的白人女性患者，就诊超过10年仍未确诊，考虑输血依赖性Crohn病，发生胶囊滞留24小时后，经手术切除20cm长的末端回肠及狭窄段；(b) 插管法小肠造影示回肠线样征，回肠末端不规则。

患者接受胶囊内镜检查并不人道，但发生内镜滞留的确有助于明确狭窄部位，进而给予有效治疗[1]。现已证实VCE检查前进行影像学检查可能漏诊临床相关的狭窄性病变，但大部分学者仍建议存在明确或可疑狭窄的Crohn病患者完善检查[60,64,65]。

总之，Crohn病患者应尽量避免手术治疗。而对于发生胶囊滞留的患者来说手术可能不可避免，但也很少为急诊手术。Chang报道了2个胶囊滞留的病例，均为明确的Crohn病患者并需手术治疗[66]。作者指出，应对Crohn病患者因胶囊滞留接受手术治疗时可能发现的任何病变作好充分准备，如出血、多发狭窄、肿瘤、穿孔或疝。术前应行影像学检查以确定胶囊仍滞留于腹内，也可能需要术中透视进行胶囊定位。如果可能，Crohn病患者手术应首选腹腔镜。且手术治疗必须遵循一个基本原则，即尽量避免切开病变处肠管，除非需行狭窄成形术或切除术。可于正常肠管上行肠切开术，形成一个通路，就可将胶囊挤到开口处，并最终取出。

VCE无法预测Crohn病术后复发的情况。一项小型研究表明，Crohn病患者未切除经IOE检查发现的小肠病变对其术后复发毫无影响[67,68]，而其术前行VCE发现的病变亦无预测价值。另有报道称，32名Crohn病患者回结肠切除术后6个月复查VCE均未发生胶囊滞留[69]。然而，回结肠镜对于Crohn病患者回肠末端吻合口处复发的诊断要优于VCE（90% vs 60%~70%）。

NSAID类药物及放射线

NSAID类药物可于小肠内形成菲薄的同心环状分隔，进而导致症状性或无症状性狭窄（图5.8）[70]。放射学检查甚至剖腹探查或腹腔镜检查均可能漏诊，因其无法触及，且极易于开腹术中的大体检查时被忽略[71]。但胶囊内镜、双气囊内镜或术中内镜可发现上述病变，包括多发分隔。因此术中内镜或双气囊内镜有助于诊断症状性病变，避免漏诊。

一项有代表性的系列病例研究报道，7名患者因使用NSAID诱发肠道病变，临床主要表现为消化道出血或梗阻，进行了全面检查[72]。VCE确诊的6例均因分隔导致胶囊暂时性滞留，若分隔集中于一小段肠管中则可行手术切除，否则应行狭窄成形术。

文献报道了3例VCE确诊的放射线导致狭窄的患者，于VCE检查过程中出现无症状的胶囊滞留。最终均行手术取出[73,74]。

胶囊滞留

2005年的ICCE共识第一次将"胶囊滞留"定义为胶囊内镜停留于胃肠系统中：（1）超过2周或（2）

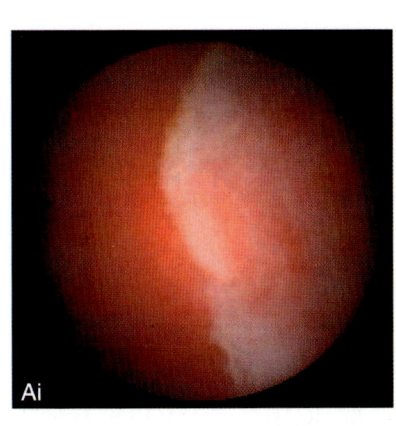 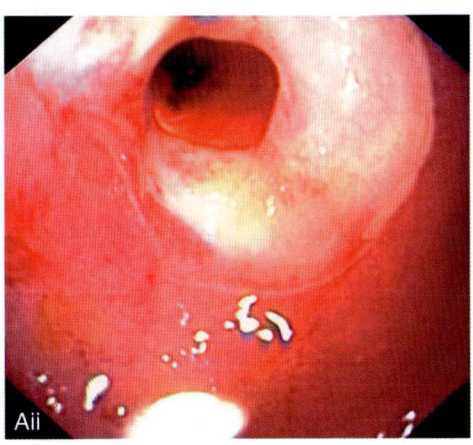 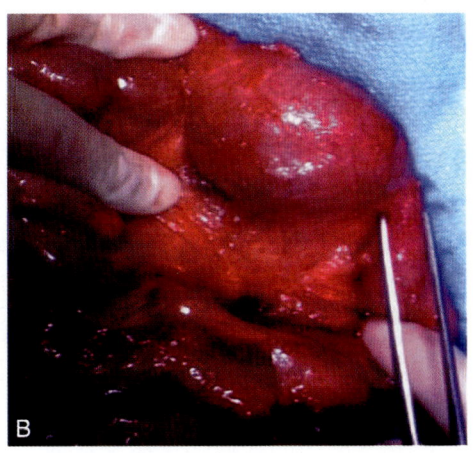

图5.8 17岁白人男性因腹痛、体重减轻、贫血行VCE检查，于先天性长段狭窄处发现NSAID溃疡性狭窄（a），如活检钳顶端所示（b）。

无论时间长短，但需采取措施才能取出[9]。滞留不同于局部通过异常，后者是指胶囊在肠道的某个部位停留60分钟以上。

胶囊滞留的风险因人而异。Crohn病患者的胶囊滞留率约5%（4/80例），而OGIB或可疑Crohn病患者则为1.5%（分别是15/1089及1/71）。其他危险因素包括间断或持续梗阻症状以及长期或正在使用NSAID。既往小肠切除或腹腔手术史、腹腔或盆腔放疗和小肠梗阻的病史可能为肠腔狭窄及粘连的危险因素，但并不一定发生胶囊滞留[9, 75]。

目前尚无完全消除胶囊滞留风险的方法。如前所述，放射性检查常常漏诊临床相关的狭窄。2002年美国消化内镜学会（American Society for Gastrointestinal Endoscopy，ASGE）的技术回顾中推荐于VCE检查前行口服法小肠造影（small bowel follow-through，SBFT）[76]，部分学者常规对存在危险因素的患者应用此项检查[77]，但试验敏感性很差，且2006年ASGE新的技术回顾中并未提及该论点[78]。虽然CT肠道造影在检出狭窄方面优于SBFT，但VCE检查前的CT肠道造影中并未发现狭窄的40名患者中仍有2人出现胶囊滞留[60]。除非患者存在相应症状或其他临床因素，VCE前我们一般无需进行放射性检查。一种新型的双塞探路胶囊已被研发出来用于临床。

现有一篇胶囊内镜导致Crohn病肠狭窄病例出现急性空肠梗阻并进行手术的报道[79]。还有一名患者因胶囊滞留超过2个月引起肠穿孔[80]。此外，胶囊滞留亦可发生于无小肠病理改变的回盲瓣且需手术取出[81]以及十二指肠成锐角的部位[82]。无症状的胶囊滞留最长可达3年[83]。而Crohn病患者进行选择性外科手术前的胶囊最长滞留时间为7个月[84]。

肠切开手术为首选治疗方法，尽管有时可通过内镜取出胶囊。外科手术的优点在于可同时处理导致胶囊滞留的小肠病变。双气囊小肠镜已经用于取出小肠异物，包括滞留的胶囊内镜[85]，但可能无法确定是否于小肠梗阻部位进一步检查。

既往手术的影响

胶囊内镜常可安全有效地通过无明显梗阻的小肠切除部位[86]，但既往腹腔内手术史可能为胶囊滞留的危险因素。部分研究与病例报告已经显示胶囊滞留可发生于既往手术部位（图5.9）[83, 87, 88]。据我们所知，尚未明确术后状态的相对风险，但将手术的影响与高危状态（如Crohn病）相区分非常重要。

VCE可明确吻合口旁溃疡/狭窄，并已于2名患者

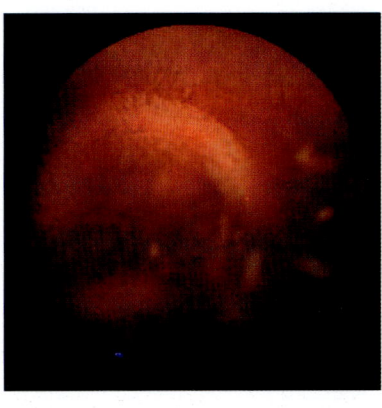

图5.9 胶囊滞留于既往小肠手术的吻合处，并被全身放射检查及2次开腹手术漏诊。外科医师通过触诊胶囊确定狭窄的部位，切除狭窄并取出胶囊。

身上得到证实——这2名患者因OGIB行VCE检查导致胶囊滞留于溃疡性狭窄处，最后经再次手术切除溃疡并重新吻合[89]。

既往曾行胃肠道重建如毕II式或Whipple手术的患者，应在内镜引导下将胶囊内镜放置于输出袢。Hellmig报道了1例胰腺癌患者行保留幽门的Whipple术后发生需输血治疗的显性OGIB，应用上述方法进行了检查[90]。食管-胃-十二指肠镜（EGD）检查过程中注射造影剂有助于确定输出袢，并以止血夹标记。然后，EGD下用圈套器将胶囊内镜送入正确管道。众所周知，专用的新型VCE传送系统（US Enodscopy, Mentor, Ohio）现已面市。

VCE已成功用于小肠移植后的移植物随访[91]。

腹腔镜 vs 剖腹手术

腹腔镜手术已经用于IOE及经腹部小切口的小肠切除，可成功治疗局限于小肠的病变，包括肿瘤[92-95]、溃疡[96]、血管畸形[97]、Meckel憩室及狭窄[99]。经验丰富的外科医师行腹腔镜小肠切除术可增进美观，减轻术后疼痛，缩短肠梗阻时间，减少住院日，同时降低肺不张/肺炎以及切口并发症的发生率，与开腹手术相比其发生肠粘连的几率更小[100]，但尚无对比研究发表。

多项研究显示Crohn病患者行腹腔镜手术可减少住院日[101, 102]、费用[101-103]及死亡率[102-103]。Casillas与Delaney最早开始尝试腹腔镜手术，且中转开腹探查者较少，但他们强调该技术需要足够的培训及经验。并倾向首选腹腔镜手术以期减少对再次手术的影响，因为许多Crohn病患者一生中需多次行手术治疗。

术中内镜

术中内镜技术已被广泛讨论[105, 106]。目前应用的各种内镜均不理想，并具有潜在风险。传统内镜的固有限制在于当其向上弯曲时，卷曲半径约为12cm，长于大部分人的肠系膜。因此，当内镜插入小肠牵拉肠系膜时，可损伤肠系膜血管与小肠黏膜的完整性[107]。所以大多数内镜医师愿意行中段小肠切开术，以便传统内镜或结肠镜可从近端及远端通过。由于肠液溢出，保持手术野清洁十分困难。内镜本身并非无菌状态，需保存于无菌塑料膜或袋中。外科医师术中经直肠插入结肠镜或经口插入推进式小肠镜常无法进行完整的小肠检查。探针式小肠镜可用于剖腹术中对小肠进行无创检查，但因其过于柔软有时难以通过十二指肠环[105]。这种内镜的半径曲度约4cm，使其在通过小肠时无需牵拉肠系膜。尖端的气囊使外科医师可于内镜跨越Treitz韧带后对其进行牵引[108]。由此，使腹腔镜术中行IOE检查成为可能，但尚未普及[30, 108]。52%~90%的OGIB患者行IOE检查可成功发现病变，同时也存在一些发病率、死亡率及复发率。先后进行VCE及IOE检查可提高VCE的敏感性（95%）及特异性（97%），优于单用IOE[26]。

手术局限性

手术通常是最终的选择的。但部分局限性可能影响其结果。由于操作为侵入性的，患者可能因合并其他疾病而不适合手术。而外科医师与麻醉医师的技巧与经验各异。如前所述，患者既往腹腔手术导致的解剖异常及肠粘连可能增加再次手术的技术难度。此外，由于可能存在多种病变，迫使外科医师选择切除最主要的病变或全部异常肠段，进而导致手术时间延长并可增加并发症发生风险。潜在病变，如Crohn病，更易出现术后复发及手术并发症。而手术对于治疗血管扩张等弥漫性与复发性疾病方面的效果并不理想。无创双气囊内镜可避免上述部分局限性。

结论

VCE是明确OGIB原因的基本方法，并为诊断小肠肿瘤及狭窄的重要性非侵入性工具。患者存在梗阻症状或可疑/已知狭窄时，应于VCE前接受影像学检查。目前尚无有关新型双塞探路胶囊安全性及有效性的报道，但如果其优于老式单塞设计，即可用于临床。胶囊滞留可能需用内镜或外科手术取出。VCE定位小肠病变的精确性相对较差。双气囊内镜尽管存在技术上的挑战，但于诊断及治疗方面前途无限，因其与IOE相比侵入性更小。IOE仍为内镜检查的金标准并依然有用。

尽管认为VCE发现的小肠病变意味着更多的手术干预，但仍难以评价VCE对手术结果的影响。据我们所知，目前尚无有关应用与不应用VCE作为诊断方法对发病率与死亡率影响的研究发表。原因包括：（1）病因多种多样，且预后不同；（2）诊断方法缺少标准路径；（3）手术及内镜技术的巨大差异可能导致各种结果[109]；（4）小肠病变的外科干预相对较少。尽管如此，外科医师仍可得到一个完整的病变示意图，尤其于可能的情况下进行推进式或双气囊小肠镜检查，并用墨汁准确定位或行活检以利于诊断，这将帮助外科医师决定术式并可减少盲目探查。

参考文献

1. Swain P. Wireless capsule endoscopy and Crohn's disease. Gut 2005;54:323–6.
2. Lewis B. How to read wireless capsule endoscopic images: tips of the trade. Gastrointest Endosc Clin N Am 2004;14:11–6.
3. Sachdev R, Cave D. Relationship of time by capsule endoscopy to depth of insertion of push enteroscopy. Am J Gastroenterol 2006;99(suppl):S298.
4. Cave DR. Reading wireless video capsule endoscopy. Gastrointest Endosc Clin N Am 2004;14:17–24.
5. Dulai GS. Diagnostic yield of capsule endoscopy in patients with recurrent, overt GI bleeding of obscure origin. J Investig Med 2003;51(Suppl 2):S387.
6. Gay G, Delvaux M, Fassler I. Outcome of capsule endoscopy in determining indication and route for push-and-pull enteroscopy. Endoscopy 2006;38:49–58.
7. Liangpunsakul S, Mays L, Rex DK. Performance of Given suspected blood indicator. Am J Gastroenterol 2003;98:2676–8.
8. D'Halluin PN, Delvaux M, Lapalus MG, et al. Does the "Suspected Blood Indicator" improve the detection of bleeding lesions by capsule endoscopy? Gastrointest Endosc 2005;61:243–9.
9. Cave D, Legnani P, de Franchis R, Lewis BS. ICCE consensus for capsule retention. Endoscopy 2005;37:1065–7.
10. Spada C, Spera G, Riccioni M, et al. A novel diagnostic tool for detecting functional patency of the small bowel: the Given patency capsule. Endoscopy 2005;37:793–800.
11. Boivin ML, Lochs H, Voderholzer WA. Does passage of a patency capsule indicate small-bowel patency? A prospective clinical trial. Endoscopy 2005;37:808–15.
12. Delvaux M, Ben Soussan E, Laurent V, Lerebours E, Gay G. Clinical evaluation of the use of the M2A patency capsule system before a capsule endoscopy procedure, in patients with known or suspected intestinal stenosis. Endoscopy 2005;37:801–7.
13. Gay G, Delvaux M, Laurent V, Reibel N, Regent D, Grosdidier G, Roche JF. Temporary intestinal occlusion induced by a "patency capsule" in a patient with Crohn's disease. Endoscopy 2005;37:174–7.
14. Tang SJ, Haber GB. Capsule endoscopy in obscure gastrointestinal bleeding. Gastrointest Endosc Clin N Am 2004;14:87–100.
15. Zuckerman GR, Prakash C, Askin MP, Lewis BS. AGA technical review on the evaluation and management of occult and obscure gastrointestinal bleeding. Gastroenterology 2000;118:201–21.
16. Lo SK, Mehdizadeh S. Therapeutic uses of double-balloon enteroscopy. Gastrointest Endosc Clin N Am 2006;16:363–76.
17. Kita H, Yamamoto H. Double-balloon endoscopy for the diagnosis and treatment of small intestinal disease. Best Pract Res Clin Gastroenterol 2006;20:179–94.
18. Yamamoto H, Kita H, Sunada K, et al. Clinical outcomes of double-balloon endoscopy for the diagnosis and treatment of small-intestinal diseases. Clin Gastroenterol Hepatol 2004;2:1010–6.
19. Douard R, Wind P, Panis Y, et al. Intraoperative enteroscopy for diagnosis and management of unexplained gastrointestinal bleeding. Am J Surg 2000;180:181–4.
20. Yamamoto H, Kita H. Enteroscopy. J Gastroenterol 2005;40:555–62.
21. Tricarico A, Cione G, Sozio M, et al. Digestive hemorrhages of obscure origin. Surg Endosc 2002;16:711–3.
22. Katz D, Lewis BS, Katz LB. Surgical experience following capsule endoscopy. Gastrointest Endosc 2003;57:AB169.
23. Wolff RS, Cave D, Doherty S, Lopez M, Toth L. Surgical experience after video capsule endoscopy: the fantastic voyage to the operating room. Gastroenterology 2003;124(suppl):A814.
24. Pennazio M, Santucci R, Rondonotti E, Abbiati C, Beccari G, Rossini FP, de Franchis R. Outcome of patients with obscure gastrointestinal bleeding after capsule endoscopy: report of 100 consecutive cases. Gastroenterology 2004;126:643–53.
25. Neu B, Ell C, May A, et al. Capsule endoscopy versus standard tests in influencing management of obscure digestive bleeding: results from a German multicenter trial. Am J Gastroenterol 2005;100:1736–42.
26. Hartmann D, Schmidt H, Bolz G, et al. A prospective two-center study comparing wireless capsule endoscopy with intraoperative enteroscopy in patients with obscure GI bleeding. Gastrointest Endosc 2005;61:826–32.
27. Delvaux M, Fassler I, Gay G. Clinical usefulness of the endoscopic video capsule as the initial intestinal investigation in patients with obscure digestive bleeding: validation of a diagnostic strategy based on the patient outcome after 12 months. Endoscopy 2004;36:1067–73.
28. Mata A, Bordas JM, Feu F, et al. Wireless capsule endoscopy in patients with obscure gastrointestinal bleeding: a comparative study with push enteroscopy. Aliment Pharmacol Ther 2004;20:189–94.
29. Taller J, Lee CM, Feng JJ, Cirangle PT, Jossart GH. Minimally invasive surgery as treatment of obscure GI bleeding and abdominal complaints can be effectively guided by video

capsule endoscopy: a review of 28 patients. J Gastrointest Surg 2005;9:AB191.
30. Kim J, Kim YS, Chun HJ, Hyun JH, Cho MY, Suh SO. Laparoscopy-assisted exploration of obscure gastrointestinal bleeding after capsule endoscopy: the Korean experience. J Laparoendosc Adv Surg Tech A 2005;15:365–73.
31. Rastogi A, Schoen RE, Slivka A. Diagnostic yield and clinical outcomes of capsule endoscopy. Gastrointest Endosc 2004;60:959–64.
32. Hadithi M, Heine GD, Jacobs MA, van Bodegraven AA, Mulder CJ. A prospective study comparing video capsule endoscopy with double-balloon enteroscopy in patients with obscure gastrointestinal bleeding. Am J Gastroenterol 2006;101:52–7.
33. Kita H, Yamamoto H, Nakamura T, Shirakawa K, Terano A, Sugano K. Bleeding polyp in the mid small intestine identified by capsule endoscopy and treated by double-balloon endoscopy. Gastrointest Endosc 2005;61:628–9.
34. Nakamura M, Niwa Y, Ohmiya N, et al. Preliminary comparison of capsule endoscopy and double-balloon enteroscopy in patients with suspected small-bowel bleeding. Endoscopy 2006;38:59–66.
35. De La Mora JG, Rajan E, Knipschield MA. Diagnostic yield of intra-operative endoscopy when guided by capsule endoscopy. Gastrointest Endosc 2005;61:AB105.
36. Hewlett A, Luthra G, Raju GS, Vittal H, Nath SK. Capsule endoscopy findings averted blind surgical intervention. Am J Gastroenterol 2004;99:AB496.
37. Cummings CL. Value of early capsular endoscopy for severe gastrointestinal bleeding. J Natl Med Assoc 2004;96:1653–6.
38. De Leusse A, Landi B, Edery J, et al. Video capsule endoscopy for investigation of obscure gastrointestinal bleeding: feasibility, results, and interobserver agreement. Endoscopy 2005;37:617–21.
39. Lai LH, Wong GL, Chow DK, Lau JY, Sung JJ, Leung WK. Long-term follow-up of patients with obscure gastrointestinal bleeding after negative capsule endoscopy. Am J Gastroenterol 2006;101:1224–8.
40. Lewis BS, Eisen GM, Friedman S. A pooled analysis to evaluate results of capsule endoscopy trials. Endoscopy 2005;37:960–5.
41. de Franchis R, Rondonotti E, Abbiati C, Beccari G, Signorelli C. Small bowel malignancy. Gastrointest Endosc Clin N Am 2004;14:139–48.
42. Cobrin GM, Pittman RH, Lewis BS. Increased diagnostic yield of small bowel tumors with capsule endoscopy. Cancer 2006;107:22–27.
43. Berner JS, Mauer K, Lewis BS. Push and sonde enteroscopy for the diagnosis of obscure gastrointestinal bleeding. Am J Gastroenterol 1994;89:2139–42.
44. Thompson JN, Salem RR, Hemingway AP, et al. Specialist investigation of obscure gastrointestinal bleeding. Gut 1987;28:47–51.
45. Maglinte DT, Reyes BL. Small bowel cancer. Radiologic diagnosis. Radiol Clin North Am 1997;35:361–80.
46. Bessette JR, Maglinte DD, Kelvin FM, Chernish SM. Primary malignant tumors in the small bowel: a comparison of the small-bowel enema and conventional follow-through examination. AJR Am J Roentgenol 1989;153:741–4.
47. Maglinte DD, Lappas JC, Kelvin FM, Rex D, Chernish SM. Small bowel radiography: how, when, and why? Radiology 1987;163:297–305.
48. Boudiaf M, Jaff A, Soyer P, Bouhnik Y, Hamzi L, Rymer R. Small-bowel diseases: prospective evaluation of multi-detector row helical CT enteroclysis in 107 consecutive patients. Radiology 2004;233:338–44.
49. Schwartz GD, Barkin JS. Small bowel tumors. Gastrointest Endosc Clin N Am 2006;16:267–75.
50. Appleyard M, Fireman Z, Glukhovsky A, et al. A randomized trial comparing wireless capsule endoscopy with push enteroscopy for the detection of small-bowel lesions. Gastroenterology 2000;119:1431–8.
51. Schwartz G, Barkin J, and Given imaging tumor study group. Small bowel tumors detected by M2A capsule endoscopy. Am J Gastroenterol 2004;99(suppl):AB190.
52. Mussi C, Caprotti R, Scaini A, et al. Management of small bowel tumors: personal experience and new diagnostic tools. Int Surg 2005;90:209–14.
53. Sunada K, Yamamoto H, Kita H, et al. Clinical outcomes of enteroscopy using the double-balloon method for strictures of the small intestine. World J Gastroenterol 2005;11:1087–9.
54. Ciresi DL, Scholten DJ. The continuing clinical dilemma of primary tumors of the small intestine. Am Surg 1995;61:698–702.
55. Talamonti MS, Goetz LH, Rao S, Joehl RJ. Primary cancers of the small bowel: analysis of prognostic factors and results of surgical management. Arch Surg 2002;137:564–70.
56. Wu TJ, Yeh CN, Chao TC, Jan YY, Chen MF. Prognostic factors of primary small bowel adenocarcinoma: univariate and multivariate analysis. World J Surg 2006;30:391–8.
57. Burke CA, Santisi J, Church J, Levinthal G. The utility of capsule endoscopy small bowel surveillance in patients with polyposis. Am J Gastroenterol 2005;100:1498–502.
58. Schulmann K, Hollerbach S, Kraus K, et al. Feasibility and diagnostic utility of video capsule endoscopy for the detection of small bowel polyps in patients with hereditary polyposis syndromes. Am J Gastroenterol 2005;100:27–37.
59. Hahne M, Adamek HE, Schilling D, Riemann JF. Wireless capsule endoscopy in a patient with obscure occult bleeding. Endoscopy 2002;34:588–90.
60. Voderholzer WA, Beinhoelzl J, Rogalla P, Murrer S, Schachschal G, Lochs H, Ortner MA. Small bowel involvement in Crohn's disease: a prospective comparison of wireless capsule endoscopy and computed tomography enteroclysis. Gut 2005;54:369–73.
61. Basilisco G, Campanini M, Cesana B, Ranzi T, Bianchi P. Risk factors for first operation in Crohn's disease. Am J Gastroenterol 1989;84:749–52.
62. Sands BE, Arsenault JE, Rosen MJ, et al. Risk of early surgery for Crohn's disease: implications for early treatment strategies. Am J Gastroenterol 2003;98:2712–8.
63. Mow WS, Lo SK, Targan SR, et al. Initial experience with wireless capsule enteroscopy in the diagnosis and management of inflammatory bowel disease. Clin Gastroenterol Hepatol 2004;2:31–40.
64. Dubcenco E, Jeejeebhoy KN, Petroniene R, Tang SJ, Zalev AH, Gardiner GW, Baker JP. Capsule endoscopy findings in patients with established and suspected

65. Lo SK. Capsule endoscopy in the diagnosis and management of inflammatory bowel disease. Gastrointest Endosc Clin N Am 2004;14:179–93.

small-bowel Crohn's disease: correlation with radiologic, endoscopic, and histologic findings. Gastrointest Endosc 2005;62:538–44.

66. Chang PK, Holt EG, De Villiers WJ, Boulanger BR. A new complication from a new technology: what a general surgeon should know about wireless capsule endoscopy. Am Surg 2005;71:455–8.

67. Esaki M, Matsumoto T, Hizawa K, Aoyagi K, Mibu R, Iida M, Fujishima M. Intraoperative enteroscopy detects more lesions but is not predictive of postoperative recurrence in Crohn's disease. Surg Endosc 2001;15:455–9.

68. Klein O, Colombel JF, Lescut D, Gambiez L, Desreumaux P, Quandalle P, Cortot A. Remaining small bowel endoscopic lesions at surgery have no influence on early anastomotic recurrences in Crohn's disease. Am J Gastroenterol 1995;90:1949–52.

69. Bourreille A, Jarry M, D'Halluin PN, et al. Wireless capsule endoscopy versus ileocolonoscopy for the diagnosis of postoperative recurrence of Crohn's disease: a prospective study. Gut 2006;55:978–83.

70. Bjarnason I, Price AB, Zanelli G, Smethurst P, Burke M, Gumpel JM, Levi AJ. Clinicopathological features of nonsteroidal antiinflammatory drug-induced small intestinal strictures. Gastroenterology 1988;94:1070–4.

71. Chutkan R, Toubia N. Effect of nonsteroidal anti-inflammatory drugs on the gastrointestinal tract: diagnosis by wireless capsule endoscopy. Gastrointest Endosc Clin N Am 2004;14:67–85.

72. Kelly ME, McMahon LE, Jaroszewski DE, Yousfi MM, De Petris G, Swain JM. Small-bowel diaphragm disease: seven surgical cases. Arch Surg 2005;140:1162–6.

73. Lee DW, Poon AO, Chan AC. Diagnosis of small bowel radiation enteritis by capsule endoscopy. Hong Kong Med J 2004;10:419–21.

74. Romero Vazquez J, Caunedo Alvarez A, Rodriguez-Tellez M, Sanchez Yague A, Pellicer Bautista F, Herrerias Gutierrez JM. Previously unknown stricture due to radiation therapy diagnosed by capsule endoscopy. Rev Esp Enferm Dig 2005;97:449–54.

75. Lewis B. Capsule endoscopy — transit abnormalities. Gastrointest Endosc Clin N Am 2006;16:221–8.

76. Ginsberg GG, Barkun AN, Bosco JJ, et al. Wireless capsule endoscopy: August 2002. Gastrointest Endosc 2002;56:621–4.

77. Storch I, Barkin JS. Contraindications to capsule endoscopy: do any still exist? Gastrointest Endosc Clin N Am 2006;16:329–36.

78. Mishkin DS, Chuttani R, Croffie J, et al. ASGE Technology Status Evaluation Report: wireless capsule endoscopy. Gastrointest Endosc 2006;63:539–45.

79. Magdeburg R, Riester T, Hummel F, Lohr M, Post S, Sturm J. Ileus secondary to wireless capsule enteroscopy. Int J Colorectal Dis 2006;21:610–3.

80. Gonzalez-Carro P, Picazo Yuste J, Fernandez Diez S, Perez Roldan F, Roncero Garcia-Escribano O. Intestinal perforation due to retained wireless capsule endoscope. Endoscopy 2005;37:684.

81. Mergener K, Schembre DB, Brandabur JJ, Smith MA, Kozarek RA. Clinical utility of capsule endoscopy: a single center experience. Am J Gastroenterol 2002;97:S299.

82. Tang SJ, Zanati S, Dubcenco E, et al. Capsule endoscopy regional transit abnormality revisited. Gastrointest Endosc 2004;60:1029–32.

83. Rondonotti E, Herrerias JM, Pennazio M, Caunedo A, Mascarenhas-Saraiva M, de Franchis R. Complications, limitations, and failures of capsule endoscopy: a review of 733 cases. Gastrointest Endosc 2005;62:712–6.

84. Kastin DA, Buchman AL, Barrett T, Halverson A, Wallin A. Strictures from Crohn's disease diagnosed by video capsule endoscopy. J Clin Gastroenterol 2004;38:346–9.

85. Heine GD, Hadithi M, Groenen MJ, Kuipers EJ, Jacobs MA, Mulder CJ. Double-balloon enteroscopy: indications, diagnostic yield, and complications in a series of 275 patients with suspected small-bowel disease. Endoscopy 2006;38:42–8.

86. De Palma GD, Rega M, Puzziello A, et al. Capsule endoscopy is safe and effective after small-bowel resection. Gastrointest Endosc 2004;60:135–8.

87. Barkin JS, Friedman S. Wireless capsule endoscopy requiring surgical intervention: the world's experience. Am J Gastroenterol 2006;97:S298.

88. Cave DR, Wolff R, Mitty R, Toth L, Lopez M. Indications, contraindications, and an algorithm for the use of the M2A video capsule in obscure gastrointestinal bleeding. Gastrointest Endosc 2002;55:AB136.

89. de Franchis R, Avesani EM, Abbiati C, et al. Unsuspected ileal stenosis causing obscure GI bleeding in patients with previous abdominal surgery — diagnosis by capsule endoscopy: a report of two cases. Dig Liver Dis 2003;35:577–84.

90. Hellmig S, Seeger M, Stuber E, Kiehne K, Schreiber S, Folsch UR. Endoscopic-guided capsule endoscopy in a patient with small-bowel varices after Whipple's operation. Gastrointest Endosc 2005;62:166–9.

91. Beckurts KT, Stippel D, Schleimer K, Schafer H, Benz C, Dienes HP, Holscher AH. First case of isolated small bowel transplantation at the University of Cologne: rejection-free course under quadruple immunosuppression and endoluminal monitoring with video-capsule. Transplant Proc 2004;36:340–2.

92. Chung RS. Laparoscopy-assisted jejunal resection for bleeding leiomyoma. Surg Endosc 1998;12:162–3.

93. Ehrmantraut W, Sardi A. Laparoscopy-assisted small bowel resection. Am Surg 1997;63:996–1001.

94. Felsher J, Brodsky J, Brody F. Laparoscopic small bowel resection of metastatic pulmonary carcinosarcoma. J Laparoendosc Adv Surg Tech A 2003;13:397–400.

95. Kok KY, Mathew VV, Yapp SK. Laparoscopic-assisted small bowel resection for a bleeding leiomyoma. Surg Endosc 1998;12:995–6.

96. Meister TE, Nickl NJ, Park A. Laparoscopic-assisted panenteroscopy. Gastrointest Endosc 2001;53:236–9.

97. Mino A, Ogawa Y, Ishikawa T, et al. Dieulafoy's vascular malformation of the jejunum: first case report of laparoscopic treatment. J Gastroenterol 2004;39:375–8.

98. Teitelbaum DH, Polley TZ Jr, Obeid F. Laparoscopic diagnosis and excision of Meckel's diverticulum. J Pediatr Surg 1994;29:495–7.

99. Canin-Endres J, Salky B, Gattorno F, Edye M. Laparoscopically assisted intestinal resection in 88 patients with Crohn's disease. Surg Endosc 1999;13:595-9.
100. Franklin ME Jr, Gonzalez JJ Jr, Miter DB, Glass JL, Paulson D. Laparoscopic diagnosis and treatment of intestinal obstruction. Surg Endosc 2004;18:26-30.
101. Duepree HJ, Senagore AJ, Delaney CP, Brady KM, Fazio VW. Advantages of laparoscopic resection for ileocecal Crohn's disease. Dis Colon Rectum 2002;45:605-10.
102. Msika S, Iannelli A, Deroide G, et al. Can laparoscopy reduce hospital stay in the treatment of Crohn's disease? Dis Colon Rectum 2001;44:1661-6.
103. Young-Fadok TM, HallLong K, McConnell EJ, Gomez Rey G, Cabanela RL. Advantages of laparoscopic resection for ileocolic Crohn's disease. Improved outcomes and reduced costs. Surg Endosc 2001;15:450-4.
104. Casillas S, Delaney CP. Laparoscopic surgery for inflammatory bowel disease. Dig Surg 2005;22:135-42.
105. Cave DR, Cooley JS. Intraoperative enteroscopy. Indications and techniques. Gastrointest Endosc Clin N Am 1996;6:793-802.
106. Lau WY. Intraoperative enteroscopy — indications and limitations. Gastrointest Endosc 1990;36:268-71.
107. Lewis BS, Wenger JS, Waye JD. Small bowel enteroscopy and intraoperative enteroscopy for obscure gastrointestinal bleeding. Am J Gastroenterol 1991;86:171-4.
108. Agarwal A. Use of the laparoscope to perform intraoperative enteroscopy. Surg Endosc 1999;13:1143-4.
109. Pennazio M. Bleeding update. Gastrointest Endosc Clin N Am 2006;16:251-66.

第1部分　胶囊内镜的性能

第 6 章

胶囊内镜术语系统

Michel Delvaux and Gerard Gay

要点

1. 近10年来，随着计算机的应用，消化内镜的数据处理已发生显著变化。胶囊内镜现已用于小肠检查。记录的读取基于计算机系统，成为应用标准结构性语言编辑报告的唯一可能方法，并可改善数据交换。

2. 这种前景下，简明标准术语出现于20世纪90年代，以进行内镜分类。基于相似的原则，现已创建了用于小肠的胶囊内镜结构性术语（Capsule Endoscopy Structured Terminology，CEST）。并提供了一个涉及广泛的目录，以联接用于深入描绘检查所见的病变特征、有关"理由"的术语以及相应诊断。

3. CEST已被一项超过700次操作的试验有效验证。研究显示这些术语可覆盖日常实践中93%的检查所见。

引言

对于任何内镜来说，报告均为其至关重要的部分，包括描述镜下所见、采取的操作及治疗建议。以建立内镜医师与患者内科责任医师之间的联系。近20年，计算机技术的迅速发展使得医学数据得以更好地处理。目前的内镜中心均已具备先进的影像技术及较强的数据存储能力，用以提供完善的报告文件。这一时代开始于20年前的视频内镜时期。此后，又对建立内镜数据管理的整合系统进行了一些尝试[1,2]。同时期人们还努力将内镜词汇标准化并将其用于描写内镜所见。文本资料是内镜医师与内科医师共同分享的信息中的关键部分。对于标准化进行的两项尝试值得引起注意，因其设计了标准的内镜报告，利于数据交换。简明标准术语（Minimal Standard Terminolog，MST）即"简明"的术语条目，可安装于任何记录胃肠内镜检查结果的计算机系统中[3]。MST遵循Z Maratka对于系统化消化内镜术语进行的最初尝试[4]。尽管付出很大努力，标准化文本数据的接受度仍远远落后于影像格式。若干技术及环境问题悬而未决，因此标准化内镜报告尚未普及。

2001年研发出的视频胶囊内镜（VCE），使无创数字化记录整个食管、胃及小肠的数字影像资料成为可能。数字影像自动存储于永久性介质，允许一个或多个读者在任何时候阅读。然而，VCE的这种独特功能需要专门适应不同于常规内镜的描述操作步骤及检查发现的术语。从永久存储器中快速提取数据及不可避免地使用计算机读取图像，使得重新建立一种独特的标准化VCE报告及术语成为必需。依据MST原则，胶囊内镜结构术语已被专家组设计提出[5]，在其通过大量现存的内镜报告验证后，即可推广使用[5,6]。

本章旨在阐述内镜报告的环境与原则，特别是VCE，包括操作技术现状以及所见黏膜结构。

内镜中心的数据管理：一般原则

内镜报告中的数据类型

内镜检查前后均需提供及处理数据。这些数据将依次产生其他数据（图6.1）。检查前，数据主要有关管理及病史，而非VCE所特有，可能包括检查安排及患者个人信息。其中医疗数据可能包括临床病史、患者目前情况及其他检查的结果。上述数据输入计算机系统后，通常由医院信息系统（hospital information system，HIS）管理。内镜操作本身可产生两种数据类型：文本及图像。检查后的数据则包括描述检查所见（如当前病例中胶囊内镜所见病变）、相关解释、临床结论及建议。

美国消化内镜协会（ASGE）已经提出内镜报告所应包括的条目术语指南（表6.1）[7]。如下表所示，大部分可转化应用于VCE。

内镜数据库的数据组建

现已出现一些内镜数据库类型，而其中最有效的为"目标-定向"数据库。这种数据库由许多存储特定数据的独立文件夹组成。因此，患者可能接受数次内镜检查，其人口学数据被存储于一个文件中，且每次检查均创建一个独立的文件。检查结果包括文本数据及影像资料，后者被存储于一个独立的文件夹中，故一次检查可记录无数图像（图6.2）。新数据一旦记录，将存入对应文件中。数据库软件通过上述方式进行组织，从而允许自不同文件中提取数据以构建一个由检查结果形成的"目标"，并可于需要时将其调入屏幕或打印机。图6.3显示了一个目标的结构，包括内镜检查中所有需要描述的信息，并将包含于内镜报告中。

这种模式可被应用于几乎所有内镜检查类型。并可将VCE检查结果与同一个数据库中其他检查结果进行整合。

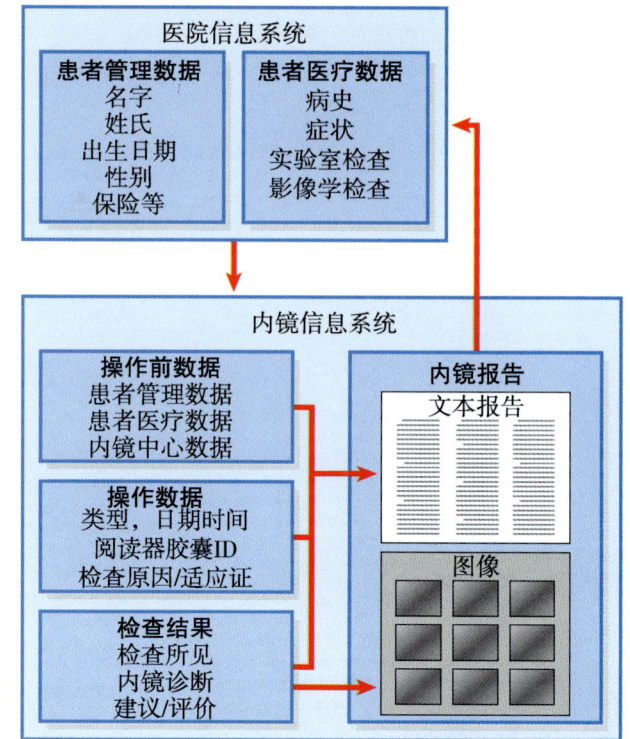

图6.1 医院信息系统与内镜信息系统/内镜软件之间的数据流构成。数据被两个系统双向分享。内镜报告依据内镜数据库中的检查数据组建，同时作为载体将信息传入医院信息系统。

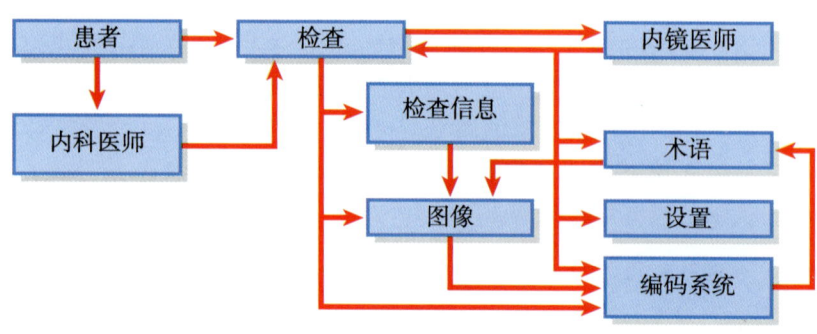

图6.2 相关数据库的组建，数据被分配至相互联系的各个文件夹中。而数据库的大量文件保持联系，使得查询某项检查时可从不同文件中获取信息并创建报告。文件关联量不受限制，因此一名患者可能接受同一医师或不同医师进行的多次操作。

表6.1 内镜报告结构：传统内镜报告与胶囊内镜报告的比较

ASGE条目[7]	传统内镜	胶囊内镜
患者人口学数据 患者名字、姓氏及出生日期 性别 患者ID 患者保险编号	适用各种检查类型的相同数据格式，可能来源于HIS	
检查日期	相同格式	
内镜医师	检查医师姓名	阅片者姓名
内镜检查类型	EGD、结肠镜等	小肠胶囊内镜
所用器械	器械类型及ID	胶囊ID
检查原因	包括患者既往史、临床情况及检查原因	
详细用药（麻醉、麻醉医师、麻醉药物、镇静药……）		无需应用，除促动力药物
患者准备	相关肠道清洁	所使用的肠道清洁方法
检查范围	内镜所达深度的解剖标志	标记提示胶囊通过时间以及胶囊到达的肠段深度
检查限制	未完成检查的原因	检查失败的技术限制
检查所见及活检标本		无标本
内镜诊断	根据检查确定的诊断	
治疗建议及结果		无相关
图像采集标记	由于技术所限无法系统采集图像	报告中应系统包括相关图像的缩略图
并发症		并发症
离去安排		建议
备注		
活检和其他近期化验结果		无
最后诊断		由于无法进行活检，故缺乏进一步的解释

标准化内镜术语

Maratka最早尝试开展系统化内镜术语的工作，并创建"OMED"术语[4]。随后，欧洲消化内镜学会启动了一项计划，与美国及日本消化内镜协会共同设计了"简明"术语目录，可应用于任意记录消化内镜检查结构的计算机系统。为了有利于实施并允许必要时更加完善地对观察进行描述，又增加了一些可供细节描述的特征性词汇，如大小、数量、范围等一系列数值适用于上述条目。每个病变均应用受检器官的对应条目进行位置描述。由此，使用者即可使用所提供的特殊条目将概念转化为结构性语言。

简明标准术语由一组涵盖主要内镜检查类型（上消化道内镜、结肠镜及ERCP）的条目组成，并额外附加了可能进行的治疗性操作目录（图6.4）。表格包括一些用以定义内镜报告中医学概念的条目（见表6.1）。检查原因的条目多于适应证，因为前者意义更为广泛。部分检查可能不符合适应证，但仍由于种种原因而进行。检查范围是指需要终点检查的部位。检查所见即对内镜操作过程中观察结果进行描述，无需

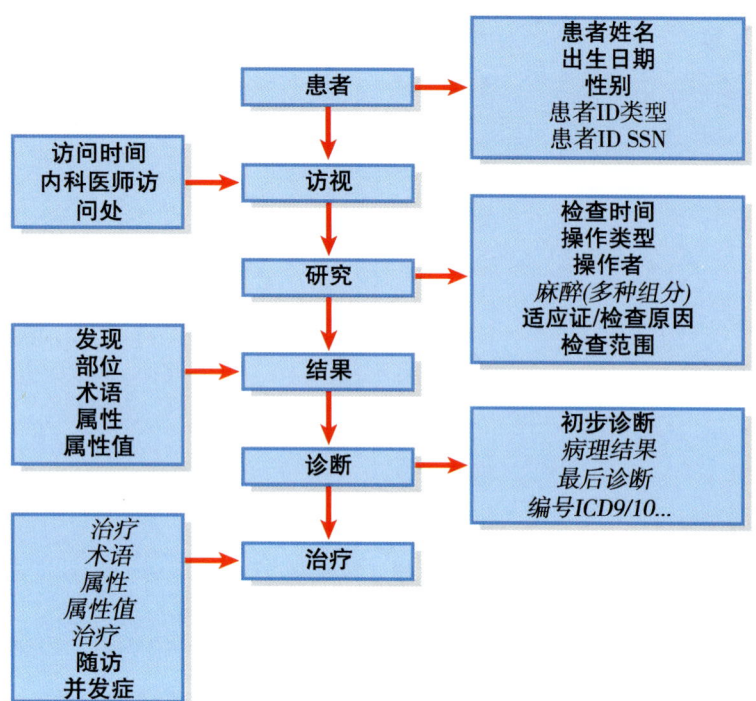

图6.3 根据"目标"所进行操作的数据组织模式，可通过软件整合患者检查结果并生成报告。结构遵循事件逻辑链，即检查前、检查期间及检查后，并包括所有相关数据。粗体标记的数据应被整理形成胶囊内镜报告，正常字体的数据可有可无，而斜体标记的数据则与胶囊内镜无关。

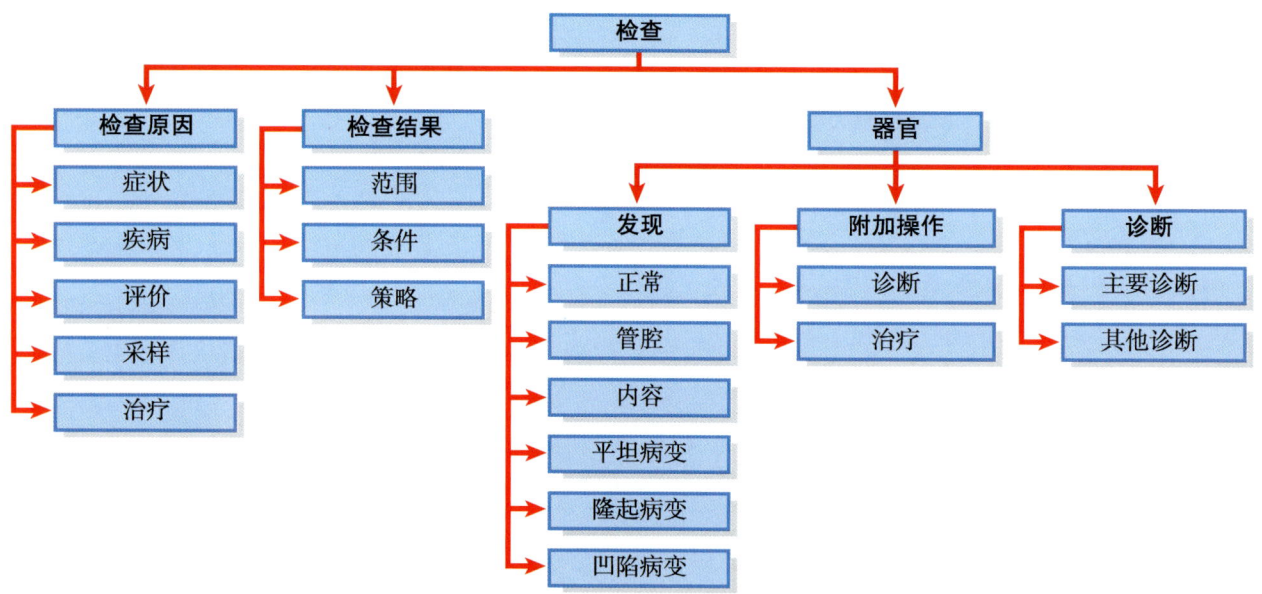

图6.4 简明标准术语的一般结构，显示数据范围与创建目标的每一步相关。

与整体诊断相联系。内镜诊断则为内镜医师基于镜下大体表现推断出的单个或多个最可能的诊断。最后，治疗及诊断方法部分倾向于描述内镜检查中进行的附加操作；目前此部分与VCE无关。

胶囊内镜的结构性术语

结构性语言的原则

人类语言是用单词表达的各种概念的集合。这些单词互相联系，产生更为详细、准确的含义，并组成句子使读者更容易识别和理解这些概念。尽管上述活动是人类高级智慧中的一部分，而多数联系于人们讲母语时自动完成。内镜报告应用标准化术语仍为一困难过程，面临如下挑战：

- 用通常的表达方法定义名词表，使其概念可被所有人简单理解，并涵盖本领域的全部行为或至少包括其中的重要部分。比如，简明标准术语被设计覆盖了至少95%的常规内镜。
- 设计的目录与主要条目相联系，并允许加入更多特殊描述或将概念进一步分类，细节水平可被每一位使用者所接受。
- 描述词汇之间的联系需符合两个看似矛盾的要求：灵活性与稳定性。这两个条件是必需的，可保证结构性语言易于被使用者接受，准确并详细地表达概念，同时可经固定的法则与标记通过计算机系统进行管理。

如上所述，结构性语言的基础为二元方法。第一步是把观点拆分为简单的概念，由使用者完成，将其用自然语言表达的观点转换为一系列概念。第二步则是将这些概念重新组合，构建原始的观点，通过计算机系统中预设的操作规程进行（图6.5）。

胶囊内镜的结构性术语

胶囊内镜的结构性术语是基于消化内镜简明标准术语原则建立的[3]，应满足易懂、明确及常用的要求。避免主观描述与"艺术性"的比喻，因其若脱离最初环境则可能无法理解。部分产生于自然语言的术语，由于在大量内镜报告中的使用量少于0.1%而被拒绝使用。将这些术语翻译成不同语言需经慎重考虑，以确保其可于各个系统间进行数据交换。

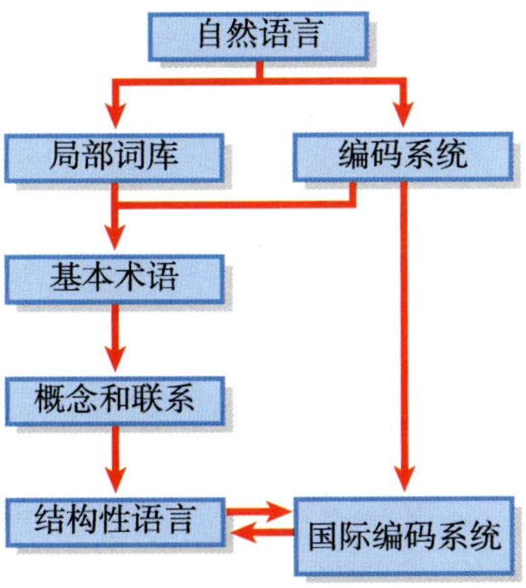

VCE的结构性术语经766例胶囊检查报告进行检验，由非选择性用户用自然语言创建[6]。将数据库中明显的同义表达清除后，93.2%用于描述进行胶囊内镜检查的原因，且91.6%的内镜发现可被术语表中的词汇覆盖。该术语系统的一些特殊方面将于下文讨论。

胶囊内镜的特殊问题

病变部位

一般情况下，VCE无法准确判定解剖部位。可确定的部位如食管、胃、幽门及回盲瓣的确可为观察者提供一些精确的解剖结构信息。为尽量明确病变部位，任何发现均应从已知解剖部位的时间点进行特征性描述。时间激活开始于胶囊被数据记录器激活时。此刻记为零点。总持续时间即由于电池耗尽、记录器脱落或胶囊超出数据记录器范围（自然排出）导致检查结束前经历的时间。以下部位可作为特殊时间点的鉴别标志：

- 咽下时间：首次出现口腔或食管黏膜；
- 进入胃的时间：首次出现胃黏膜；
- 进入十二指肠时间：首次出现十二指肠黏膜；
- 进入结肠时间：首次出现结肠黏膜。

解剖部位被分为不同类别，使其可经影像系统显像。众所周知，对于某些发现，可能只能明确时间点。此外，"外部映射定位器"系统是用于患者腹腔中胶囊位置定位的阅读软件的组件[8]。通过8个放置于患者腹壁的传感器检测胶囊发射信号的相对强度对胶囊进行定位。该系统为阅片者提供了胶囊在胃肠道的运行轨迹。胶囊的实际位置与软件（RAPID，Given Imaging）所示位置的相关性无助于明确小肠病变所在部位（图6.6）。

图6.5 自然语言转化为结构性标准化语言的示意图。自然语言表达的观点具有大量文化及个人背景，逐渐与可接受的编码融合，并以更为概括且普及的术语进行表达。第二步，将这些术语分级联系，并创建出结构性语言。最后，参照目前存在的编码系统，用其他标准词汇映射结构性语言。

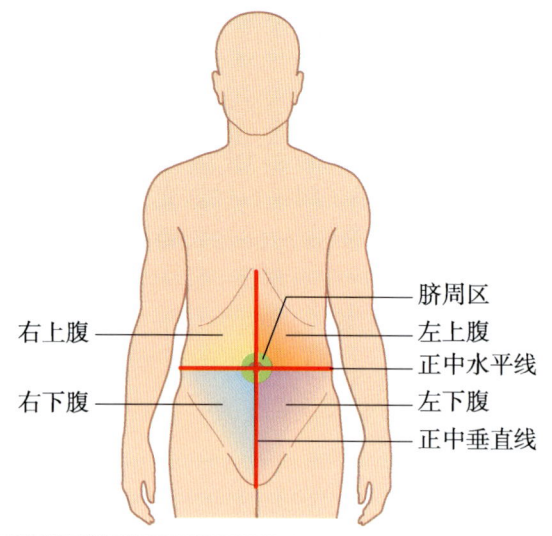

图6.6 使用PillCam SB定位软件及外部映射定位器确定检查部位。

操作特征

操作特征包括任何提示黏膜检查准确性的技术信息。同时，应描述任何可能导致检查受限的情况，如准备不充分、解剖障碍或技术失误。最后，检查范围可用检查时长以及胶囊记录所能辨认出的最远解剖部位，如最初的结肠黏膜影像。

胶囊内镜所见病变的专用术语

胶囊结构性术语定义的概念仅适用于小肠。任何发现或诊断均代表一种生物学概念，可被修饰或与其他概念联系。例如小肠黏膜具有许多易于识别的特征（见表6.2）。因此，黏膜可作为一种独特的生物学概念，而其光吸收或反射特征即修饰概念。用一个特殊术语描述一种特征，并将附属于该术语的一个适当条目作为修饰概念，以增加描述的准确性。例如，小肠黏膜具特征性颜色，并可见红斑，即根据黏膜颜色改变描述特殊发现的术语。术语中可增加有关病变异常范围及其黏膜分布形式的附加信息。这种修饰概念虽被认为是主观的，但仍受到专家组的一致认同。有望经过测试并必要时进行修订。

黏膜颜色

定义小肠黏膜颜色改变的描述符被认为是很主观的，但对一段小肠黏膜形态进行完整描述是必需的。

表6.2 胶囊内镜结构性术语举例。在"发现"部分的术语描述黏膜改变

红斑	分布特征	局限性
		斑块状
		弥漫
	纵向范围	短段
		长段
		整个器官
苍白	分布特征	局限
		斑块状
		弥漫
	纵向范围	短段
		长段
		整个器官
水肿（充血性）	分布特征	局限
		斑块状
		弥漫
	纵向范围	短段
		长段
		整个器官
颗粒状	分布特征	局限
		斑块状
		弥漫
	纵向范围	短段
		长段
		整个器官
结节状	分布特征	局限
		斑块状
		弥漫
	纵向范围	短段
		长段
		整个器官
萎缩	分布特征	局限
		斑块状
		弥漫
	纵向范围	短段
		长段
		整个器官
异常绒毛	形状	卷曲
		肿胀
		钝圆
	颜色	无色
		白色
		黄色
	分布特征	局限
		斑块状
		弥漫
	纵向范围	短段
		长段
		整个器官

颜色改变可能受技术因素影响，如胶囊内镜与黏膜表面的距离，可随蠕动、血供及黏膜亮度不同而异，亦受管腔内食物残渣及血液影响。上述困难解释了观察者与RAPID软件中的自主检测器即"可疑出血提示"之间在发现出血区域方面的低相关性[9,10]。

黏膜绒毛

由于胶囊采集的图像可被放大，分辨率高，且黏膜表明为清洁液体而无需注气，因此单个绒毛常可于记录中良好显像。发现异常时，引入一个特殊的描述名词——"异常绒毛结构"。其他术语用于进一步定义异常。值得注意的是，胶囊内镜无意取代组织活检镜下检查来诊断腹部疾病或其他情况，尽管最近的研究发现其与活检结果的一致性较好[11]。

肠内病变的三维判定

根据小肠的线性解剖位置将描述特征性改变的主要术语进行了副标题分类。未注气的情况下，胶囊记录通常无法很好地评估病变的三维特征。尽管如此，为了于软件界面清晰、简单地显示术语而保留这些副标题。因此，病变由于器官内腔、内容物、黏膜形态、平坦、隆起、凹陷等不同而改变分类。分类原则更多地基于病变定义，而非记录中的实际表现。

内镜诊断

此处，术语提供了一系列疾病与情况用于阐述内镜检查的结论以及依据镜下所见做出的诊断。就胶囊内镜而言，内镜诊断被认为是阅片者的结论及最后诊断进而传达给咨询医师。可能用于评估病情以及指导患者治疗的依据。由于无法活检，缺乏进一步修正诊断的要素。

诊断列表包括一个短的"前9位"目录，即最常见诊断。其他诊断按字母顺序列于次表中。分类的目的主要是使软件界面便于操作，避免术语清单滚动过长。

将"确定水平"作为定语，可提示咨询医师阅片者对其诊断的确定程度。在胶囊内镜报告中，部分使用者因认为无法于缺乏活检的情况确诊，故可能过度应用了"可疑"这一特质描述。另一方面，有报道指出，理解"除外"的意义亦存在困难。其目的在于允许内镜医师报告阴性发现。例如，当一项检查用于明确或排除其他影像学资料提示的可疑肿瘤时，"除外小肠肿瘤"即可提示该段肠道内未发现肿瘤。

结论与展望

计算机现已于医院中普及，用以管理患者住院数据，并使不同医师分享某一患者的信息。标准化程序的目的在于提供一个辞典及方法以有效、明确地记录检查结果，并将其存储为可在不同计算机系统间交换的格式。大型医院信息系统的组织结构是基于使用标准格式建立的。这些格式需转变为供小型设备使用的平台，形成综合健康网络，包括小型医院及其他设施，并于许多国家得到快速发展。由此展望，VCE为胃肠内镜提供了增加标准化数据使用的独特机会。然而，部分内镜医师不愿使用结构化术语，可能由于计算机术语难于掌握以及安装系统后其学习曲线看似浪费时间，部分与以往内镜报告软件界面不友好有关。内镜医师接受有关内镜报告书写的培训后，仍难以放弃凭借主观感觉进行描述的自由。VCE要求医师应用计算机获得数据，因此，计算机报告处理系统可避免使用者再投入额外的研究时间，且无需使用其他设备。

使用标准化的内镜数据亦为对该领域进行深入研究者提供了机会，收集的大量数据可被不同中心及国家的学者分享。并使对某一器官或一组疾病进行的各种比较研究更易于设计。这点对胶囊内镜尤为重要。作为一项突出的技术，胶囊内镜与其他操作相比，包括推进式小肠镜等新技术，现已成为检查小肠疾病的"金标准"。使用基于相同结构的术语，如简明标准术语与胶囊内镜结构性术语，可简化研究，并有助于更快验证新技术。

最后，标准化内镜数据因其具有整合性，故对于医院信息系统整合至关重要。传统内镜与胶囊内镜使用相同的数据格式，可被整合于患者的文件夹中，允许快速完成数据设置，包括放射检查结果或其他化验。存在技术解决方案，临床医师需要适应并改变原有的数据管理方法。这可能是一个缓慢但不可逆的过程。胶囊内镜是促进上述进步实现的一个机会。

参考文献

1. Delvaux M, Escourrou J. Image management: the point of view of the physician. Endoscopy 1992;24:511–5.
2. Kruss DM. The ASGE database: computers in the endoscopy unit. Endosc Rev 1987;4:64–70.
3. Delvaux M, Crespi M and the Computer Committee of ESGE. Minimal Standard Terminology in Digestive Endoscopy. Version 2.0. Endoscopy 2000;32:159–88.
4. Maratka Z. Terminology, definitions and diagnostic criteria in digestive endoscopy, 3rd edn. Normed Verlag, Bad Homburg, 1994.
5. Korman LY, Delvaux M, Gay G, et al. Capsule Endoscopy Structured Terminology (CEST): proposal of a standardaized and structured terminology for reporting capsule endoscopy procedures. Endoscopy 2005; 37: 951–959.
6. Delvaux M, Friedman S, Keuchel M, et al. Structured terminology for capsule endoscopy: results of retrospective testing and validation in 766 small-bowel investigations. Endoscopy 2005; 37: 945–950.
7. Computer Committee. Standard format and content of the endoscopic procedure report. American Society for Gastrointestinal Endoscopy, 1992.
8. Gay G, Delvaux M, Rey JF. The role of video capsule endoscopy in the diagnosis of digestive diseases: a review of current possibilities. Endoscopy 2004;36:913–20.
9. Liangpunsakul S, Mays L, Rex DK. Performance of Given suspected blood indicator. Am J Gastroenterol 2003;98:2676–8.
10. D'Halluin PN, Delvaux M, Lapalus MG, et al. Does the "Suspected Blood Indicator" improve the detection of bleeding lesions by capsule endoscopy? Gastrointest Endosc 2005;61:243–9.
11. Krauss NG, Cellier C, Collin P, et al. Evaluation of capsule endoscopy in coeliac disease patients with ongoing symptoms on a gluten-free diet. Prospective blinded European multicenter trial. Gastroenterology 2005;128:A81 (abstract).

第 1 部分　胶囊内镜的性能

第 7 章

正常小肠及小肠的正常变异

Klaus Mergener

要点

1. 区别胶囊内镜检查中的异常发现与正常解剖需要经验及培训。
2. 胶囊内镜下的正常解剖结构可表现为不常见的外观以及各种假象，需对其进行识别并与病理发现相鉴别。
3. 胶囊内镜报告应进一步标准化以适应其面临的独特挑战。

"正常不过是一台洗衣机运转一周。"
——Whoopi Goldberg，b. 1955

引言

确定正常以及鉴别"正常"与"异常"并非易事。传统消化内镜的新进医师需花费相当多时间学习正常解剖结构，并将其与异常病变鉴别。鉴别困难时，内镜医师有以下几种选择：改变问题区域与内镜的相对位置；通过冲洗或吸引去除液体、气泡及微粒介质；充气或吸气，再用导管探查病变以评估其硬度。上述方法可改善视野，提供不同的观察角度，并作为线索提示可能的异常病因。若仍无法明确，通过活检、细胞刷检或收集液体进行组织学分析有助于诊断。

胶囊内镜与传统内镜的根本区别在于前者目前尚无法进行上述任何处理。所见即所得，诊断，至少是推测诊断，常基于一些无法改变或改进的图像得出。这种情况下，经验丰富的传统内镜医师也难以作出确定诊断。此外，胶囊内镜可获取常见结构罕见图像或视角，如从独特角度拍摄的幽门——十二指肠球回望的幽门图像。因此，综合专家意见以及在掌握传统内镜技术的基础上接受额外的专业培训，才可对胶囊内镜检查结果进行解释。美国消化内镜学会（ASGE）最近已经认识到这种必要，并制定了相应的胶囊内镜权限及执业证书授予指南[1]。

本章回顾了胶囊内镜下正常的小肠解剖结构及一些检查中常见的正常变异。

小肠

小肠长约600cm，近端及远端分别以幽门及回盲瓣为界。分为

3个主要部分——十二指肠、空肠与回肠。尽管空肠和回肠结构上存在一定区别,但其确切分界点并不明显。十二指肠与空肠以Treitz韧带为界,但这一标志无法于肠腔内辨别,因此胶囊内镜不能发现。除非胶囊内镜于通过幽门后立即发现病变(因此推测病变位于十二指肠球),否则最好在报告上用时间提示,表示胶囊或任何异常表现的位置,该时间是指内镜通过幽门距离目前位置的时间。以此来确定病变在小肠中的"近端"与"远端"位置。

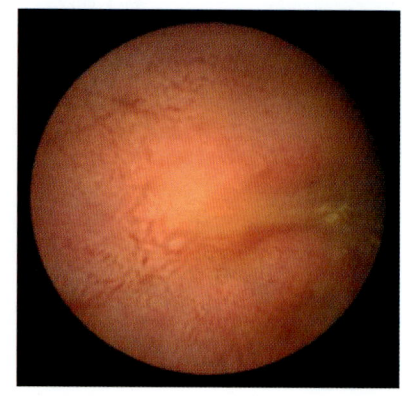

图7.2 十二指肠球黏膜正常表现。

幽门

内镜医师熟悉顺行观察幽门,而对于十二指肠球逆行拍摄的幽门影像则较陌生,而这种情况于胶囊倒退时十分常见(图7.1)。有时可见幽门突出,不可误认为是息肉或肿物。有时胶囊可由十二指肠球腔返回胃内,然后再进入球腔,期间可观察到幽门处的前后移动。

十二指肠球

除非通过延迟,否则十二指肠球的观察时间一般很短。确定胶囊是否通过幽门进入十二指肠看似简单,但亦可由于液体及食物团块阻塞腔内视野而在部分患者身上变得十分困难。注意黏膜的表面结构可提供重要线索:胃黏膜通常比较光滑,有时呈马赛克样,而典型的十二指肠球表面则可见"断裂"和缝隙表现,与其存在组织学隐窝相对应(图7.2)。

Brunner腺为分泌黏蛋白、胃蛋白酶及碳酸氢盐至隐窝中的细胞小叶,主要位于十二指肠球内,同时存在于十二指肠降段。Brunner腺可能增生并形成单独或多个结节(图7.3)。诊断依靠活检标本的组织病理学检查。典型的Brunner腺增生无症状并多为偶然发现,但亦有报道个别病例可导致溃疡、出血及梗阻。十二指肠异位胃黏膜也可表现为单个结节或无蒂息肉(图7.4)。显微镜下,黏膜可见胃底腺结构且由主细胞及壁细胞组成。胃黏膜异位可能发生增生及腺瘤样改变,但通常也是无症状的。

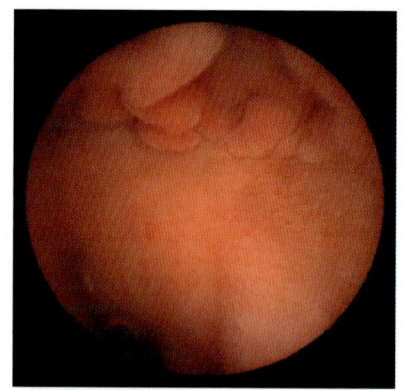

图7.3 Brunner腺增生导致十二指肠球内结节状改变。

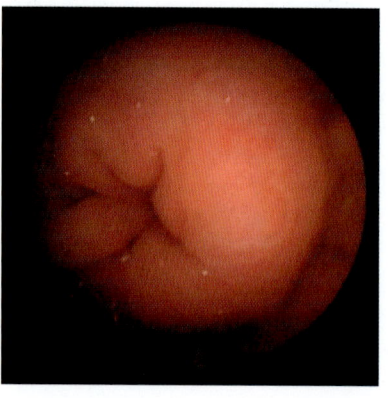

图7.1 幽门——自十二指肠球回望图像。

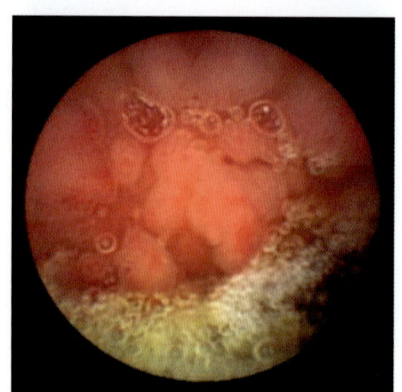

图7.4 十二指肠球内胃黏膜化生。

主乳头和副乳头

主乳头亦称Vater壶腹，位于十二指肠降段中部的后中方向。传统内镜充气扩张十二指肠时，主乳头突入肠腔并可见远端胆管透壁部分呈黏膜下膨出样。与此相反，十二指肠不充气时，则难以辨别主乳头，实际上，胶囊内镜检查很少发现。一项前瞻性研究中，2名医师独立回顾了100个胶囊内镜检查结果，观察重点集中于十二指肠。结果只在3个检查中观察到乳头（Enns及Mergener，尚未发表）。而主乳头在胶囊内镜下表现为小结节，中心可见针尖样或缝隙样开口，偶有胆汁流出（图7.5）。副乳头位于主乳头近端1~2cm处，引流背侧胰管，且更为罕见（图7.6）。

小肠肠腔

小肠环状黏膜皱襞（Kerckring环形皱褶或瓣膜连接处）实为突入管腔的黏膜与黏膜下层，用以增加黏膜表面积。在十二指肠及空肠更为发达，而回肠则不明显且间距增大，并消失于回肠末端。非扩张状态的小肠，收缩时可见各种皱褶状态。有时可于皱褶边缘观察到白线，提示该处血流灌注相对不足而非固定结构如淋巴管，由于后者会在小肠收缩时发生变化并于皱襞展平时消失（图7.7）。

黏膜绒毛为伸入小肠腔内的精细手指样结构，长约0.5~1mm，空肠内最长，而于回肠内则进行性缩短。绒毛的作用是进一步增加肠腔表面积以及小肠的吸收能力。胶囊内镜获取的图像中可观察到单个绒毛（图7.8）。虽然黏膜皱襞及绒毛通常可明确显影，但部分或全部肠腔图像可能并不清晰。且肠腔可表现为萎陷，从而限制了对黏膜的评估（图7.9）。

阅片者应熟悉透过气泡观察小肠黏膜时可见的假象：大气泡的气/液边缘可能表现为线状（图7.10）。可能导致静止图像看似虫样结构或异物，而观察动态视频可清晰鉴别上述现象。气液交界处的反光亦可提供线索。有时胶囊部分或全部正面反射光源可能呈现出环状结构（图7.11）。而通过大气泡观察小肠绒毛时，其典型表现为钝圆形或缺失。因此，尽管小肠全段可见绒毛提供了强烈证据不支持腹部疾病，但未能观察到该表现可能由多种检查相关因素所致，本身并不足以作为特定诊断。

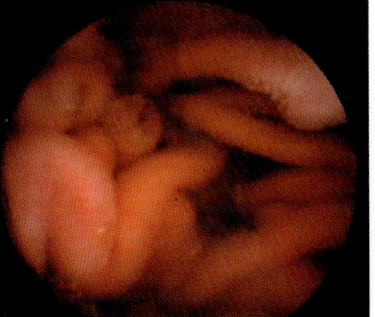

图7.5 主乳头。

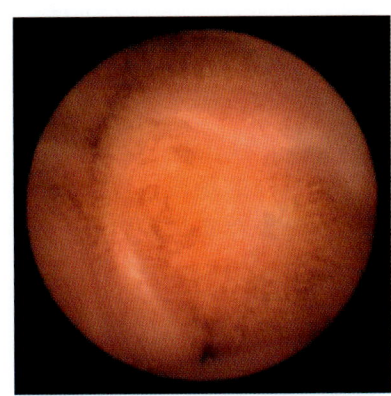

图7.7 未充气时的正常小肠皱褶。皱褶边缘的白线可能代表血流灌注相对不足的区域。

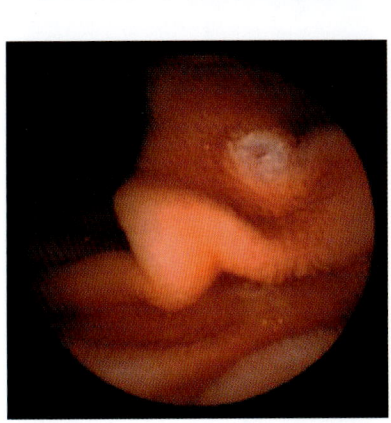

图7.6 副乳头。

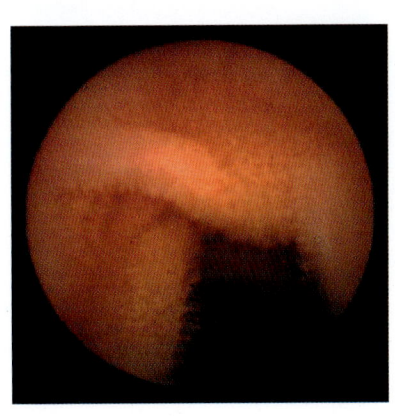

图7.8 正常小肠绒毛。

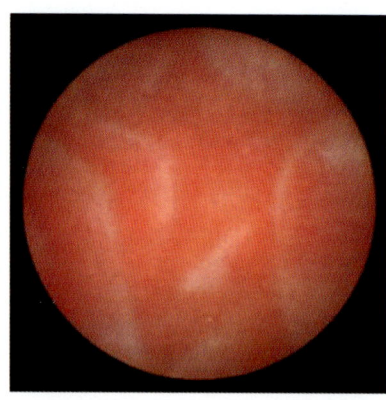

图7.9 萎陷的小肠。无肠腔图像。

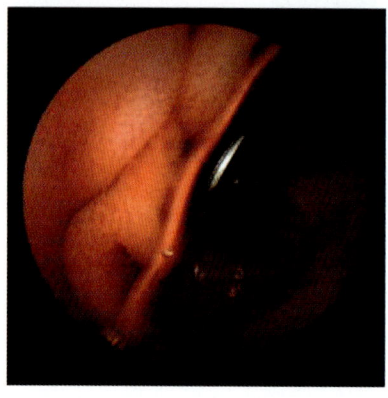

图7.10 大气泡气液交界产生的假象线。

除自动照明控制装置外，胶囊图像的清晰程度还依赖于内镜与肠壁距离并与小肠腔内是否存在液体或食物残渣有关。大部分小肠内液体集中于回肠，由于存在胆汁成分，因此其图像常较近端小肠为暗。棕黑色液体难以与陈旧性血液相鉴别（图7.12）。若出现上述情况，则可检查小肠以外的肠段，如盲肠有无颜色改变，协助明确远端是否存有黑便。未发现黑便且回肠可见浅棕色粪便提示为腔内液体，并非血性物质。

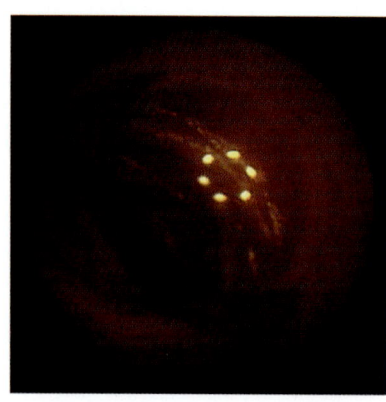

图7.11 气泡中胶囊反光。

末段回肠

淋巴滤泡表现为2~3mm的结节样小隆起，散在分布于小肠内，但于回肠远端高度集中（图7.13）。各个年龄段均可见，但青少年期更为明显，不可误认为息肉。

回盲瓣连接小肠与结肠，由上下唇组成，突出于盲肠内。在儿童及年轻人中经常由于淋巴组织增生而更为明显。传统观点认为回盲瓣可通过在回肠与盲肠之间形成角度的功能，阻止结肠内容物反流入小肠，而非真正的括约肌样机制。然而，胶囊内镜检查中常可见粪便反流，有时可能影响对远端回肠的充分观察。

憩室

小肠憩室可发生于小肠任何部位，但最常见于十二指肠降部主乳头附近。尸解中憩室的发现率为1%~3%。十二指肠憩室可以很大且无症状。由于尚

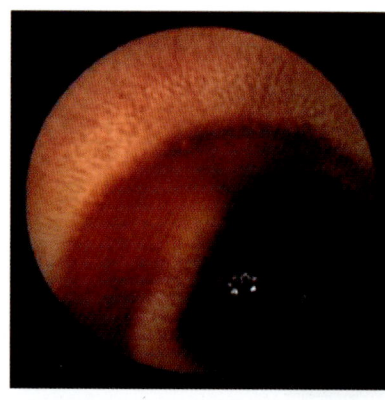

图7.12 小肠远端可见黑色液体（该患者无出血史，盲肠内观察到浅棕色大便）。

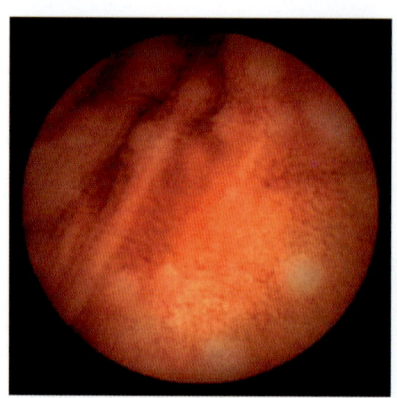

图7.13 末端回肠淋巴滤泡增生。

未进行系统性研究，故无对照证据提示憩室于胶囊内镜中罕见。

Meckel憩室为胃肠道最常见的先天性解剖结构异常，人群中的发生率约为2%。脐-肠系膜管是消化道发育过程中连接卵黄囊的结构，于妊娠第8周闭塞，否则可能导致脐-肠系膜瘘、肠囊肿以及最常见的Meckel憩室。小部分Meckel憩室可能包含异位胃黏膜，进而导致溃疡及无痛性下消化道出血。已有关于胶囊内镜发现Meckel憩室出血的病例报道[2]。

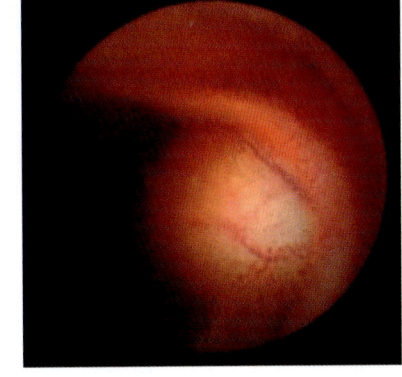

图7.15 外部邻近肠袢压迫导致小肠黏膜膨出。

隆起型病变

小肠肿瘤相对少见，但可被胶囊内镜检出[3]。腔内图像不佳以及影像资料有限，对于鉴别黏膜下肿瘤与小肠邻近器官或其他肠袢外压性改变来说，为特殊挑战。部分图像线索可能有助于鉴别：病变固定，不发生形状及位置改变，且桥样皱襞提示为真正的肿瘤（图7.14）。有些胶囊图像可显示黏膜伸长、溃疡、脱色、不规则或呈分叶状。与此相反，邻近肠袢压迫肠腔为常见现象，多表现为光滑的圆形突起，随肠管蠕动而移动，提示其质软且为腔外的（图7.15）。

淋巴管扩张

小肠固有层的淋巴管、血管及神经结构的作用是作为运输吸收物质、神经信号与内分泌介质的管道。小肠淋巴管引流伴随血液供应，自单个绒毛内的淋巴管到肠系膜淋巴结，沿着肠系膜及腹腔动脉，最后到达乳糜槽与胸导管。

"淋巴管扩张"用于描述淋巴管的扩大、膨胀。单个绒毛内小乳糜管扩张时，黏膜表面可见白色小斑点（图7.16a）。这种簇状淋巴管扩张可表现为亮白色结节样突起（图7.16b）。肠壁黏膜及黏膜下大的淋巴管囊样扩张则考虑为乳糜囊肿（淋巴管扩张）或胆固醇囊肿。后者为奶油色，形状不规则，扁平状或突入肠腔，典型直径约1cm（图7.16c）。病理学检查可见囊肿内含非结晶物质、泡沫巨噬细胞和极少的淋巴细胞。黏膜表面淋巴管也可扩张并形成黄色结节样基底上的单个白色斑点表现（图7.16d）。

淋巴管扩张可单发或多发。表现为非瘤样病变时常为偶然发现，并无突出症状或导致蛋白丢失。胶囊内镜检查有时可见小肠黏膜呈弥漫性白色表现，并可发生于无症状的患者（图7.17）。尚未明确上述表现是否具有临床意义以及是否与脂质代谢及吸收异常有关。

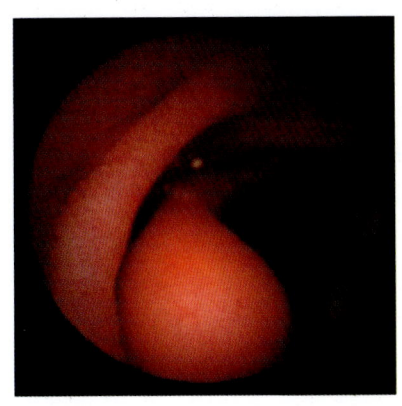

图7.14 小肠黏膜下肿瘤，注意位于12点方向的桥样皱襞。

静脉扩张

内镜医师非常熟悉小肠血管的正常形态。有时可见局部黏膜静脉扩张，考虑为静脉扩张症或静脉瘤（图7.18）。病变很小时，常于偶然发现，并无临床意义。罕见情况下，静脉扩张范围增大，并导致隐性或明显出血。

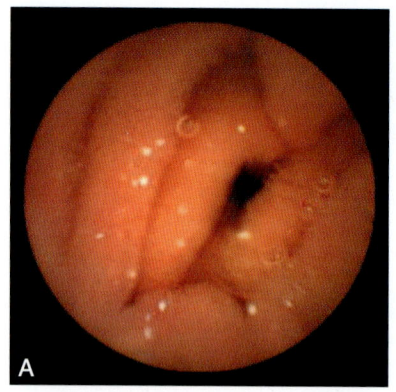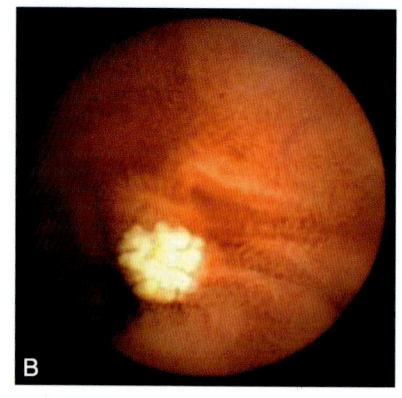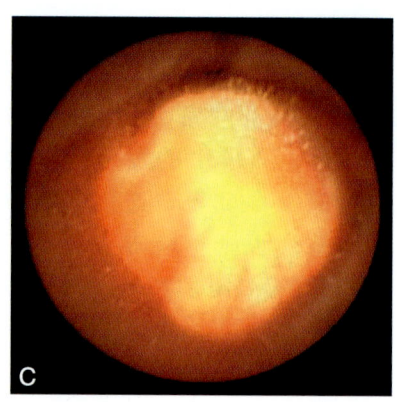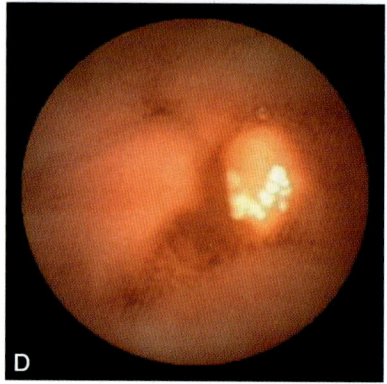

图7.16 （a）点状淋巴管扩张；（b）簇状的灶性淋巴管扩张；（c）乳糜肿；（d）乳糜囊肿合并淋巴管扩张。

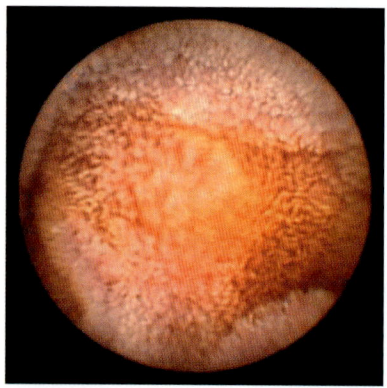

图7.17 近端小肠黏膜呈白色表现，推测是由于弥漫性淋巴管扩张所致。尚未明确此现象的临床意义。

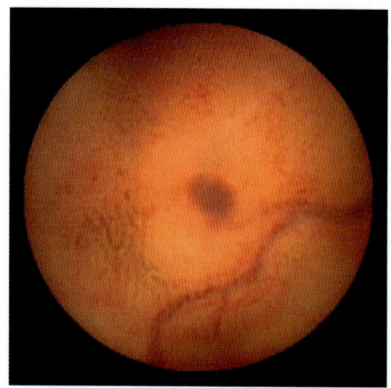

图7.18 小静脉扩张。

红斑和血管扩张

黏膜血管异常为小肠出血最常见的原因，是50%以上OGIB的原因[4-6]。现有一些不同的血管结构异常分类方式，但均未被广泛接受。组织学上，血管扩张表现为内皮扩张而迂曲的血管，偶可见少量平滑肌血管扩张。由于上述表现为正常脉管结构，而非真正病变，故以"血管扩张"表示较之动静脉畸形更为准确。内镜下，血管扩张表现为扁平状或轻微突起于黏膜表面，红色，大小常为2~10mm。其出现频率随年龄增长而增加，呈圆形、星状或边界锐利的蕨类植物样（图7.19）。血管扩张可为孤立或多发性，见于Osler-Weber-Rendu病患者中。

红斑不易定义或非常小，难以确定其为真正的血管扩张或仅为无意义的发现（图7.20a、b）。胶囊内镜的特异性发现中，病变大小与单个绒毛相似（1mm或更小）。有关这些小点状红斑是否具有临床意义仍存在争议。若患者既往曾经发生严重的消化道出血，上述勉强可见的病变即为可能的出血原因。尚未明确血管病变大小与临床表现的相关性。很多阅片者倾向于

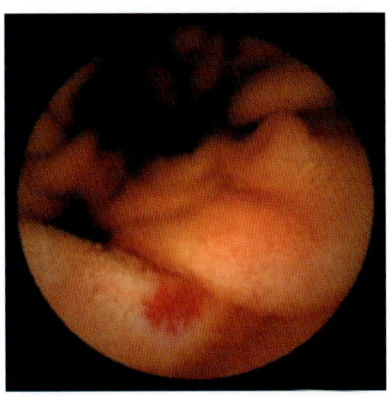

图7.19 典型的血管扩张。

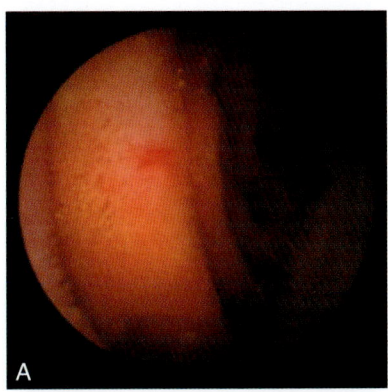

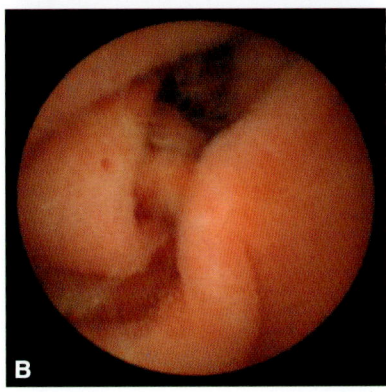

图7.20 小红斑，难以辨认（a）或很小（b）。是否具有临床意义？

但位于中间时，则难以分辨[7]。胶囊内镜由于无法探及活检病变而面临特殊挑战。但此项技术于2001年8月被FDA批准时，最初的有关研究集中于优化检查方面，对各种临床适应证的有效性进行评估，描述其局限性，以确定其在诊断流程中的作用。撰写本书时，即5年后，提及胶囊内镜独特作用的文献仍然十分有限，例如仅凭一些数字图像确定异常表现与临床的相关性，使用标准化报告阐述这些发现，以及建立一套可被不同阅片者使用的通用标准结构以获得一致的推测诊断。现有一项试验已对阅片者在回顾胶囊内镜检查结果与鉴别异常病变的过程中的自身变异性进行了评估[8]，但仍需大量的系统性研究。应明确最佳阅读状态：微小病变的漏诊率阈值是多少？多种评估功能是否影响报告准确性？此外，检查结果应使用标准化报告进行阐述。最近，一个由胶囊内镜生产厂家成立的工作组提出了胶囊内镜检查报告的格式及术语[9]。后者经简明标准化术语模式化后，通过各种专业协会发表，可供传统内镜参考。尽管上述努力建立了有用的报告标准，但亦体现出单一胶囊内镜与传统内镜相比的一些缺点，前者面对有关病变识别及定位的挑战。例如，现有构架中对于特殊发现所具临床意义的肯定水平有多好的问题尚未进行论述。依据其镜下表现及临床情况，红斑可被认为具有"大概的"、"可能的"或"不确定的"意义。现有构架提供了"简明"术语以及"更为详细的描述词汇"，尤其是鼓励建立的标准化报告，其肯定意义仍需对不同阅片者及不同研究结果进行比较。最后，还需进行更多研究，以明确胶囊内镜所见的各种非确定性小病变的临床意义。总之，希望这些可以帮助我们明确何为"正常"，何为"异常"。

犯对每个可疑的轻微病变进行报告的错误。一系列有关胶囊内镜对OGIB的早期有效性研究中，点状红斑被当作阳性发现记录，从而夸大了胶囊内镜的真实敏感性。

关键在于——鉴别"正常"与"异常"

如前所述，正常与异常处于两极时，容易区别，

参考文献

1. Faigel DO, Baron TH, Adler DG, et al. ASGE guideline: guidelines for credentialing and granting privileges for capsule endoscopy. Gastrointest Endosc 2005;61:503–5.
2. Moon JH, Park CH, Kim JH, et al. Bleeding Meckel's diverticulum detected by capsule endoscopy. Gastrointest Endosc 2006;63:702.
3. Cobrin GM, Pittman RH, Lewis BS. Increased diagnostic yield of small bowel tumors with capsule endoscopy. Cancer 2006;107:22–7.

4. Pennazio M. Bleeding update. Gastrointest Endosc Clin N Am 2006;16:251–66.
5. Dulai GS, Jensen JM. Severe gastrointestinal bleeding of obscure origin. Gastrointest Endosc Clin N Am 2004;14:101–13.
6. Pennazio M, Santucci R, Rondonotti E, et al. Outcome of patients with obscure gastrointestinal bleeding after capsule endoscopy: report of 100 consecutive cases. Gastroenterology 2004;126:643–53.
7. Cave DR. Reading wireless video capsule endoscopy. Gastrointest Endoscopy Clin N Am 2004;14:17–24.
8. Mergener K, Enns R. Interobserver variability for reading capsule endoscopy examinations. Gastrointest Endosc 2003;57:AB85.
9. Korman LY, Delvaux M, Gay G, et al. Capsule Endoscopy Structured Terminology (CEST): Proposal of a standardized and structured terminology for reporting capsule endoscopy procedures. Endoscopy 2005;37:951–9.

第 2 部分

临床问题

第 8 章

不明原因消化道出血患者的处理

Marco Pennazio

要点

1. 不明原因消化道出血患者的诊断与治疗较为困难。

2. 由于初次内镜检查的漏诊率较高，因此尽管此类患者出血部位大多位于小肠，但检查小肠之前仍应仔细复查上、下消化道。

3. 胶囊内镜为目前用于观察全段小肠黏膜的首选检查方法。应成为无小肠梗阻的不明原因消化道出血患者的二线诊断方法。其诊断能力强，具有早期诊断的潜力。

4. 综合研究患者诊治，胶囊内镜有助于决定后续检查手段及治疗，意味着更及时的治疗以及更少的资源消耗与费用。

引言

在美国，保守估计消化道出血的年发病率约为每10万人中100例，每年约有30万名住院病例[1]。多数患者经内镜检查，少数通过放射学检查，即可轻易明确出血部位。确诊之后，出血部位可能需要内镜或外科手术治疗，但在80%的患者出血可自发停止并且不再复发。然而，有5%的患者仍存在出血且部位不明[2]，其诊断及治疗均很困难。可能需要多次输血，反复住院，并经受很多检查，导致医疗资源日益消耗，生活质量受到严重影响。不明原因消化道出血（OGIB）定义为初次胃镜与结肠镜检查未见异常，部位不明的持续或反复消化道出血，包括持续或反复的缺铁性贫血、粪便隐血（FOBT）阳性或肉眼可见的出血。OGIB可分为两种临床类型：1）不明原因隐性出血，表现为反复的缺铁性贫血和/或粪便隐血试验阳性；2）不明原因显性出血，即可见出血，表现为黑便或血便[3]。确定存在反复出血之后，医疗重点即转为明确出血的部位及原因，以指导下一步的合适治疗。大多数不明原因消化道出血的病变位于小肠、胃、结肠及胆道系统，胰腺较为少见。充分应用各种检查手段可实现早期明确出血原因，并可改善预后同时，减少住院费用。

不明原因消化道出血的原因

导致小肠出血的病变类型与其他部位出血类似。包括血管畸形、肿瘤、溃疡、炎性病变以及其他一些少见病变（表8.1）。但发现并治疗上述小肠病变较之胃、十二指肠及结肠中困难得多。

血管病变

多种血管病变均可发生于小肠，且为小肠出血最常见的病因，

表8.1 小肠出血的原因

血管病变	肿瘤	其他原因
血管扩张症	腺瘤[b]	Crohn病
Dieulafoy病	错构瘤[c]	药物所致小肠损伤
毛细血管扩张症[a]	脂肪瘤	乳糜泻溃疡
静脉曲张	腺癌	慢性溃疡性空肠回肠炎
静脉扩张症	淋巴瘤	血管炎
主动脉肠瘘	胃肠道间质瘤（GIST）	放射性肠炎
动脉瘤	类癌	缺血性损伤
	血管瘤[d]	Meckel憩室
	神经纤维瘤[e]	Zolinger-Elison综合征
	转移瘤	子宫内膜异位症
		胰胆道出血
		感染性因素
		von Willebrand病

相关综合征：a. Osler-Weber-Rendu综合征、CREST综合征、Turner综合征；b. 家族性腺瘤性息肉病；c. Peutz-Jephers综合征；d. 蓝色橡胶疱痣综合征、Klippel-Trenaunary-Weber综合征；e. Von Recklinghausen病。

是70%~80%出血病例的潜在病因[4]。血管扩张症，常称为血管发育不良、血管扩张或动静脉畸形，表现为红色表浅病变，以肠壁内扩张扭曲的血管为特征。本病可发生于消化道任何部位，并为老人小肠出血最常见的原因。

内镜下，血管扩张呈红色，可表现为平坦型、凹陷型或略高于黏膜表面，通常2~10mm大小（图8.1）。病变可为圆形、星形或具锐利的羊齿样边缘。主要供给血管可能显露，而部分病变周围环绕苍白晕，这可能意味着血管畸形周围区域相对去血管化或血液分流。血管扩张与许多临床疾病有关，包括慢性肾功能衰竭、主动脉狭窄及van Willebrand病。血管扩张还可引起活跃的显性出血、黑便或隐性出血。黏膜血管畸形导致出血的原因仍未明确。现有几种机制假说，如黏膜毛细血管的高压力、腔内容物对黏膜的磨损、缺血及血管内皮生长因子水平的增加。由于缺少长期的前瞻性临床试验，血管扩张症的自然病程尚未完全明确。据估计，不超过10%的血管扩张症患者最终会发生出血。一项研究发现，44%小肠血管扩张症患者于13个月的平均随访过程中出血自行停止[5]。

毛细血管扩张症与血管扩张症的差异在于其弥散性质（图8.2）及复发倾向。二者的大体表现实际相同。但组织学上，前者病变处扩张的血管存在于肠壁全层，而非血管扩张症那样仅限于黏膜层或黏膜下层，动脉肌层菲薄亦被认为是其特异性表现。导致小肠毛细血管扩张最常见的原因为遗传性出血性毛细血管扩张症（hereditary hemorrhagic telangiectasia，HHT或Osler-Weber-Rendu综合征）。HHT是一种以血管病变累及皮肤、黏膜及消化系统外多脏器为特征的疾病。内镜所见其病变多位于胃与近端小肠。本病患者的典型表现为10岁后反复发作的鼻出血。估计10%~40%的患者出现消化道出血，常发生于50岁后，且多为慢性、轻度的出血，表现为间断黑便。分子遗传学研究已经表明本病为一组异源性

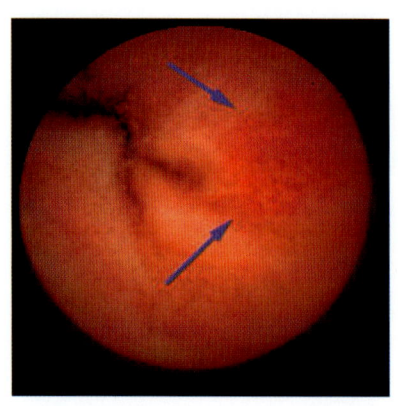

图8.1 巨大的空肠血管扩张（箭头）。

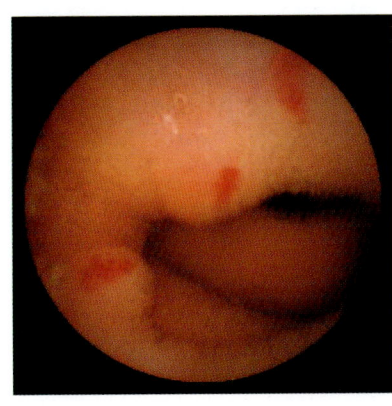

图8.2 Osler-Weber-Rendu综合征患者小肠的多发毛细血管扩张。

的常染色体遗传病。数个基因位点的突变均可导致临床综合征[6]。毛细血管扩张症可与钙质沉着症（calcinosis）、雷诺现象（Raynaud's phenomenon）、食管动力紊乱及指端硬化（sclerodactyly）同时存在，即CREST综合征。Turner综合征也可合并毛细血管扩张症。

Dieulafoy病，亦称恒径动脉，一般发生于近端胃，亦可累及全肠道。本病好发于中年及老年人，其特征为近黏膜表面的异常粗大动脉，常合并小溃疡，导致出血。小肠Dieulafoy病的诊断十分困难，病变若非处于出血期，内镜检查时可轻易漏诊。明确并治疗小的出血点需反复行内镜检查，可能还要靠一点运气。

小肠静脉曲张见于慢性肝病所致门脉高压、门静脉血栓形成及肝静脉血栓形成（即布加综合征，Budd-Chiari syndrom）[7]。静脉曲张多发生于十二指肠及空肠，由于部位较深，其破裂机会较之食管静脉曲张要小。但其后果与其他门脉高压所致出血一样，可能十分严重。门脉高压性肠病患者中，小肠静脉曲张可能合并血管扩张，此时后者多很小，形似瘀斑。而血管扩张多位于胃部，但亦可累及小肠，患者一般表现为慢性少量出血，显性出血少见[8]。

静脉扩张，由扩张的黏膜下静脉形成，直径一般为3~10mm，表面覆盖薄层黏膜。为不明原因消化道出血较为罕见的病因，与肝脏疾病无关。

主动脉肠瘘所致出血常以"先驱出血"开始，即一次非致命性出血发作，且其后常发生可能危及生命的大出血。超过75%的瘘与第3或第4段十二指肠相交通。本病多见于主动脉瘤外科治疗术后[9,10]。少数情况下，肠系膜、胃十二指肠及胰主动脉瘤亦可引起消化道出血。增强CT常可鉴别假性囊肿及动脉瘤；血管造影可明确血管解剖。

肿瘤

小肠肿瘤为导致小肠出血的第二常见原因，且为30~50岁年龄段患者最常见的原因[11]。整段小肠均可发生良性或恶性原发肿瘤以及转移性肿瘤。小肠肿瘤占消化道肿瘤中的2%~3%[12]，并导致5%~10%的小肠出血[13]。活检证实75%的肿瘤为良性，但大多数外科手术中发现，有症状的病灶及肿瘤均为恶性。原发性小肠恶性肿瘤可起源于任何一种小肠细胞，并以腺癌最常见，占35%~45%。其他肿瘤的发病率据报道依次为类癌（20%~30%）、淋巴瘤（20%）及肉瘤（10%）。腺癌最常发生于十二指肠及近端空肠，而淋巴瘤与类癌更常见于远段小肠。肉瘤则为均衡分布。腺癌多散发，可伴遗传性疾病，如家族性腺瘤性结肠息肉病、Peutz-Jeghers综合征、遗传性非息肉性结直肠癌或慢性炎症性肠病如Crohn病及乳糜泻（图8.3和8.4）。患者典型的临床表现为定位不清的非特异性腹痛伴体重减轻、隐血及偶尔的显性出血[14-17]。

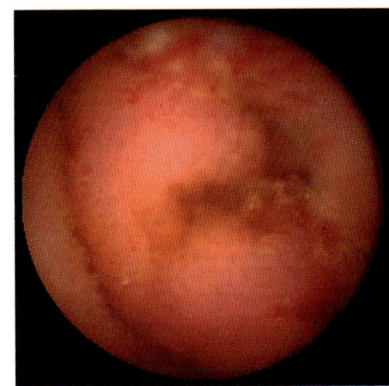

图8.3 不明原因消化道出血的遗传性非息肉病性结直肠癌患者VCE检查所见导致空肠浸润性狭窄的肿物。

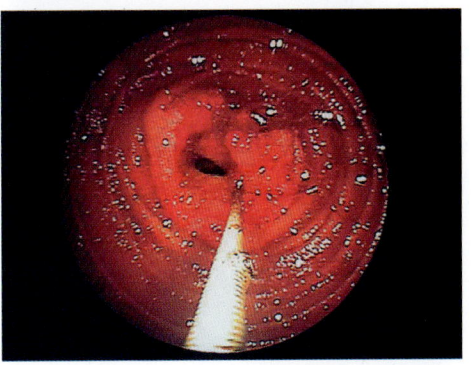

图8.4 图8.3所示同一患者行双气囊小肠镜检查并活检，病理证实为腺癌。

良性肿瘤多导致显性出血。由平滑肌分化而成的胃肠道间质瘤为最常见的导致严重出血的肿瘤。位于黏膜下，但常由于黏膜表面溃疡导致出血。其他病变，如腺瘤样息肉、腺癌、淋巴瘤、多发息肉如Peutz-Jephers综合征（图8.5，8.6）或家族性息肉病、其他一些胃肠道间质瘤及类癌（图8.7至8.9）倾向于导致慢性失血。许多恶性肿瘤均可转移到小肠，以黑色素瘤（图8.10）、乳腺癌最常见，此外还包括肾细胞癌、结肠癌及卵巢癌。而胰腺癌可直接侵犯十二指肠导致出血[18]。

血管瘤

7%～10%的良性肿瘤为血管瘤[19]。尽管病变由增生血管形成，但恶性罕见。病理上可分为毛细血管型、海绵样型及混合型。大部分为单发，多发较为少见。毛细血管型病变所致出血倾向于慢性的隐性出血，而海绵样型则易导致显性出血。病变的内镜下表现多种多样：多发淡蓝色区域或肿胀的淡蓝色息肉样结构，后者表面结节样，质软且富有弹性。小肠血管瘤可伴皮肤病变，如皮肤海绵样血管瘤[20]（图8.11），即蓝色橡胶疱痣综合征，或伴皮肤血管瘤及

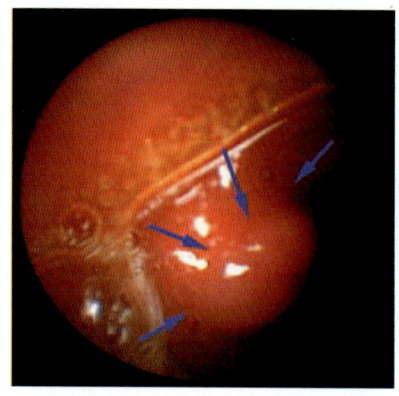

图8.7 空肠无蒂病变（箭头所示），组织学检查提示类癌瘤。

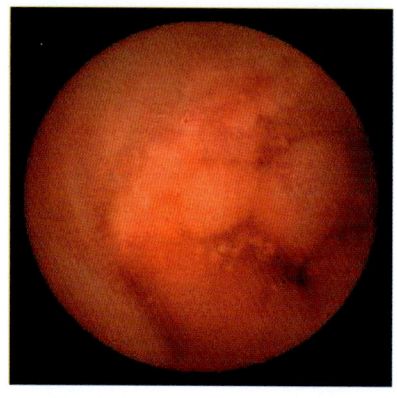

图8.8 病变位于回肠，宽基底，表面呈结节状。

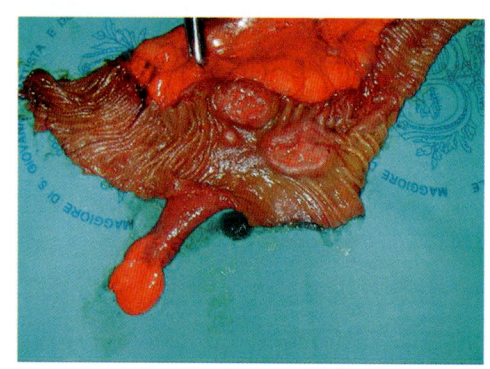

图8.9 图8.8同一病例的手术切除大体标本，可见回肠两处盘状病灶，病理证实为类癌，注意还不见Meckel憩室。

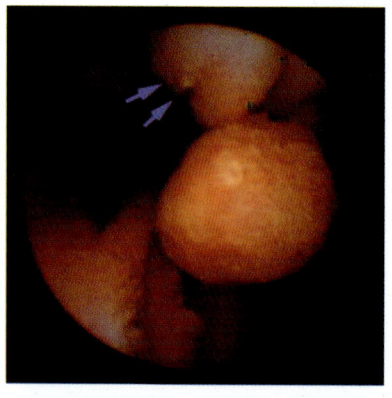

图8.5 Peutz-Jeghers综合征患者VCE检查所见空肠多发带蒂息肉（箭头所指为蒂）。

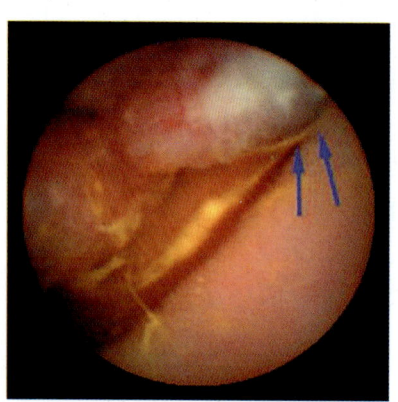

图8.10 回肠内呈浸润性生长而造成肠腔狭窄的黑色占位病变。组织学证实为转移的黑色素瘤。

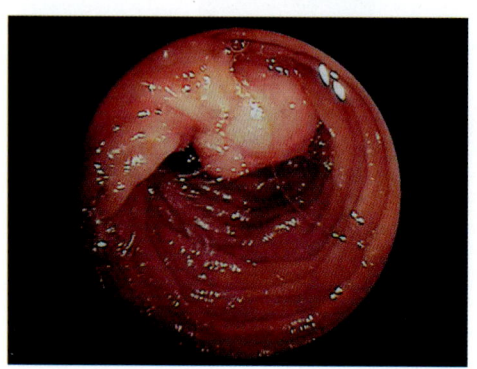

图8.6 图8.5所示同一患者的双气囊小肠镜下所见。

软组织增生，即Klippel-Trenaunary-Weber综合征。

小肠淋巴管瘤为一种较为少见的小肠肿瘤，占小肠良性肿瘤的3%。患者多表现为腹痛、肠梗阻或少见的隐血出血[21]。病变外形类似局限性息肉样肿物，表面不规则颗粒样。

Kaposi肉瘤是艾滋病患者最高发的肿瘤，可见于约1/3的患者。皮肤Kaposi肉瘤较消化道型多见，后者可发生于消化道的任何部位。小肠为最常见的受累器官之一。内镜下病变形似红紫色溃疡性斑点及结节（图8.12）。由于病变位于黏膜下，活检的诊断成功率低。出血为肠道Kaposi肉瘤患者最常见的征象[18]。

溃疡、炎性病变及其他导致不明原因消化道出血的病变

溃疡或其他小肠炎性病变可导致急剧的或缓慢的消化道失血。以Crohn病患者最为典型，可出现显性失血，但以慢性失血所致缺铁性贫血更为常见。失血一般并非Crohn病惟一的临床表现；大多数患者的诊断以内镜检查结果和/或影像学表现为基础。尽管如此，仍有2%～6%由于不明原因消化道出血行胶囊内镜检查患者得以发现并诊断Crohn病[22]。内镜下可见局限性改变，如淋巴管扩张或绒毛剥脱，可能为典型溃疡病灶的前驱表现，结合相应临床症状，可被认为是Crohn病的早期表现。Crohn病后期最典型的黏膜改变为扇形、浅溃疡、裂隙样溃疡或火山口样溃疡，均可导致活动性出血、瘘及狭窄（图8.13～8.15）。病变特点为非连续性，即受累黏膜与正常黏膜相间（"跳跃性病灶"）[23]。

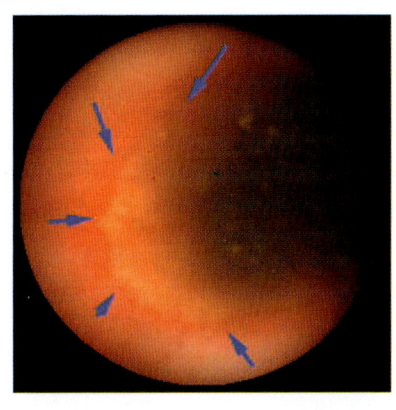

图8.13 Crohn病患者小肠末端溃疡（箭头所示）。

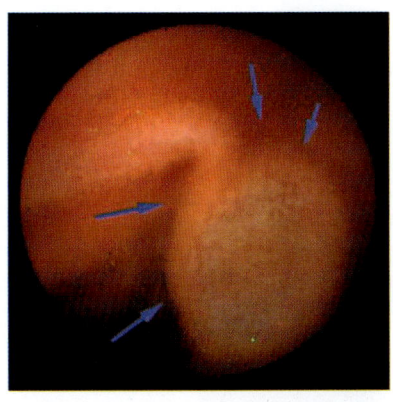

图8.11 蓝色橡胶疱痣综合征患者肿胀的蓝色息肉样病变。

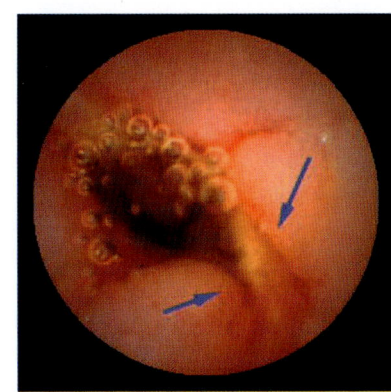

图8.14 回肠末端裂隙样溃疡（箭头所示）伴轻度出血，该病变证实为Crohn病。

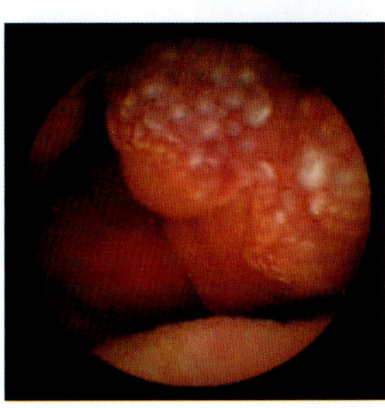

图8.12 艾滋病患者小肠红紫色结节样病变，活检证实为Kaposi肉瘤。

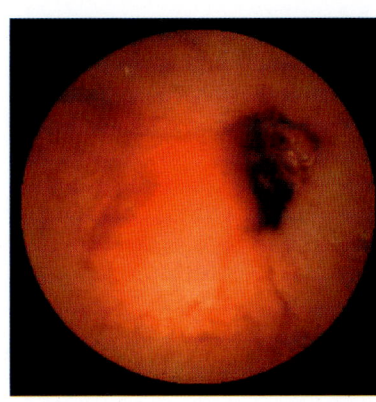

图8.15 一名Crohn病患者由于回肠狭窄导致胶囊内镜滞留。

许多药物如钾剂、化疗药物、6-巯基嘌呤及非甾体类抗炎药（nonsteroidal anti-inflammatory drugea，NASID）可导致小肠溃疡及出血。值得注意的是，NASID所致小肠损害较以往预计更为普遍[24]。NASID相关肠病的内镜下表现为红色斑片、糜烂、溃疡及狭窄，后者常导致肠腔网状及膜样结构（图8.16和8.17）[25-27]。但上述所有表现并不特异（表8.2），环氧合酶-1（COX-1）及环氧合酶-2（COX-2）类药物均可导致其发生。不明原因消化道出血患者的鉴别诊断中必须考虑NASID对小肠的影响。

慢性肠系膜动脉缺血患者可发生小肠溃疡，内镜下难以与NASID所致溃疡鉴别。而小肠溃疡也可使乳糜泻临床病程更为复杂，导致显性失血及贫血[28]。溃疡多见于空肠及回肠，内镜下表现与Crohn病典型的口疮样溃疡相似。这些溃疡难以与溃疡性空回肠炎及淋巴瘤鉴别，后者可发生于持续乳糜泻的患者。而前者较为罕见，其特征为发生于空肠和/或回肠的多发横向裂隙状溃疡，并可因瘢痕导致小肠狭窄（图8.18、8.19）。临床上患者可表现为吸收不良、中腹部

表8.2　小肠溃疡的病因

病因
Crohn病
药物（NASID、化疗药物、肠溶性钾剂、6-巯基嘌呤）
乳糜泻
慢性溃疡性空回肠炎
血管炎（系统性红斑狼疮、Henoch-Schönlein紫癜、类风湿性关节炎、结节性多动脉炎）
放射性损伤
肠系膜动脉供血不全
感染性（巨细胞病毒、结核病、耶尔森菌、伤寒、寄生虫）
淋巴瘤、癌症
高胃酸综合征（Zollinger-Ellison综合征、Meckel憩室）
中毒（砷）
嗜酸性粒细胞性肠炎
尿毒症
Behçet病
原发性特发性溃疡

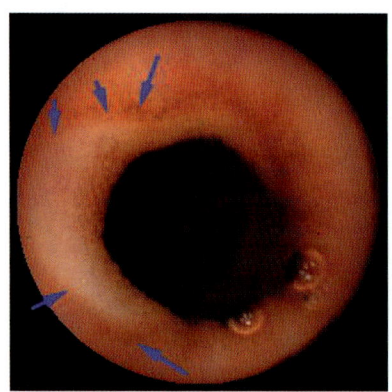

图8.16　NASID相关性空肠溃疡（箭头所示）导致肠腔狭窄。

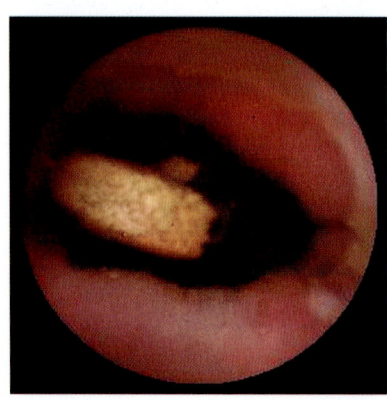

图8.17　NASID相关性膜状梗阻；梗阻处可见小片膜状物。

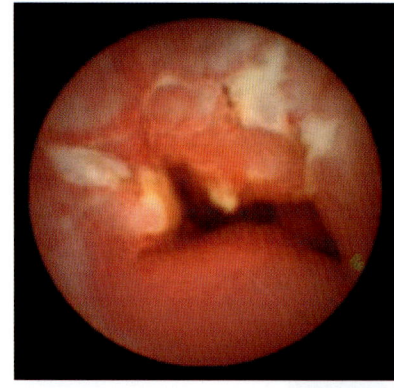

图8.18　一名严格去麸质饮食的乳糜泻患者出现腹部绞痛及便潜血阳性，其狭窄的空肠肠腔内可见多发溃疡（Courtesy of R. de Franchis）。

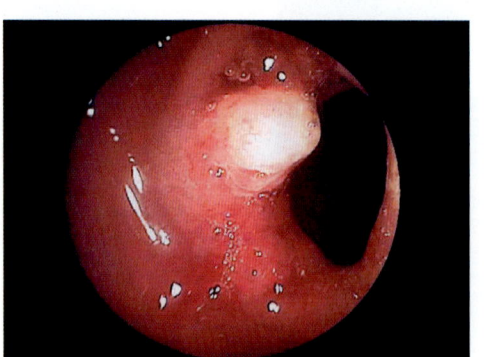

图8.19　图8.18所示同一患者行双气囊小肠镜。组织学检查证实为溃疡性空回肠炎。

绞痛及合并贫血的隐性出血，且去麸质饮食后仍无法缓解。

血管炎是以血管炎症及坏死为特征的多系统疾病，并根据受累血管的大小分类。常累及血管丰富的器官，如消化道。有证据表明血管炎与循环免疫复合物沉积的免疫复合物病及异常细胞介导的动脉壁免疫反应有关，表现为白细胞碎裂过程，进而导致受累组织炎症与坏死。血管炎以数种不同方式侵犯小肠。结节性多动脉炎累及小中动脉，并可发展为动脉瘤，进而破裂导致大出血。2/3的患者可出现腹痛、腹泻等消化道症状。Henoch-Schönlein紫癜（小血管炎）患者中有消化道症状（疼痛、发热）的占29%～69%。隐血较为常见，与肠道节段性缺血及溃疡有关。

少数Wegener肉芽肿、系统性红斑狼疮及类风湿性关节炎患者可出现上及下消化道出血[29]。而淀粉样变、结节病、多发性骨髓瘤及结核病患者中，侵袭与感染性进程常影响肠系膜血管。临床上患者表现为吸收不良、梗阻及出血。放射性肠道损害首先累及肠道黏膜，导致水肿、溃疡及出血，并继发渐进性阻塞性血管炎伴淋巴管扩张、新血管生成及纤维性缩窄。缺血性溃疡可引起急性出血，典型者伴疼痛。其内镜下特征表现为黏膜水肿，伴线性、匍行或圆性溃疡、出血及后遗狭窄[23]（图8.20）。

小肠憩室与结肠憩室一样，均发生于穿行血管侧，可能与出血相关，但确切机制尚未明确。小肠憩室病以空肠性常见，人群发病率为0.1%～2%。据估计少于5%的空肠憩室导致出血。诊断憩室出血必须发现憩室内的活动性出血。其失血通常较为严重，死亡率较高。Meckel憩室为卵黄管残留，多位于远端回肠，是25岁以下小肠出血患者最常见的病因（图8.9）。该畸形的人群发生率为2%，男性多见。憩室中异位的胃组织分泌酸性液体，可能为导致溃疡及急性消化道出血的原因。Meckel憩室偶可引起肠套叠，亦与出血有关。此外，有病例报道Meckel憩室翻转[30]以及憩室内血管扩张或黏膜下肿瘤可导致出血。本病所致出血需外科手术切除。除出血外，其临床还可表现为疼痛[31]。Zollinger-Ellison综合征亦可引起小肠溃疡。14%的胃泌素瘤患者可发生十二指肠球后溃疡，11%发生空肠溃疡。而小肠子宫内膜异位症为一少见出血原因，见于1%的子宫内膜异位症患者，且几乎仅累及回肠。小肠感染性疾病，如巨细胞病毒、结核病、耶尔森菌、部分沙门杆菌属、梅毒及组织胞浆菌病亦可导致出血。

胆道出血常由于胆道系统与肝血管网相交通所致。造成该情况的病因包括肿瘤、血管瘤、肝脓肿、外伤及肝活检。由于胆道出血多为间歇性发作，使得诊断较为困难。内镜下可见血液自Vater壶腹部流出。胰腺假性囊肿、胰腺炎以及肿瘤侵蚀大血管并与胰管交通的情况下可出现血性胰液[9]。

必须指出的是，上述各种具有病理特异性的炎性或溃疡性病灶的内镜表现并不特异。只要条件允许，应尽量获得组织学标本以明确诊断[23]。

诊断技术

小肠出血的诊断始终富于挑战性。用于诊断不明原因消化道出血的各种小肠检查技术的诊断能力、优点及缺点如表8.3所示。

放射性检查

小肠对比造影检查

口服法小肠造影（SBFT）已用于检查潜在的小肠出血灶。其广泛应用得益于操作简单、易行，患者耐受度高。但缺点在于仅可发现较大的病灶。据报道，该检查对不明原因消化道出血的诊断率为0%～5.6%[32,33]。一项40名不明原因消化道出血患者参与的研究中，比较了SBFT与推进式小肠镜（push enteroscopy，PE）的诊断能力。结果显示前者仅发现一例病变（2.5%），而后者明确了35%患者的出血原因，但其中仅15%位于小肠[34]。

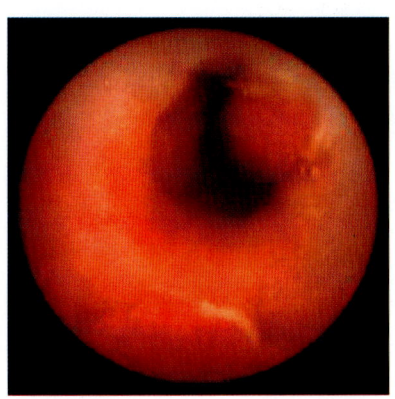

图8.20 慢性肠系膜缺血患者的回肠狭窄，导致胶囊滞留。

表8.3 不明原因消化道出血患者的小肠检查技术比较：诊断率、优点及缺点

方法	诊断率	优点	缺点
口服法小肠造影（SBFT）/插管法小肠造影	0%~21%	副作用及风险最小	漏诊平坦性黏膜病变 灌肠检查需患者配合
CT-MR小肠造影	-----[a]	小肠肿瘤及腔外病变的可靠诊断方法 CT小肠造影有助于在VCE检查前发现高狭窄风险患者	漏诊平坦性黏膜病变 CT检查放射剂量大 费用以及技术尚未普及
标记红细胞扫描	26%~78%	有效发现大量出血	非特异性；定位不准 可能漏诊 不能确定病因
Meckel扫描	75%~100%	可有效定位儿童患者的憩室	仅Meckel憩室特异 成人检查结果常为阴性
血管造影	50%~86%（大出血）；25%~50%（出血慢或停止）	发现大量出血病灶时可予干预治疗	有创；静注造影剂发生不良反应的风险；栓塞导致小肠梗死的风险；对可能的出血病因的诊断率较内镜低
螺旋CT	-----[a]	对于活动性出血患者相对无创	放射线暴露
螺旋CT血管造影	-----[a]	对于随后进行的血管造影具指导作用	较螺旋CT的放射暴露损伤更大
MR血管造影	-----[a]	无创；可三维成像，有助于定位出血血管所在肠道	分辨率不足以直接观察小血管出血
胶囊内镜	40%~60%	可对小肠进行完整的检查；无创	无法干预；图像解读费时
推进式小肠镜	15%~35%	直接观察并可干预	有创，部分空肠及回肠无法观察
双气囊小肠镜	50%~75%	全小肠检查的成功率高，并可干预	有创、费时 需经专业训练
术中小肠镜	70%~100%	小肠黏膜最完全的检查手段	有创；需专业团队；并发症发生率

[a] 研究结果发表极少，因此尚未明确。

对于不明原因消化道出血，插管法小肠造影可提供更清晰的小肠图像，似乎较口服法小肠造影更为有效。检查时将一根鼻肠管置入近端小肠，随后缓慢注入钡剂、甲基纤维素及气体。一项包括128名不明原因消化道出血患者的回顾性研究发现，对于明确或可疑的病变，其总诊断率为21%[35]。该检查可能引起患者不适（如恶心、呕吐），较之SBFT的放射暴露更强，且对于放射科医师来说，其操作不如SBFT方便易行。但上述两种检查对表浅黏膜病变的诊断效果均不佳，特别是血管扩张[35,36]。考虑到血管扩张为小肠出血的一个主要原因，对于临床高度可疑肿块型病变患者，仍常规行影像学检查。肠镜-插管法小肠造影为先行推进式小肠镜，若为阴性结果，即于同一部位行插管法小肠造影。肠镜检查中于近段空肠放置一根导丝，便于进行插管法小肠造影。内镜退出后，固定导丝，并沿导丝置入用于注射对比剂的导管，直至其

到达内镜探查的最远端。一项研究发现，插管法小肠造影可发现8%推进式小肠镜结果阴性患者的出血部位[37]。

现已研发出将磁共振技术与插管法小肠造影检查结合的方法。以口服磁性颗粒作为肠腔阴性或黑色对比剂，不仅可更好地显示小肠肠腔，还可提示肠壁与肠腔外病变。同样，结合计算机断层扫描即CT技术的小肠造影亦可改善小肠影像。上述两种方法均被认为是检查小肠肿瘤、Crohn病与小肠梗阻的可靠方法[38,39]。总之，根据目前有关胶囊内镜的研究结果，影像学方法在不明原因消化道出血患者小肠检查手段中的地位有待重新评估[40]。由于其敏感性低且阴性预测值较差，故常规进行影像学检查缺乏充分理论依据。只有较为准确的影像学检查方法尚有继续应用的价值，可作为胶囊内镜的补充[41]。

核素扫描

存在活动性出血时，放射性同位素出血扫描可能有助于诊断。锝（^{99m}Tc）标记的红细胞（technetium-labeled red blood cell，TRBC）扫描应用最广泛，但有关其对于不明原因消化道出血诊断作用的研究数据较少。TRBC扫描对于低位肠道出血诊断的总体阳性率为45%（范围，26%~78%）。尽管相对敏感，但核医学扫描仅可辨别出血的大致区域，指导治疗的作用有限。当出血超过（0.1~0.4）ml/min时³，早期扫描（如注射后4小时内）可能有助于大致明确出血部位，而延迟扫描，即注射标记物后12~24小时，由于无法直接发现出血部位，其结果并不可靠。考虑其常发生定位错误与漏诊率，一般需于有创治疗措施前结合另一项检查（如血管造影或内镜）结果进行协同评估[42]。一项关于锝标记红细胞闪烁扫描法的研究发现，85%的出血点[43]无法经其定位，且作者认为将该项检查作为血管造影前的预检查或指导外科手术定位毫无意义。综上所述，出血扫描理论上可行，但临床证实其检查效果令人失望。

放射性高锝酸钠闪烁扫描（Meckel扫描）可用于显示Meckel憩室患者的异位胃黏膜。该检查在儿童出血患者的敏感度可达75%~100%[44]。现已证实，五肽胃泌素与西咪替丁可增加壁细胞对高锝酸钠的摄取，因此二者均可用于该检查，以增加实验的敏感度，即所谓增强Meckel扫描[45,46]。但阳性结果仅可证实胃黏膜的存在，而其并非一定为出血的原因。与儿童不同，成人的Meckel扫描结果常为阴性。

血管造影

持续性消化道出血患者亦可进行内脏血管造影，但与标记红细胞扫描一样，该检查用于不明原因消化道出血的研究数据较少。血管造影对于出血速度超过0.5ml/min的显性出血具一定诊断价值。出血表现为肠腔内造影剂活动性溢出。尽管不如核素扫描敏感，但血管造影仍为一种更有效的定位出血的潜在方法，并可能同时提供治疗机会；尽管如此，但其创伤性较大[47]。大出血患者中血管造影诊断率可高达50%~86%，出血速度慢或已停止者中则降至25%~50%[48]，而检查过程中发现活动性出血者不足20%；若初次检查结果阴性，重复一次可能有助于诊断[49]。此外，如果于检查中发现相应病变，则介入放射科医师可行栓塞治疗。

对于即将外科手术的患者，术前行选择性血管造影导管置入术，并于术中注射亚甲蓝，可更精确地定位出血部位，从而尽量减少小肠切除长度[50]。而通过应用抗凝剂、血管扩张剂及溶栓剂激发试验诱导出血以增加出血部位检出几率的方法亦有报道[51]，但由于可能导致难以控制的出血，因此较少应用，且不推荐使用。

螺旋计算机辅助断层成像（CT）现已成为有创检查手段的替代方法，其操作简单，并可检测多种病因所致肠道出血。但该检查的敏感度与特异度目前尚未明确[52]。

螺旋CT血管造影是放射领域的一项新技术[53,54]。腹主动脉插管后，于动脉内注射对比剂，进行CT扫描。通过发现对比剂溢出血管于肠腔内形成高密度区来明确出血部位。一项18名患者参与的螺旋CT血管造影与传统血管造影的比较性研究发现[53]，前者诊断了13（72%）例，而目前作为金标准的血管造影仅诊断出11例。对于不明原因消化道出血患者的诊断，CT血管造影较传统血管造影更为简单而迅捷，可为随后进行的传统选择性血管造影检查提供指导。核磁血管造影用于检查不明原因消化道出血的初步研究现已有报道[55,56]。

内镜

不明原因消化道出血的诊断过程中，小肠内镜检查是必需的。现有以下4种非手术方法可供选择：推进式小肠镜、探针式小肠镜、双气囊小肠镜及胶囊内镜。一般认为术中小肠镜为小肠检查的最后方法。若发现病变，小肠内镜检查不仅用于诊断，还可提供治疗的机会。

推进式小肠镜

推进式小肠镜需要经口插入一根长内镜（常为专用内镜或儿童使用的结肠镜），可对远端十二指肠及近端空肠直至Treiz韧带以远50～100cm进行详细检查。通过使用后置套管可限制肠镜在胃内打襻，并易于将其插入小肠更深的部位。经口插入小肠镜至胃腔时，注意不要过量充气扩张，然后将其推入第3段十二指肠。撤退打直，再将套管沿镜身插入，并保持张力，避免打襻，直至套管远端到达第2段十二指肠。进一步前进则靠变化体位、腹部施压及进退运动实现。透视可能有助于套管定位，但并非必需。尽管应用套管后可较之标准小肠镜插入更深，但由于操作更为复杂，增加并发症发生危险（如穿孔及黏膜裂伤），且并不增加诊断率，故不"常规"推荐使用[57]。为克服上述问题，已研发出新型内镜，如可折叠式肠镜[58]。

推进式小肠镜进镜阶段与退镜阶段均可对小肠黏膜进行仔细观察。应用胃肠动力减弱剂如抗胆碱能药物、胰高血糖素和溴化物有助于进镜及观察。目前认为推进式小肠镜为一种相当有效的诊断方法，但其耗时长、操作复杂，并具一定并发症危险[59-64]。其主要优势在于有效，可同时进行活检及治疗。检查通常于清醒状态下进行，但若需行复杂的内镜下治疗，则最好有监护或全麻。

临床医师对于推进式小肠镜使用经验各异，但该技术可明确38%～75%不明原因消化道出血患者的出血部位。令人震惊是很多研究证实，推进式小肠镜所见病变本可通过仔细的常规胃镜检查发现；28%～75%的推进式小肠镜阳性发现曾被以往反复进行的胃镜检查漏诊或误诊。因此，推进式小肠镜对小肠不明原因出血的真实诊断率，实际上可能为15%～35%[65]。有报道推进式小肠镜结果可改变40%～75%患者的治疗方案[59,66-68]，特别是有助于指导显性出血患者的诊疗[68]。有关不明原因消化道出血患者行推进式小肠镜检查的长期预后目前所知尚少，现已发表的研究结论存在矛盾。一项研究发现，不明原因消化道出血患者行推进式小肠镜检查后约1/3再次出血，其中血管扩张症患者复发出血倾向更为频繁[69]。亦有研究显示推进式小肠镜可减少输血量并改善患者生活质量，从而改善患者的临床结局[67,70-72]。但是，另一些研究并未得出一致结论[73-75]。

探针式小肠镜

探针式小肠镜为一根纤长的小直径内镜，通过内镜头端一个小球囊在小肠正常蠕动时的牵拉作用下[76]，经过鼻腔进入小肠。仅于撤镜时，方可进行黏膜观察。该检查技术难度大、耗时长，且无法行活检及治疗。据报道其对于不明原因消化道出血的诊断率为26%～54%[3]。随着胶囊内镜的出现，探针式小肠镜检查现已成为历史，并非不明原因消化道出血患者的常规检查手段。

术中小肠镜

术中小肠镜为最完全且创伤最大的小肠检查方法[77]。可由标准或细径结肠镜、推进式小肠镜或探针式小肠镜完成。现代推进式视频小肠镜的出现使该检查得到相当大的改善，不仅减少了黏膜损伤，改善了内镜视野，而且使探查肠段延长，并可同时进行一些常规治疗。剖腹手术时，小肠镜插入前应先应用腹腔镜对小肠进行检查，此时直接观察及触诊均可进行。腹腔镜可发现肿瘤、大的血管病变及Meckel憩室，而无需行术中小肠镜检查。内镜可自口、肛门或小肠切口插入。最后一种方式相关感染风险可通过使用消毒纱布或塑料鞘管包裹镜身而降至最低。若为推进式小肠镜，可经口进至Treiz韧带，将预置于内镜上的套管定位于第2段十二指肠。于开腹前置入内镜常可使十二指肠插管更为轻松。回盲部应放置无创肠钳，以防止结肠扩张。如果发现腹腔粘连，应对其进行松解，以便于插入内镜。然后，外科医师应抓住内镜前端并握住一小段肠管以便内镜观察。黏膜检查主要于进镜过程中进行，因为退镜时难以鉴别操作所致黏膜损伤与血管病变。调暗手术室灯光有助于内镜观察。外科医师可于内镜医师检查黏膜时通过透出的光线检查肠壁浆膜面。通过无创肠钳或助手手指阻塞30cm以内的远端肠管的情况下，观察黏膜最好，而后者对黏膜创伤小。未用套管时，外科医师可轻柔地将小肠套入小肠镜，协助检查进行，并从外部施压，减少内镜于小肠及胃部打襻，以观察全段小肠。一段肠管检查完毕后，排空肠腔内空气，用同样的方法检查下30cm的肠段。于浆膜面标记病变处或在内镜下治疗。同步视屏监测可实现内镜医师与外科医师的紧密合作。每步操作均需谨慎：尽可能少充气，可视下进镜，多观察肠系膜以避免过度牵拉或血管撕裂。术中小肠镜检查至少需要1小时[78]。

术中小肠镜对不明原因消化道出血的诊断率可达70%～100%[3]。对于局部病灶如肿瘤、溃疡或狭窄行外科切除可能有助于控制出血。内镜下亦可对孤立性血管病变进行凝固治疗。但是，发现病变并不等于可以实现止血。一项研究发现，在平均19个月的随访期内，经术中内镜检查患者的再出血率达30%[79]。

术中小肠镜操作困难、耗时长，常导致小肠损伤。并发症发生率为0%～52%，包括黏膜撕裂及穿孔，操作或术后并发症相关的死亡率可高达11%[80,81]。因此，需仔细权衡检查利弊后，方可决定是否进行术中小肠镜。其适用范围应仅限于经深入彻底的检查仍无法发现出血部位、需持续输血以及持续出血所致风险超过腹腔镜检查风险的患者。检查是否成功与术前仔细评估拟采用策略以及术中外科医师与内镜医师的密切合作直接相关[77,78]。

联合应用小肠镜与腹腔镜最近才被引入临床实践，似乎为一项很有前景的可避免术中小肠镜所致开腹相关并发症的方法。成功率最高的方法是于腹腔镜下将一段中段小肠肠襻外置，并自此置入小肠镜[82]。但是，迄今为止文献报道的50例患者并非均可完成全段小肠检查，且几乎2/3的患者因潜在的情况需中转开腹[57]。此外，上述方法亦存在并发症，随着视频胶囊内镜与双气囊小肠镜的出现，目前已无进一步的研究报道。

双气囊小肠镜

双气囊小肠镜为一项新兴的专业技术。与推进式小肠镜不同，其具有检查小肠全段以及治疗以前无法探及的病变的潜能。较之术中小肠镜，双气囊小肠镜具有可于不开腹情况下对小肠所有部位进行活检及治疗的优势。该检查使用一个复杂的视屏内镜系统，并带有两个气囊。其中一个位于内镜前端，另一个位于可移动外套管的远端。通过压力控制的泵系统实现气囊的充气膨胀与抽气萎陷。气囊可固定小肠壁，从而使内镜在不打襻的情况下前行。通过双气囊适时的膨胀和萎陷，协调地交替推进和回撤内镜与外套管，可使小肠重叠于外套管上，使该装置通过回盲瓣。内镜经口或经肛门进入，常以不同方式进行。检查一般于透视指导下进行，但一些内镜中心的经验表明透视并非必需的，且随着经验的增加，可显著减少透视时间。双气囊小肠镜十分耗时，需经专业的训练并配备额外的工作人员。对于合适的患者，该检查安全且诊断率高，且在患者充分镇静的情况下耐受性很好。有关该检查的研究结果主要来自于日本和德国。一项66名不明原因消化道出血患者参与的研究表明，双气囊小肠镜明确了50名（76%）患者的出血部位，对28名患者尝试进行全小肠镜检查，成功率为86%，且主要通过经口、经肛两种途经联合实现的[83]。两项最近的研究发现，该检查干预治疗率很高。一项包括137名患者的研究中，66%为不明原因消化道出血，其中104人（74%）依据双气囊小肠镜结果接受了干预治疗[84]。另一项100名患者参与的多中心研究亦得出相似结论，其中64%为不明原因消化道出血；而检查结果影响了62%患者的后续治疗[85]。对于不明原因消化道出血患者，双气囊小肠镜现为作为胶囊内镜的补充检查手段，但尚需更多的研究对比其与现有其他的小肠显像方法以明确其诊断价值。此外，还需更多的随访研究明确双气囊小肠镜检查中的干预治疗是否影响患者结局。

胶囊内镜

视频胶囊内镜（VCE）为一项具有革命性意义的直接的无创性小肠检查方法。该三方诊断系统的特征于本书其他部分讨论。自从2000年首次使用以来[86]，VCE已从舶来品发展成为临床现实。极大地扩展了我们对于小肠疾病的诊断能力，在制定恰当治疗策略的过程中也发挥了很大作用。目前VCE的首选适应证为不明原因消化道出血；38%～93%经VCE检查的患者可发现其潜在的出血部位[87]，较现有其他方法有显著改善。不同研究报道的诊断率不同是由于其共存因素不同所致，包括病例数、纳入标准不一、不明原因出血定义不同以及VCE前内镜检查的质量。一项包含100名患者的多中心研究提示VCE的总体诊断率可达47%[88]。基于出血发作时机适时的进行VCE检查可提高诊断率。根据出血类型进行分层研究时发现，持续性显性不明原因出血（26名）、去年一年内曾有显性不明原因出血（31名）及隐性不明原因出血（43名）患者中，可经VCE检查明确出血部位或发现活动性出血者分别为24名（92%）、4名（135）与19名（44%）。上述数据表明，持续性显性或隐性不明原因消化道出血为VCE检查的最佳适应证[88]。

VCE诊断解释的准确性非常重要：胶囊内镜下观察并记录的一些病变的临床意义目前尚未完全明确。由于缺乏相应的诊断金标准，故难以评估VCE的阳性及阴性预测值。尽管如此，现已发表的极少几个研究一致报道其诊断敏感度为89%，特异度为95%，阳性预测值为94%~97%，而阴性预测值为83%~100%[88,89]。一项最近的前瞻性研究比较了VCE与术中小肠镜，前者的敏感性、特异性、阳性预测值与阴性预测值分别为95%、75%、95%和86%[90]。对于不明原因消化道出血，目前仍未明确VCE与推进式小肠镜的检查次序。现有很多研究报道，对于明确小肠出血部位，VCE优于影像学方法[91-94]（表8.4）、推进式小肠镜[88,95-103]（表8.5）及选择性肠系膜血管造影。尽管目前的胶囊内镜检查仍存在一些局限性（即为纯粹诊断方法，无法进行活检及治疗），其仍具有毋庸置疑的优势，如操作简单、风险较小以及患者耐受性好。根据现有研究结果，有人建议不明原因消化道出血的标准诊断策略应从创伤最小的检查开始。由于初次初始内镜漏诊率很高，故于小肠检查前重复进行仔细的上下消化道检查是必需的；但若结果仍为阴性，应马上进行VCE[88]。

有证据表明推进式小肠镜对于不明原因消化道出血的诊断率并不高，且镜下所见的大部分病变均位于食管、胃或十二指肠[66,105-107]。上述证据从侧面支持了胶囊内镜的使用。同时间接表明VCE检查前最好重复仔细进行一次胃镜检查，而非选择复杂的推进式小肠镜。最近的一项前瞻性研究中，78名患者被随机分配进行推进式小肠镜或VCE，且仅于未发现病变或在一年的随访期内存在必要时才选择另一项检查，而研究结果亦支持"早期VCE"的策略。VCE组中必须行推进式小肠镜的比例为74%，反之为77%。若以VCE的阴性预测值为100%计算（即VCE结果阴性时，无需再行推进式小肠镜），统计数据倾向于进行VCE检查（33% vs 77%）。该研究结果表明，如果考虑VCE的阴性预测值，且已于检查前排除上消化道出血，VCE作为不明原因消化道出血患者的首选检查对于诊断最为有效，并可减少检查项目[108]。

也有报道部分病变被VCE漏诊而于随后进行的推进式小肠镜中发现，以及与此相反的情况[88]。VCE有时也会发现一些位于上消化道或右半结肠，为以前检查所漏诊的病变[88,109,110]（图8.21至图8.23）。因此，尽管VCE被设计用于检查小肠，但其拍摄的食管、胃、右半结肠的视频图像也应由对消化道出血经验丰富的内镜医师仔细检查。综上所述，推进式小肠镜、双气囊小肠镜或术中小肠镜将降位为对VCE明确的病变发挥诊断及治疗作用[88,89,111-113]。对于可能发生胶囊潴留的高危人群，如长期服用NSAID、腹腔放射损伤、明确Crohn病或既往大的腹部手术者，应于胶囊镜检查前行影像学检查[114-117]或探路胶囊筛查[118]，以最大

表8.4　OGIB患者胶囊内镜与小肠放射学检查结果的比较

作者	病例数	胶囊内镜诊断率（%）	小肠放射学检查诊断率（%）
Costamagna 等[91]	13	31	5[a]　$P<0.05$
Voderholzer 等[92]	8	50	13[b]　$P=0.1$
Hara 等[93]	40*	55	3[c]　$P<0.001$
Hara 等[94]	19*	63	21[d]　$P<0.002$
Golder 等[95]	14	36	0[e]　$P<0.05$

a. SBFT；b. CT造影；c. SBFT（36）/插管法小肠造影（4）；d. 增强CT；e. MR造影；
* 多数患者为OGIB。

表8.5　OGIB患者胶囊内镜与推进式小肠镜检查结果的比较

作者	病例数	胶囊内镜诊断率（%）	推进式小肠镜诊断率（%）
Lewis与swain[95]	20	55	30
Ell 等[96]	32	66	28[a]
Hartmann等[97]	33	76	21[a]
Mylonaki等[98]	50	76	38[a]
Van Gossum等[105]	21	52	61
Saurin等[99]	58	69	38[a]
Adler等[100]	20	30	10[a]
Mata等[101]	42	74	19[a]
Pennazio等[88]	51	59	29[a]

[a] $P<0.05$

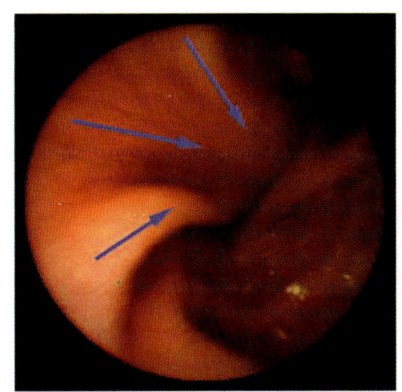

图8.21　不明原因消化道出血患者经胶囊内镜检查发现十二指肠降部一脱垂性病变（箭头所示）。

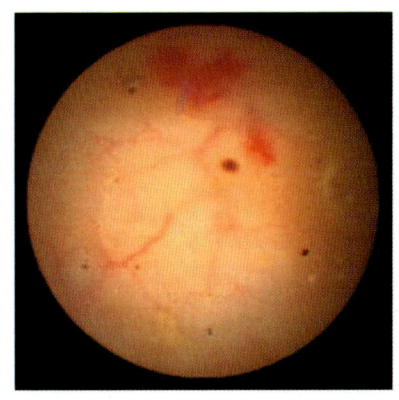

图8.23　胶囊内镜检出结肠镜检查漏诊的右半结肠血管扩张症。

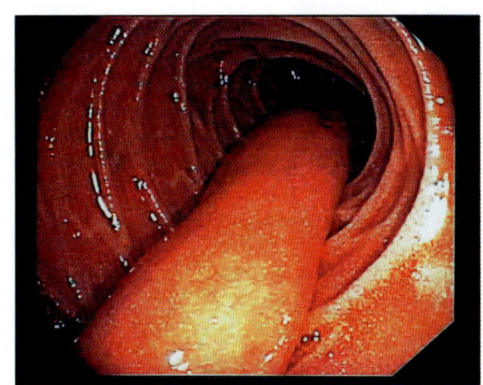

图8.22　图8.21同一患者于肠镜检查发现一细长的息肉样病变伴表面溃疡形成，病理证实为脂肪瘤。

限度减少由于小肠狭窄导致胶囊潴留的几率。小肠放射学系列检查与插管法小肠造影检查常漏诊狭窄，因此在可能存在小肠梗阻性病变时，VCE检查前倾向于进行肠道与静脉同时应用对比剂增强CT造影检查。探路胶囊是否可减少影像学检查的应用仍有待观察。

最后必须强调的是，相对于所有其他用于不明原因消化道出血的诊断方法，目前仍未明确胶囊内镜结果是否常常改变患者的后续治疗。事实上，有关VCE检查结果的研究报道很多，但较少涉及患者随后的病程。尽管部分研究结果似乎表明VCE诊断对于患者的临床结局存在正性影响[88, 89, 119-123]，但亦存在一些相反结论[124, 125]。为明确回答上述问题，一项包含VCE检查后续标准治疗方案的大规模、多中心、前瞻性研究是必需的[126]。

不明原因消化道出血患者的诊治方案

对慢性不明原因消化道出血患者，不论是明确诊断，还是失血治疗效果均令人沮丧，特别于经大量检查仍无法阐明出血原因时。有关不明原因消化道出血的自然病程及临床结局的研究数据较少，因此尚未建立一个统一的效费比诊治方案[127]。因此，任何不明原因消化道出血患者的特有诊治方案均由其临床特征、可供选择的检查手段及当地专家的意见综合决定的。患者病史及体检可能提示潜在的病因，但无诊断意义。黑便与便血分别为典型的上消化道与下消化道出血的症状，但远端及盲肠的慢性渗血也可导致黑便，而上消化道大出血亦可表现为便血。鼻胃管引流物呈血性或与血肌酐不成比例的尿素氮水平升高，均提示出血可能来源于上消化道，而非下消化道，但上述方法对于出血定位均不敏感。着重询问相关病史可明确患者是否使用已知可导致黏膜损伤或加重出血的药物，如阿司匹林、抗血小板药物或NSAID。而对反复出血者，应考虑凝血功能障碍的可能，如存在家族性出血病史，则提示有累及消化道的遗传综合征存在（如Osler-weber-rendu综合征）。检查小肠之前应重复上下消化道检查，因为首次内镜检查的漏诊率相当高。常被漏诊的上消化道疾病包括胃或十二指肠血管扩张症、Dieulafoy病、裂孔疝内的糜烂及溃疡、消化性溃疡、肿瘤、食管胃底静脉曲张及胃窦血管扩张。此外，不明原因消化道出血患者应行结肠镜及回肠镜，以排除结肠病变或隐性的回肠病变。而最常被漏诊的结肠病变为血管扩张与肿瘤。首次内镜检查医师的技术与经验、检查质量及完全性均为决定重复胃镜或结肠镜时所需考虑的因素，而二次检查对于保证检查的有效率应是足够的。熟悉少见的微小出血病变对于诊治不明原因消化道出血非常重要。近端小肠胶囊内镜下的大致形态类似于胃镜下表现时，可能提示由于乳糜泻导致的绒毛萎缩，本病可致缺铁性贫血，并需活检明确。仔细正确地观察Vater壶腹以除外胰胆道的出血同样十分重要。一旦所有常规检查结果均为阴性，检查重点就应扩展至小肠。检查进展程度取决于出血严重程度、患者年龄以及已经进行的诊断方法。年龄为不明原因消化道出血诊断策略中主要的患者相关影响因素。在30岁～50岁年龄组，最常见的病变为肿瘤；对于小于25岁的患者，Meckel憩室是最常见的小肠出血原因；而对于50岁以上的患者，则以血管扩张症及药物诱发的溃疡为主。不明原因消化道出血患者若不存在梗阻风险，则应进一步行VCE检查，并根据其结果决定随后的诊疗。对于显性出血的患者，VCE可证实出血部位位于小肠、明确具体位置并指导进一步的诊断评估与治疗。甚至对于结果阴性的活动性出血患者来说，亦可提示出血实际来自于结肠或胃。对于大出血患者，应考虑行选择性肠系膜血管造影检查，如可发现病变，应试行栓塞治疗。经VCE发现的小肠肿瘤患者应直接行腹腔镜手术（图8.24、8.25）。若发现病变位于近端小肠且并非肿瘤，可应用推进式小肠镜或双气囊小肠镜确认病变并行电烧治疗（图8.26、8.27）。而若发现病变位于远端小肠，则需双气囊小肠镜或外科手术干预并联合术中小肠镜。由于胶囊内镜可检查整段小肠，故而外科手术可仅探查可疑区域。此外，若VCE检查结果提示为炎症性病变，则应于任何可能的情况下行病理活检明确，以指导进一步治疗。

若VCE发现小肠弥漫性病变（如血管扩张），则可避免行外科手术。贯穿小肠全长的多灶性病变的治疗最为困难，因为其再出血率很高，且常需大量输

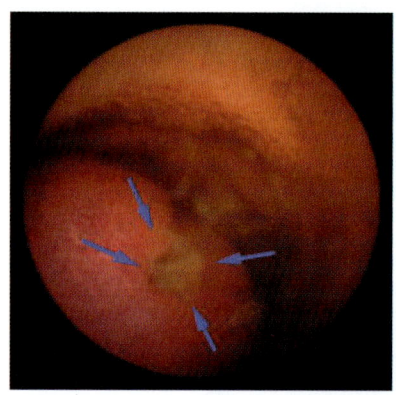

图8.24 回肠溃疡性肿物（箭头所示）。

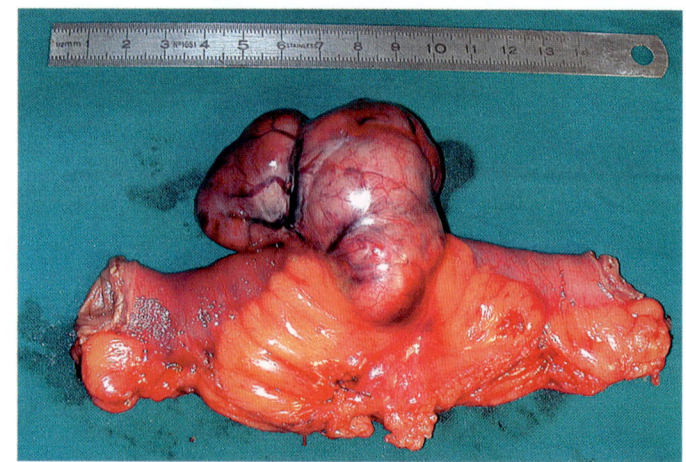

图8.25 图8.24所示同一患者腹腔镜切除的小肠病变大体标本，病理证实为胃肠间质瘤。

第8章 不明原因消化道出血患者的处理

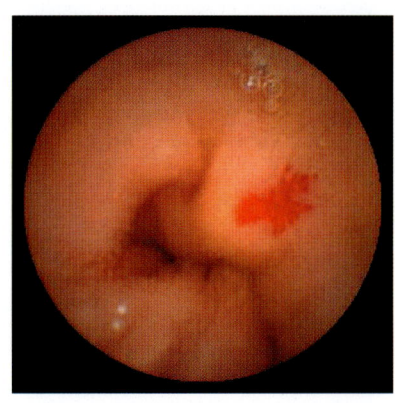

图8.26 空肠血管扩张导致不明原因隐性消化道出血的患者VCE所见。

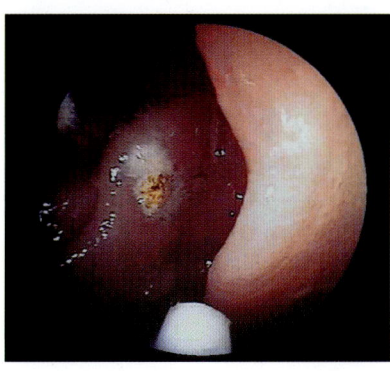

图8.27 图8.26所示同一患者行双气囊小肠镜下电灼术。

血。内科治疗包括补充铁剂及输血，内镜可及的病变应考虑联合反复的凝固治疗。尽管目前尚未明确激素类药物（如雌激素、孕酮或生长抑素类似物）治疗能否有效止血及减少出血，但仍可作为上述患者的选择[5,75,128-132]。

患者如有反复出血[133]或严重的缺铁性贫血[134]，而初次检查阴性或无法明确诊断，可考虑重复VCE检查。但如果出血为持续性，多项检查后仍未诊断，并需持续输血治疗，则患者应行外科手术及术中小肠镜。同时，应加强对症支持，以防止患者因体质太弱而无法耐受手术。

对于那些仅表现为缺铁性贫血及隐性或间歇出血的患者，同样可应用VCE探查出血部位，并指导后续诊断与治疗[111]。这种情况下，VCE特别有助于诊断小肠肿瘤，有时也可通过CT或核磁造影检查发现。尽管VCE亦可用于诊断Meckel憩室[135]，但应经Meckel扫描检查进一步证实。由于经VCE诊断后，采用将广泛用于临床的双气囊小肠，即可对病变小肠进行靶向活检及干预处理，而无需再行开腹手术，因此同样支持及强调对不明原因消化道出血患者应先行VCE检查[113,136]。

最后必须强调的是，尽管采取了所有的检查方法，仍有15%~25%的患者始终无法明确消化道出血原因。

参考文献

1. Hussain H, Lapin S, Cappell MS. Clinical scoring systems for determining the prognosis of gastrointestinal bleeding. Gastroenterol Clin North Am 2000;29:445–64.
2. Katz LB. The role of surgery in occult gastrointestinal bleeding. Semin Gastrointest Dis 1999;10:78–81.
3. Anonymous. American Gastroenterological Association medical position statement: evaluation and management of occult and obscure gastrointestinal bleeding. Gastroenterology 2000;18:197–201.
4. Lewis BS. Small intestine bleeding. Gastroenterol Clin North Am 2000;29:67–95.
5. Lewis B, Salomon P, Rivera-MacMurray S, et al. Does hormonal therapy have any benefit for bleeding angiodysplasia? J Clin Gastroenterol 1992;15:99–103.
6. Marchuk D, Guttmacher P, Penner J, et al. Report on the workshop on hereditary hemorrhagic telangiectasia. Am J Med Genet 1998;76:269–73.
7. Tang SJ, Zanati S, Dubcenco E, et al. Diagnosis of small-bowel varices by capsule endoscopy. Gastrointest Endosc 2004;60:129–35.
8. Repici A, Pennazio M, Ottobrelli A, et al. Capsule endoscopy in cirrhotic patients: prevalence and spectrum of small bowel lesions. Gastrointest Endosc 2005;61:158.
9. Bashir RM, Al-Kawas FH. Rare causes of occult small intestinal bleeding, including aortoenteric fistulas, small bowel tumors, and small bowel ulcers. Gastrointest Endosc Clin N Am 1996;9:709–38.
10. Gonzalez-Suarez B, Guarner C, Escudero JR, et al. Wireless capsule video endoscopy: a new diagnostic method for aortoduodenal fissure. Endoscopy 2002;34:938.
11. Lewis BS, Kornbluth A, Waye JD. Small bowel tumours: yield of enteroscopy. Gut 1991;32:763–5.
12. Barelay TH, Schapira DV. Malignant tumors of the small intestine. Cancer 1983;51:878–81.
13. Gill SS, Heuman DM, Mihas AA. Small intestinal neoplasms. J Clin Gastroenterol 2001;33:267–82.
14. Jones DV, Skibber J, Levin B. Adenocarcinoma and other small intestinal neoplasms, including benign tumors. In: Feldman M, Scharschmidt BF, eds. Sleisenger Gastrointestinal and liver disease. WB Saunders, Philadelphia, 1998, pp. 1858–65.
15. Pennazio M, Arrigoni A, Rossini FP. Enteroscopic identification of an adenocarcinoma of the small bowel in a patient with previously unrecognized hereditary nonpolyposis colorectal cancer syndrome. Am J Gastroenterol 1999; 94:1962–6.

16. Wright NH, Howe JR, Rossini FP, et al. Carcinoma of the small intestine. In: Hamilton SR, Aaltonen LA, eds. World Health Organization Classification of tumours. Pathology and genetics of tumours of the digestive system. IARC Press, Lyon, 2000, pp. 71–4.
17. Pennazio M. L'adénocarcinome de l'intestine grêle. Acta Endoscopica 2005;35:179–85.
18. Rossini FP, Risio M, Pennazio M. Small bowel tumors and polyposis syndromes. Gastrointest Endosc Clin N Am 1999;9:93–114.
19. Ramanujam PS, Venkatesh KS, Bettinger L, et al. Hemangioma of the small intestine. Am J Gastroenterol 1995;90:2063–4.
20. Jennings M, Ward P, Madocks JL. Blue rubber bleb naevus disease: an uncommon cause of gastrointestinal tract bleeding. Gut 1988;29:1408–12.
21. Barquist ES, Apple SJ, Jensen DM, et al. Jejunal lymphangioma. An unusual cause of chronic gastrointestinal bleeding. Dig Dis Sci 1997;42:1179–83.
22. Eliakim R, Adler SN. Capsule video endoscopy in Crohn's disease — the European experience. Gastrointest Endosc Clin N Am 2004;14:129–37.
23. Pennazio M. Small-intestinal pathology on capsule endoscopy: inflammatory lesions. Endoscopy 2005;37:769–75.
24. Goldstein JL, Eisen GM, Lewis B, et al. Video capsule endoscopy to prospectively assess small bowel injury with celecoxib, naproxen plus omeprazole, and placebo. Clin Gastroenterol Hepatol 2005;3:133–41.
25. Jonnalagadda S, Prakash C. Intestinal strictures can impede wireless capsule enteroscopy. Gastrointest Endosc 2003;57:418–20.
26. Manetas M, O'Loughlin C, Kelemen K, et al. Multiple small-bowel diaphragms: a cause of obscure GI bleeding diagnosed by capsule endoscopy. Gastrointest Endosc 2004;60:848–51.
27. Yousfi MM, De Petris G, Leighton JA, et al. Diaphragm disease after use of nonsteroidal anti-inflammatory agents: first report of diagnosis with capsule endoscopy. J Clin Gastroenterol 2004;38:686–91.
28. Culliford A, Daly J, Diamond B, et al. The value of wireless capsule endoscopy in patients with complicated celiac disease. Gastrointest Endosc 2005;62:55–61.
29. Sorbi D, Conio M, Gostout CJ. Vascular disorders of the small bowel. Gastrointest Endosc Clin N Am 1999;9:71–92.
30. Hori K, Suzuki Y, Fujimori T. Inverted Meckel's diverticulum. Surgery 2003;133:116–7.
31. Keroack MD, Peralta R, Abramson SD, et al. Case 24-2004. A 48-year-old man with recurrent gastrointestinal bleeding. N Engl J Med 2004;351:488–95.
32. Fried AM, Poulos A, Hatfield DR. The effectiveness of the incidental small-bowel series. Radiology 1981;140:45–6.
33. Rabe FE, Becker GJ, Besozzi MJ, et al. Efficacy study of the small-bowel examination. Radiology 1981;140:47–50.
34. Cellier C, Tkoub M, Gaudric M, et al. Comparison of push-type endoscopy and barium transit study of the small intestine in digestive bleeding and unexplained iron-deficiency anemia. Gastroenterol Clin Biol 1998;22:491–4.
35. Moch A, Herlinger H, Kochman ML, et al. Enteroclysis in the evaluation of obscure gastrointestinal bleeding. Am J Roentgenol 1994;163:1381–4.
36. Rex DK, Lappas JC, Maglinte DD, et al. Enteroclysis in the evaluation of suspected small intestinal bleeding. Gastroenterology 1989;97:58–60.
37. Willis JR, Chokshi HR, Zuckerman GR, et al. Enteroscopy-enteroclysis: experience with a combined endoscopic radiographic technique. Gastrointest Endosc 1997;45:163–7.
38. Schreyer AG, Geissler A, Albrich H, et al. Abdominal MRI after enteroclysis or with oral contrast in patients with suspected or proven Crohn's disease. Clin Gastroenterol Hepatol 2004;2:491–7.
39. Romano S, De Lutio E, Rollandi GA, et al. Multidetector computed tomography enteroclysis (MDCT-E) with neutral enteral and IV contrast enhancement in tumor detection. Eur Radiol 2005;15:1178–83.
40. Liangpunsakul S, Chadalawada V, Rex DK, et al. Wireless capsule endoscopy detects small bowel ulcers in patients with normal results from state of the art enteroclysis. Am J Gastroenterol 2003;98:1295–8.
41. Maglinte DDT. Invited commentary. Radiographics 2005;25:711–8.
42. Zuckerman GR, Prakash C. Acute lower intestinal bleeding. Part I: clinical presentation and diagnosis. Gastrointest Endosc 1998;48:606–16.
43. Voeller G, Bunch G, Britt L. Use of technetium-labeled red blood cell scintigraphy in the detection and management of gastrointestinal hemorrhage. Surgery 1991;110:799–804.
44. Brown CK, Olshaker JS. Meckel's diverticulum. Am J Emerg Med 1988;6:157–64.
45. Baum M. Pertechnetate imaging following cimetidine administration in Meckel's diverticulum of the ileum. Am J Gastroenterol 1981;76:464–5.
46. Yeker D, Buyukunal C, Benli M, et al. Radionuclide imaging of Meckel's diverticulum: cimetidine versus pentagastrin plus glucagon. Eur J Nucl Med 1984;9:316–9.
47. Rollins ES, Picus D, Hicks ME, et al. Angiography is useful in detecting the source of chronic gastrointestinal bleeding of obscure origin. Am J Roentgenol 1991;156:385–8.
48. Browder W, Cerise E, Litwin M. Impact of emergency angiography in massive lower gastrointestinal bleeding. Ann Surg 1986;204:530–6.
49. Lau WY, Ngan H, Chu KW, et al. Repeat selective visceral angiography in patients with gastrointestinal bleeding of obscure origin. Br J Surg 1989;76:226–9.
50. McDonald ML, Farnell MB, Stanson AW, et al. Preoperative highly selective catheter localization of occult small-intestinal hemorrhage with methylene blue dye. Arch Surg 1995;130:106–8.
51. Bloomfeld RS, Smith TP, Schneider AM, et al. Provocative angiography in patients with gastrointestinal hemorrhage of obscure origin. Am J Gastroenterol 2000;95:2807–10.
52. Miller FH, Hwang CM. An initial experience: using helical CT imaging to detect obscure gastrointestinal bleeding. Clin Imaging 2004;28:245–51.
53. Ettorre GC, Francioso G, Garribba AP, et al. Helical CT angiography in gastrointestinal bleeding of obscure origin. Am J Roentgenol 1997;168:727–31.

54. Junquera F, Quiroga S, Saperas E, et al. Accuracy of helical computed tomographic angiography for the diagnosis of colonic angiodysplasia. Gastroenterology 2000;119:293–9.
55. Erden A, Bozkaya H, Turkmen Soygur I, et al. Duodenal angiodysplasia: MR angiographic evaluation. Abdom Imaging 2004;29:12–14.
56. Anderson CM. GI magnetic resonance angiography. Gastrointest Endosc 2002;55:S42–8.
57. Rossini FP, Pennazio M. Small-bowel endoscopy. Endoscopy 2002;34:13–20.
58. Harewood GC, Gostout CJ, Farrell MA, et al. Prospective controlled assessment of variable stiffness enteroscopy. Gastrointest Endosc 2003;58:267–71.
59. Hayat M, Axon TR, O'Mahony S. Diagnostic yield and effect on clinical outcomes of push enteroscopy in suspected small-bowel bleeding. Endoscopy 2000;32:369–72.
60. Foutch G, Sawyer R, Sanowski RA. Push-enteroscopy for diagnosis of patients with gastrointestinal bleeding of obscure origin. Gastrointest Endosc 1990;36:337–41.
61. Barkin JE, Lewis BS, Reiner DK, et al. Diagnostic and therapeutic jejunoscopy with a new, longer enteroscope. Gastrointest Endosc 1992;38:55–8.
62. Pennazio M, Arrigoni A, Risio M, et al. Clinical evaluation of push-type enteroscopy. Endoscopy 1995;27:164–70.
63. Landi B, Tkoub M, Gaudric M, et al. Diagnostic yield of push-type enteroscopy in relation to indication. Gut 1998;42:421–5.
64. Waye JD. Small-intestinal endoscopy. Endoscopy 2001;33:24–30.
65. Goldfarb N, Phillips A, Conn M, et al. Economic and health outcomes of capsule endoscopy: opportunities for improved management of the diagnostic process for obscure gastrointestinal bleeding. Dis Manag 2002;5:249–53.
66. Chak A, Koehler MK, Sundaram SN, et al. Diagnostic and therapeutic impact of push enteroscopy: analysis of factors associated with positive findings. Gastrointest Endosc 1998;47:18–22.
67. Nguyen NQ, Rayner CK, Schoeman MN. Push enteroscopy alters management in a majority of patients with obscure gastrointestinal bleeding. J Gastroenterol Hepatol 2005;20:716–21.
68. Bezet A, Cuillerier E, Landi B, et al. Clinical impact of push enteroscopy in patients with gastrointestinal bleeding of unknown origin. Clin Gastroenterol Hepatol 2004;2:921–7.
69. Landi B, Cellier C, Gaudric M, et al. Long-term outcome of patients with gastrointestinal bleeding of obscure origin explored by push enteroscopy. Endoscopy 2002;34:355–9.
70. Vakil N, Huilgol V, Khan I. Effect of push enteroscopy on transfusion requirements and quality of life in patients with unexplained gastrointestinal bleeding. Am J Gastroenterol 1997;92:425–8.
71. Askin MP, Lewis BS. Push enteroscopic cauterization: long-term follow-up of 83 patients with bleeding small intestinal angiodysplasia. Gastrointest Endosc 1996;43:580–3.
72. Morris AJ, Mokahashi M, Straiton M, et al. Push enteroscopy and heater probe therapy for small bowel bleeding. Gastrointest Endosc 1996;44:394–7.
73. Schmit A, Gay F, Adler M, et al. Diagnostic efficacy of push enteroscopy and long-term follow-up of patients with small-bowel angiodysplasias. Dig Dis Sci 1996;41:2348–52.
74. Romelaer C, Le Rhun M, Beaugerie L, et al. Push enteroscopy for gastrointestinal bleeding: diagnostic yield and long-term follow-up. Gastroenterol Clin Biol 2004;28:1061–6.
75. Barkin JS, Ross BS. Medical therapy for chronic gastrointestinal bleeding of obscure origin. Am J Gastroenterol 1998;93:1250–4.
76. Lewis BS. Enteroscopy. Gastrointest Endosc Clin N Am 2000;10:101–16.
77. Cave LA, Cooley JS. Intraoperative enteroscopy. Indication and techniques. Gastrointest Endosc Clin N Am 1996;6:793–802.
78. Gay G, Pennazio M, Delmotte JS, et al. Intraoperative enteroscopy. In: Rossini FP, Gay G, eds. Atlas of enteroscopy. Springer-Verlag Italia, Milan, 1998, pp. 51–4.
79. Douard R, Wind P, Panis Y, et al. Intraoperative enteroscopy for diagnosis and management of unexplained gastrointestinal bleeding. Am J Surg 2000;180:181–4.
80. Lewis BS, Wenger JS, Waye JD. Small bowel enteroscopy and intraoperative enteroscopy for obscure gastrointestinal bleeding. Am J Gastroenterol 1991;86:171–4.
81. Desa LA, Ohri SK, Hutton KA, et al. Role of intraoperative enteroscopy in obscure gastrointestinal bleeding of small bowel origin. Br J Surg 1991;78:192–5.
82. Matsushita M, Hajiro K, Takakuwa H, et al. Laparoscopically assisted panenteroscopy for gastrointestinal bleeding of obscure origin. Gastrointest Endosc 1997;46:474–5.
83. Yamamoto H, Kita H, Sunada K, et al. Clinical outcomes of double-balloon endoscopy for the diagnosis and treatment of small-intestinal diseases. Clin Gastroenterol Hepatol 2004;2:1010–6.
84. May A, Nachbar L, Ell C. Double-balloon enteroscopy (push-and-pull enteroscopy) of the small bowel: Feasibility and diagnostic and therapeutic yield in patients with suspected small bowel disease. Gastrointest Endosc 2005;62:62–70.
85. Ell C, May A, Nachbar L, et al. Push-and-pull enteroscopy in the small bowel using the double-balloon technique: results of a prospective European multicenter study. Endoscopy 2005;37:613–6.
86. Iddan G, Meron G, Glukhovsky A, et al. Wireless capsule endoscopy. Nature 2000;405:417.
87. Tang SJ, Haber GB. Capsule endoscopy in obscure gastrointestinal bleeding. Gastrointest Endosc Clin N Am 2004;14:87–100.
88. Pennazio M, Santucci R, Rondonotti E, et al. Outcome of patients with obscure gastrointestinal bleeding after capsule endoscopy: report of 100 consecutive cases. Gastroenterology 2004;126:643–53.
89. Delvaux M, Fassler I, Gay G. Clinical usefulness of the endoscopic video capsule as the initial intestinal investigation in patients with obscure digestive bleeding: validation of a diagnostic strategy based on the patient outcome after 12 months. Endoscopy 2004;36:1067–73.

90. Hartmann D, Schmidt H, Bolz G, et al. A prospective two-center study comparing wireless capsule endoscopy with intraoperative enteroscopy in patients with obscure GI bleeding. Gastrointest Endosc 2005;61:826–32.

91. Costamagna G, Shah SK, Riccioni ME, et al. A prospective trial comparing small bowel radiographs and video capsule endoscopy for suspected small bowel disease. Gastroenterology 2002; 123: 999-1005.

92. Voderholzer WA, Ortner M, Rogalla P, et al. Diagnostic yield of wireless capsule enteroscopy in comparison with computed tomography enteroclysis. Endoscopy 2003;35:1009–14.

93. Hara AK, Leighton JA, Sharma VK, et al. Small bowel: preliminary comparison of capsule endoscopy with barium study and CT. Radiology 2004;230:260–5.

94. Golder SK, Schreyer AG, Endlicher E, et al. Comparison of capsule endoscopy and magnetic resonance (MR) enteroclysis in suspected small bowel disease. Int J Colorectal Dis 2006;21:97–104.

95. Lewis BS, Swain P. Capsule endoscopy in the evaluation of patients with suspected small intestinal bleeding: Results of a pilot study. Gastrointest Endosc 2002;56:349–53.

96. Ell C, Remke S, May A, et al. The first prospective controlled trial comparing wireless capsule endoscopy with push enteroscopy in chronic gastrointestinal bleeding. Endoscopy 2002;34:685–9.

97. Hartmann D, Schilling D, Bolz G, et al. Capsule endoscopy versus push enteroscopy in patients with occult gastrointestinal bleeding. Z Gastroenterol 2003;41:377–82.

98. Mylonaki M, Fritscher-Ravens A, Swain P. Wireless capsule endoscopy: a comparison with push enteroscopy in patients with gastroscopy and colonoscopy negative gastrointestinal bleeding. Gut 2003;52:1122–6.

99. Saurin JC, Delvaux M, Gaudin JL, et al. Diagnostic value of endoscopic capsule in patients with obscure digestive bleeding: blinded comparison with video push-enteroscopy. Endoscopy 2003;35:576–84.

100. Adler DG, Knipschield M, Gostout C. A prospective comparison of capsule endoscopy and push enteroscopy in patients with GI bleeding of obscure origin. Gastrointest Endosc 2004;59:492–8.

101. Mata A, Bordas JM, Feu F, et al. Wireless capsule endoscopy in patients with obscure gastrointestinal bleeding: a comparative study with push enteroscopy. Aliment Pharmacol Ther 2004;20:189–94.

102. Appleyard M, Fireman Z, Glukhovsky A, et al. A randomized trial comparing wireless capsule endoscopy with push enteroscopy for the detection of small-bowel lesions. Gastroenterology 2000;119:1431–8.

103. Friedman S. Comparison of capsule endoscopy to other modalities in the small bowel. Gastrointest Endosc Clin N Am 2004;14:51–60.

104. Krauss NG, Hochberger J, Hahn EG. Prospective comparison of wireless capsule endoscopy (CE) with radionuclide dynamic scintiscan (RDS) or selective angiography (SA) in patients with acute gastrointestinal bleeding. Gastroenterology 2005;128:648.

105. Van Gossum A, Hittelet A, Schmit A, et al. A prospective comparative study of push and wireless-capsule enteroscopy in patients with obscure digestive bleeding. Acta Gastroenterol Belg 2003;66:199–205.

106. Descamps C, Schmit A, Van Gossum A. "Missed" upper gastrointestinal tract lesions may explain "occult" bleeding. Endoscopy 1999;31:452–5.

107. Zaman A, Katon RM. Push enteroscopy for obscure gastrointestinal bleeding yields a high incidence of proximal lesions within reach of a standard endoscope. Gastrointest Endosc 1998;47:372–6.

108. de Leusse A, Vahedi K, Edery J, et al. Efficiency of capsule endoscopy and push enteroscopy as the first line exploration of obscure gastrointestinal bleeding. A prospective randomized pragmatic study. Gastroenterology 2007;132:855–862.

109. Gay G, Delvaux M, Fassler I, et al. Localization of colonic origin of obscure bleeding with the capsule endoscope: a case report. Gastrointest Endosc 2002;56:758-762.

110. Tang SJ, Christodoulou D, Zanati S, et al. Wireless capsule endoscopy for obscure gastrointestinal bleeding: a single-centre, one-year experience. Can J Gastroenterol 2004;18:559–65.

111. Lewis BS, Goldfarb N. The advent of capsule endoscopy — a not so futuristic approach to obscure gastrointestinal bleeding. Aliment Pharmacol Ther 2003;17:1085–96.

112. Rey JF, Gay G, Kruse A, et al. ESGE Guidelines Committee. European Society of Gastrointestinal Endoscopy guideline for video capsule endoscopy. Endoscopy 2004;36:656–8.

113. Ell C, May A. Capsule status 2004. Endoscopy 2004;36:1107–8.

114. Ginsberg GG, Barkun AN, Bosco JJ, et al. Wireless capsule endoscopy: August 2002. Gastrointest Endosc 2002;56:621–4.

115. O'Loughlin C, Barkin JS. Wireless capsule endoscopy: summary. Gastrointest Endosc Clin N Am 2004;14:229–37.

116. Pennazio M. Capsule non-passage in clinical practice. In: Jacob H, ed. Proceedings of the Second International Conference on Capsule Endoscopy. Rochash Printing, Haifa, Israel, 2003, pp. 15–17.

117. Jonnalagadda S, Prakash C. Intestinal strictures can impede wireless capsule enteroscopy. Gastrointest Endosc 2003; 57:418–20.

118. Spada C, Spera G, Riccioni M, et al. A novel diagnostic tool for detecting functional patency of the small bowel: the Given patency capsule. Endoscopy 2005;37:793–800.

119. Carey E, Leighton JA, Heigh R, et al. Single center outcomes of 260 consecutive patients undergoing capsule endoscopy. Am J Gastroenterol 2007;102:89–95.

120. Favre O, Jacob P, Daudet J. Impact of videocapsule findings in the management and evolution of unexplained digestive bleeding: 50 patients with 11 months follow-up. Gut 2004;53 (suppl VI):73.

121. Neu B, Ell C, May A, et al. Capsule endoscopy versus standard tests in influencing management of obscure digestive bleeding: results from a German multicenter trial. Am J Gastroenterol 2005;100:1736–42.

122. Schmidt H, Hartmann D, Kinzel F, et al. Long-term outcome in patients with chronic gastrointestinal bleeding: results of a prospective controlled trial comparing capsule endoscopy to intraoperative enteroscopy. Program & Abstracts of the Fourth International Conference on Capsule Endoscopy, Miami, USA, 2005, p. 63.

123. Botelberge T, De Looze D, Beke C, et al. The impact of capsule endoscopy on the outcome of presumed bleeding of small intestinal origin. Program & Abstracts of the Fourth International Conference on Capsule Endoscopy, Miami, USA, 2005, p. 61.
124. Rastogi A, Schoen RE, Slivka A. Diagnostic yield and clinical outcomes of capsule endoscopy. Gastrointest Endosc 2004;60:959–64.
125. Saurin JC, Delvaux M, Vahedi K, et al. Clinical impact of capsule endoscopy compared to push enteroscopy: 1-year follow-up study. Endoscopy 2005;37:318–23.
126. Pennazio M, Eisen G, Goldfarb N. ICCE Consensus for Obscure Gastrointestinal Bleeding. Endoscopy 2005;37:1046–50.
127. Leighton JA, Goldstein J, Hirota W, et al. Obscure gastrointestinal bleeding. Gastrointest Endosc 2003;58:650–5.
128. Van Cutsem E, Rutgeerts P, Vantrappen G. Treatment of bleeding gastrointestinal vascular malformations with oestrogen-progesterone. Lancet 1990;335:953–5.
129. Junquera F, Feu F, Papo M, et al. A multicenter, randomized, clinical trial of hormonal therapy in the prevention of rebleeding from gastrointestinal angiodysplasia. Gastroenterology 2001;121:1073–9.
130. Rossini F, Arrigoni A, Pennazio M. Octreotide in the treatment of bleeding due to angiodysplasia of the small intestine. Am J Gastroenterol 1993;88:1424–7.
131. Orsi P, Guatti-Zuliani C, Okolicsanyi L. Long-acting octreotide is effective in controlling rebleeding angiodysplasia of the gastrointestinal tract. Dig Liver Dis 2001;33:330–4.
132. Bauditz J, Schachschal G, Wedel S, et al. Thalidomide for treatment of severe intestinal bleeding. Gut 2004;53:609–12.
133. Jones BH, Fleischer DE, Sharma VK, et al. Yield of repeat wireless video capsule endoscopy in patients with obscure gastrointestinal bleeding. Am J Gastroenterol 2005;100:1058–64.
134. Bar-Meir S, Eliakim R, Nadler M, et al. Second capsule endoscopy for patients with severe iron deficiency anemia. Gastrointest Endosc 2004;60:711–3.
135. Mylonaki M, MacLean D, Fritscher-Ravens A, et al. Wireless capsule endoscopic detection of Meckel's diverticulum after nondiagnostic surgery. Endoscopy 2002;34:1018–20.
136. Pennazio M. Small-bowel endoscopy. Endoscopy 2004;36:32–41.

第 9 章

炎症性肠病的处理

Tanja Kühbacher and Stefan Schreiber

要点

1. 炎症性肠病的定义与病因。
2. 应用胶囊内镜诊断炎症性肠病。
3. 应用胶囊内镜指导炎症性肠病治疗决策。
4. 较之传统检查方法,胶囊内镜对于炎症性肠病诊治的优缺点。

定义

Crohn病及溃疡性结肠炎被定义为非特异性炎症性肠病(inflammatory bowel diseases,IBD)。二者均为累及肠道的慢性炎性疾病,活动期与缓解期交替为其典型病程。因此,维持缓解至关重要,特别是由于部分患者可能发展为慢性活动状态,对绝大多数抗炎药物无反应。自Morgagni于1761年描述第1例Crohn病患者以来,各项基础及临床研究已使IBD病因学、诊断方法及治疗方面取得重大进展。然而,很多有关发病的分子机制尚未明确,且其临床诊疗仍不完美[1-5]。

病因及病理生理学

在欧洲及美国,炎症性肠病的患病率可达0.5%。流行病学研究发现西式生活方式及良好的卫生条件为该病的危险因素。Crohn病及溃疡性结肠炎似乎均为多基因易感性,但直到最近才正式明确Crohn病相关基因。2001年的一项大型研究从家族及双胞胎患者体内识别出首个致病基因(编码蛋白NOD2 的CARD15)。除上述比值比高达40的基因外,还至少同时发现2个可能共同致病的基因。

急性期特点为外周血中的中性粒细胞及单核细胞增加并移至小肠黏膜。可见小肠粒细胞、巨噬细胞、T淋巴细胞及B淋巴细胞的免疫活化。有关感染性抗原(如副结核分枝杆菌)可作为致病抗原的观点已经反复争论,但仍缺乏相应证据。前炎性细胞因子增加所致免疫失衡似乎为炎症性肠病重要的病理生理因素。最近研究证实,肠道菌群紊乱与肠壁屏障功能丧失之间的相互作用可能促进细菌抗原入侵黏膜(图9.1;表9.1)[6-30]。

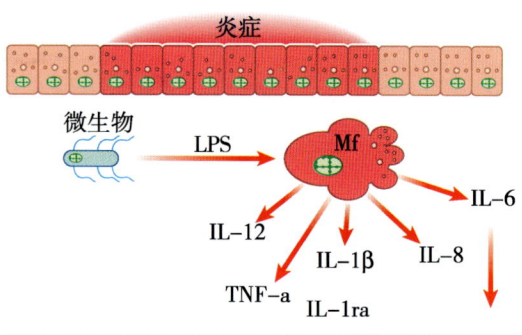

图9.1 炎症性肠病的免疫激活。单核细胞及巨噬细胞对淋巴细胞的免疫激活通过T细胞之间的抗原受体相互作用及相应促炎细胞因子IL-1β与TNF-α实现。巨噬细胞及粒细胞分泌促炎细胞因子如IL-8与IL-6。IL-1受体拮抗剂可通过竞争性结合，阻断IL-1与其受体结合。细菌产物，如脂多糖（LPS），可引起结肠黏膜的非特异性刺激。

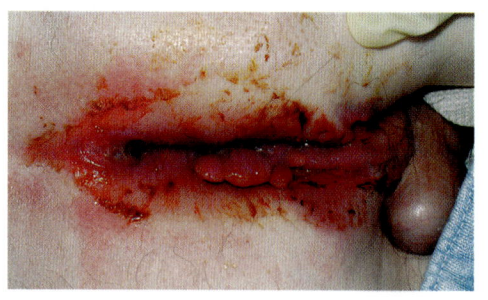

图9.2 一名20岁男性Crohn病患者严重的肛周瘘管形成。

临床表现及病理学

Crohn病与溃疡性结肠炎的典型临床症状包括发热、腹痛、腹泻及溃疡性结肠炎特异的血便。体重减轻、营养不良伴进行性加重的缺铁性贫血亦常见。溃疡性结肠炎的炎性病变主要局限于黏膜，且仅累及大肠，自直肠开始连续性分布。依炎症病变区域可将该病分别命名为直肠炎、乙状结肠炎、左半结肠炎及全结肠炎。全结肠炎患者的回肠末端可能受累，即"反流性回肠炎"。但从不累及胃及十二指肠。反之，Crohn病的特征性病变为黏膜透壁性炎症，可累及自口腔至肛门的全消化道。典型病变呈节段性分布，并有形成瘘管及脓肿的倾向（图9.2）。瘘（如肠-肠或肠-皮肤）及狭窄的进展可能与病情活动或慢性炎症有关，但亦可见于无活动性肠炎表现的Crohn

病患者。组织学方面，溃疡性结肠炎的典型表现为隐窝脓肿，而上皮性肉芽肿则为Crohn病的标志，但并非一定存在（图9.3）。两种炎症性肠病均可出现肠外并发症，包括肝受累（肝炎及硬化性胆管炎）、各种骨关节疾病、虹膜炎、葡萄膜炎及结节性红斑（图9.4），亦可见脓肿、肠梗阻、中毒性巨结肠、出血、穿孔等严重并发症，最终可能发展为结直肠癌（表9.2）[31-40]。

诊断方法

病史、查体及血液检查对于IBD诊断非常重要，但并非特异性标准。该病近10年的发病率上升一定程度上归因于现代诊断技术的进步。现已明确，诊断技术的创新有助于更准确地鉴别溃疡性结肠炎与Crohn病。诊断方法包括钡剂对比检查、内镜、CT、MRI扫描、胶囊内镜及超声。可疑Crohn病及溃疡性结肠炎患者的整体诊断策略相似。治疗取决于病变解剖部位、炎症分布、疾病病程以及分型（包括Crohn病、

表9.1 IBD的危险因素

危险因素	Crohn病	溃疡性结肠炎
遗传易感性	证实有关	可疑有关，未证实
吸烟	正相关	负相关
避孕药	小样本研究表明有关，尚未明确	仍未明确
儿童期感染（如麻疹）	可能相关，尚未证实	未明确
儿童期卫生标准	正相关	未明确
环境	正相关	正相关

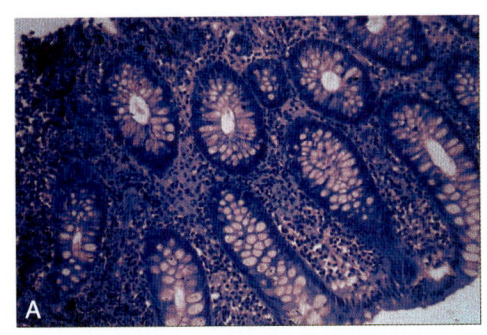
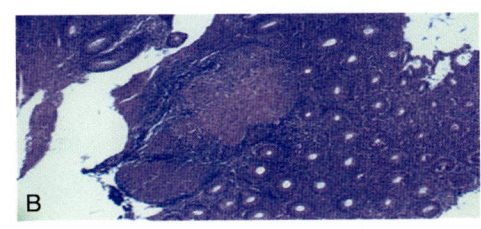

图9.3 炎症性肠病的组织病理学表现。(a) 溃疡性结肠炎患者黏膜活检的典型组织病理学表现为中性粒细胞浸润及隐窝脓肿。(b) Crohn病患者黏膜活检的典型组织病理学所见为上皮样肉芽肿。

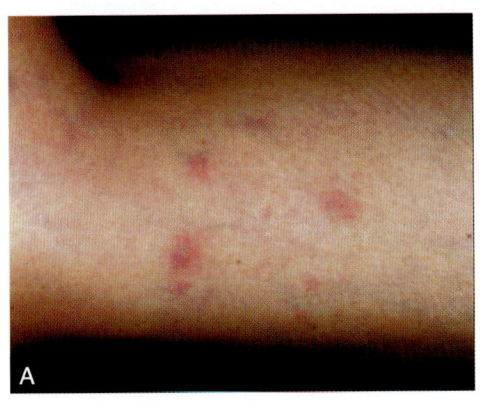
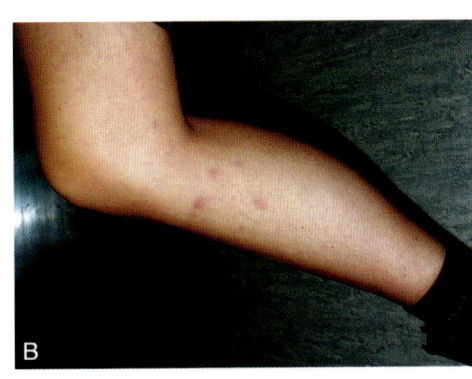

图9.4 (a) 炎症性肠病患者肠外表现。(b) 一名33岁女性Crohn病患者可见结节性红斑。

表9.2 Crohn病与溃疡性结肠炎：疾病特点

症状	组织学表现	部位	肠外表现
Crohn病： 腹痛：70%～80% 腹泻：70%～90%	黏膜溃疡 透壁性炎症 黏膜下浸润 上皮样肉芽肿	25%～40%小肠 15%～35%大肠 40%～55%大肠及小肠 2%～3%全消化道	肛瘘：10%～40% 关节痛：30%～30% 结节性红斑 虹膜炎 葡萄膜炎 肠间瘘 肠皮肤瘘
溃疡性结肠炎： 腹痛：40%～80% 腹泻：80%～90%	隐窝脓肿 上皮浅溃疡 脓性渗出	50%～70%直肠及乙状结肠 20%～30%全结肠炎 不累及上消化道	肛瘘：10%～40% 关节痛：30%～30% 结节性红斑 脓皮病 葡萄膜炎 巩膜外层炎 原发性硬化性胆管炎（PSC）

溃疡性结肠炎或未定型结肠炎）。治疗方法包括氨基水杨酸、口服或局部应用糖皮质激素、甲氨蝶呤、环孢素、生物制剂（如各种抗TNF-a抗体药物）、前体药物及外科手术治疗（图9.5）[41-60]。

X线对比检查

多年以来，钡剂X线检查（钡灌肠）为结肠型IBD诊断流程的重要环节。灌入钡剂后应充入气体，

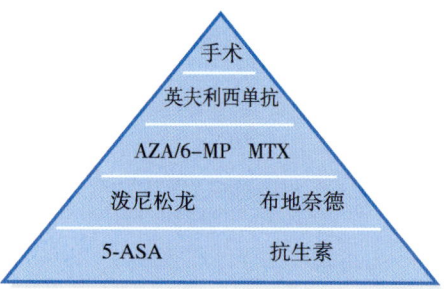

图9.5 Crohn病的治疗方案。轻型炎症性肠病治疗首选5-氨基水杨酸,中型及重型患者可联合泼尼松龙,对激素无反应者加用免疫抑制剂(如硫唑嘌呤)和/或生物制剂(英夫利西单抗或其他肿瘤坏死因子制剂)。手术为大多数患者的最后选择。

明确小肠炎性病变、狭窄、梗阻及瘘管形成。钡剂充填的肠间分隔可提示Crohn病患者的肠外炎性包块。末端回肠的慢性溃疡可呈特征性鹅卵石样。瘘管表现为连接脏器或通达皮肤的孤立通道,而窦道则为盲管,可见钡剂充填至肠外炎性包块。慢性或严重的炎症可导致长段纤维性狭窄(灌肠检查为典型串珠征象)以及近段扩张(若足够紧)(图9.6)。该诊断性检查的不足之处在于其放射性,尤其对于可能怀孕者或儿童患者。此外,插管法小肠造影检查前的准备较为复杂。需插入一根用于注入钡剂的鼻胃管至十二指肠。置管过程可引起不适,甚至有时导致疼痛[61-65]。

形成双重对比效果以显示黏膜表面轮廓,包括结肠袋。肠腔充满气体后,可评估大肠宽度并明确黏膜的不规则度。随着内镜及现代非放射性影像技术的发展,钡剂造影的应用逐渐减少,目前仅用于小肠检查或诊断困难的情况,如首选图像检查——内镜——未成功。

不同于炎症局限于结肠的溃疡性结肠炎,Crohn病可累及消化道的任何部位。30%~40%的Crohn病患者累及小肠。因此检查小肠对于诊断Crohn病并与溃疡性结肠炎鉴别十分重要。灌肠检查已用于

小肠MRI检查

为避免放射辐射,部分中心应用MRI取代插管法小肠造影。而传统灌肠法及MRI造影检查对于小肠病变的诊断能力相似。有意思的是,口服钆对比剂与经鼻胃十二指肠管注入的效果一致。

MRI造影检查的费用较传统插管法小肠造影高,且有效性尚未明确。但除小肠本身外,MRI检查还可提供一些肠外、盆腔深部及肛周解剖的额外信息。对于评估肛周及直肠瘘特别有用(图9.7)[66, 67]。

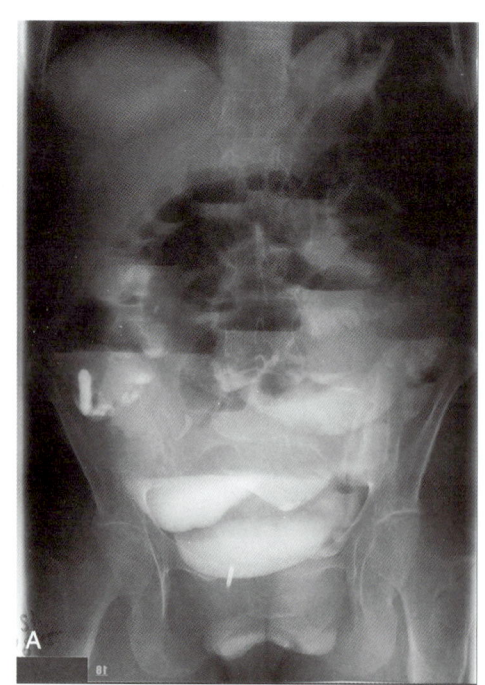

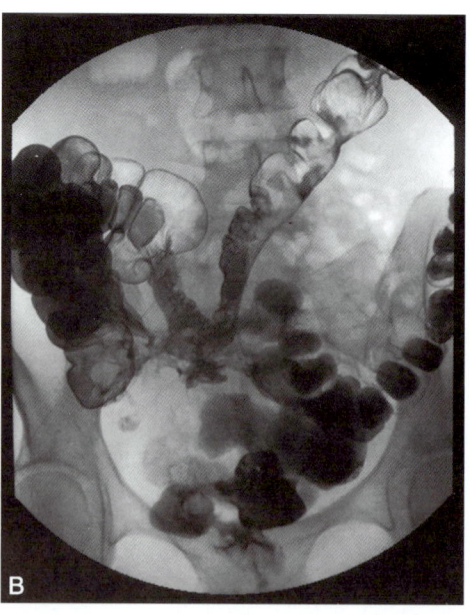

图9.6 小肠X线对比造影及插管法小肠造影。(a)一名28岁女性患者钡餐后行腹部X线检查显示典型的Crohn病小肠狭窄导致的肠梗阻征象。(b)传统的插管法小肠造影显示横结肠与降结肠以及横结肠与骶骨之间瘘管形成。

第 9 章 炎症性肠病的处理

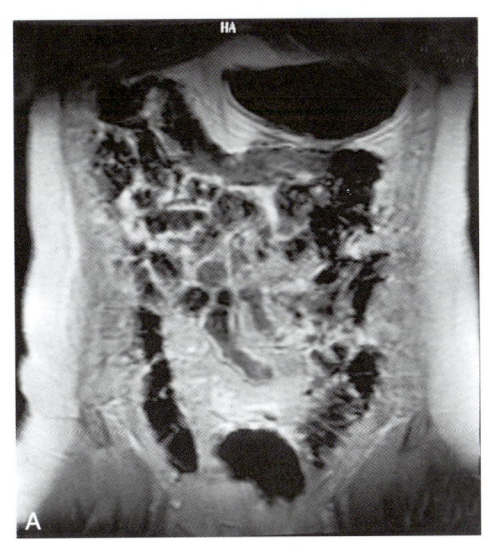
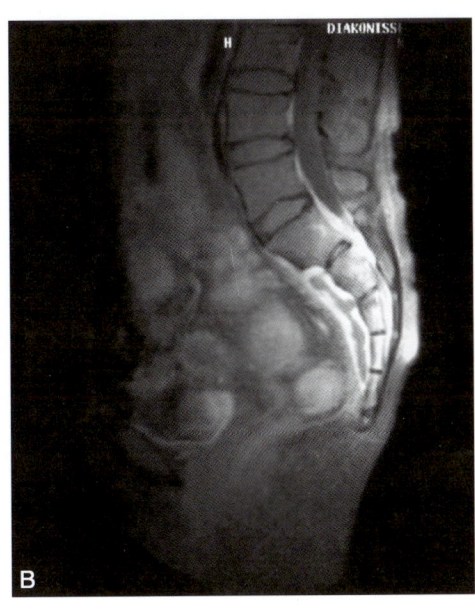

图9.7 核磁造影。(a) 一名42岁女性Crohn病患者可见小肠狭窄及瘘管形成。(b) 一名Crohn病患者骶骨后脓肿形成。

CT检查

CT扫描主要用于检查脓肿、瘘管或炎性包块。大多数情况下，MRI优于CT；CT仅于明确脓肿时优于MRI，缺点亦为高剂量放射性。由于CT扫描操作迅速、易行且高度标准化，故其重要作用在于可为危重患者提供快速检查[68, 69]。

内镜

内镜检查现已成为Crohn病及溃疡性结肠炎诊断的重要方法，不仅可直接观察病变，还可通过活检钳行组织学及微生物学检查。病变组织学特点以及炎症分布已成为区分两种炎症性肠病以及与感染性及缺血性结肠炎鉴别的主要标准。对于病史较长的溃疡性结肠炎与Crohn病患者，内镜检查的另一项重要适应证为结肠癌监测。

溃疡性结肠炎内镜下的典型表现为易碎的红斑样黏膜，并可见血管分布减少、黏膜表面颗粒样、网状糜烂病灶、水肿、自发出血、深溃疡及炎性息肉（图9.8）。而内镜下的Crohn病表现更为多变。大肠炎性病灶常为非连续性，其间可见正常黏膜。阿弗他溃疡伴或不伴不规则纵向深溃疡，常被正常黏膜分隔。匍行（蜗行）或纵向深溃疡为Crohn病的典型病变（图9.9）。由于黏膜严重水肿或非炎性瘢痕组织形成，慢性或复发性溃疡以及炎症可导致狭窄。30%的Crohn病患者仅大肠受累，而40%累及回结肠。其余患者中仅包括侵犯小肠以及少数胃、十二指肠及食管受累者。孤立性上消化道受累的Crohn病较罕见（表9.3），其类型及形态与远端病变类似。

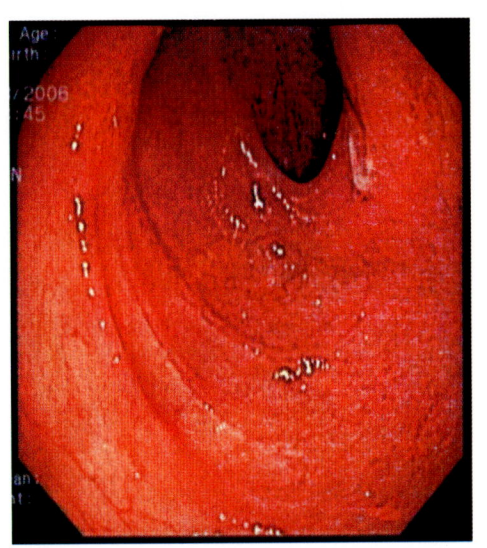

图9.8 活动性溃疡性结肠炎患者内镜下表现。乙状结肠可见典型炎症表现——黏膜充血、质脆及自发性出血。

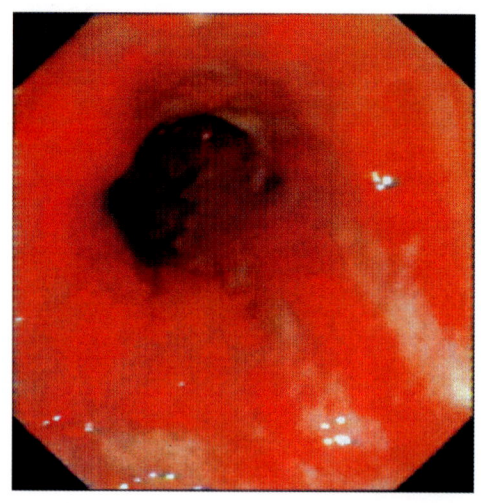

图9.9 活动性Crohn病患者内镜下表现。一位25岁Crohn病患者升结肠可见典型"葡行"溃疡。

内镜检查的并发症并不常见,包括活检后出血、穿孔以及麻醉相关问题(如咪达唑仑或异丙酚镇静过度)。患者常抱怨检查前需用数升等张盐水或高渗性盐液灌洗胃肠道进行清洁[70-76]。

超声成像

随着以双向多普勒血流检测、对比技术以及实时三维超声成像为特征的新型超声仪器的开发,超声影像检查的重要性逐渐增加。在一些欧洲国家,超声检查已成为内科学及胃肠病学医师培训计划的重要组成部分。若具备适当的设备及经验丰富的检查者,超声成像可于炎症性肠病患者的随访中发挥重要作用。通过评估血流参数以及肠壁直径可区分炎性或非炎性狭窄(图9.10)。超声还可作为脓肿的非侵入性诊断方法并进行引流。

超声内镜主要用于上消化道检查,包括胃、胆管及胰腺的成像,并已成为肛周瘘管的主要诊断方法。直肠超声内镜(包括经会阴检查)对于瘘管及脓肿的诊断效果与MRI相当。尽管该技术较MRI费用低,但需要经验丰富的检查者,且尚未标准化[77, 78]。

开放的领域——探查小肠病变

通过内镜可轻松完成大肠黏膜探查,而完整小肠的检查仍较困难。小肠长约6m,负责盐、矿物质、营养素、维生素及水的吸收。30%的Crohn病仅累及小肠。这些患者需定期进行安全而准确的复查。长期以来,X线造影或对比MRI造影检查为仅有选择(一些专业中心还可行超声成像)。近来,推进式/双气囊小肠镜已成为有效检查手段,但存在诸多缺点。检查时间非常长,导致镇静时间随之延长,进而增加了患

表9.3 IBD的内镜表现

内镜表现	Crohn病	溃疡性结肠炎
疾病分布	非连续性	连续性
狭窄	多见	少见
假性息肉	常见	很常见
黏膜颗粒样改变	罕见	很常见
卵石征	很常见	罕见
纵行深溃疡	很常见	无
阿弗他溃疡	很常见	无
局部溃疡	很常见	常见
脓性分泌物	罕见	很常见
出血	罕见	很常见
黏膜易脆性	罕见	很常见
红斑及水肿	常见	很常见
直肠炎症	20%	所有患者

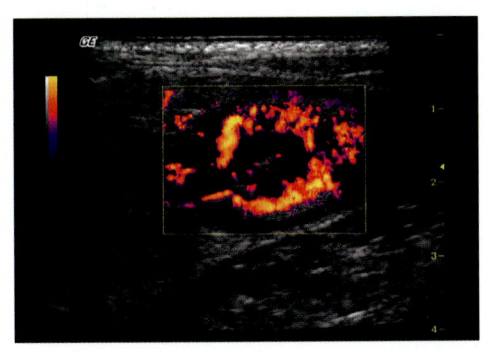

图9.10 活动性Crohn病患者小肠的超声内镜检查所见。该22岁女性患者小肠肠壁增厚，而气钡双重造影检查提示典型炎症征象，即血管纹理增强。

者风险。由于需要两名经验丰富的操作者，故检查并不方便且费用昂贵。此外，其穿孔风险较传统内镜高3倍（表9.4）[79, 80]。

胶囊内镜

胶囊内镜自2001年食品药品监督管理局（Federal Drug Administration，FDA）批准后得到广泛应用。胶囊约26mm长，为一次性的，具一光学穹窿，并可远距离传输图像，可于8小时的检查期内获得约50 000帧图像。胶囊内镜检查为无创性，除禁食12小时外患者无需特殊准备。由于可能导致胶囊滞留，故该检查的主要禁忌证为可疑狭窄（图9.11）。其他还包括除颤器或起搏器植入者。

应于患者吞入胶囊前将感应导联附于其腹部，并以记录带环绕患者。对于大部分患者，胶囊可于吞服8小时内完全通过小肠。且胶囊内镜信号记录期间患者无需呆在医师办公室或医院。最新设备仅需40分钟左右即可将影像数据自记录仪下载至计算机系统，而评估影像则另需30～120分钟，并取决于检查长度及阅片者经验。随后的2～3天内胶囊将通过粪便自然排出[81,82]。电池寿命为胶囊内镜的一个问题，部分病例中可能不足以支持胶囊到达结肠[83,84]。

胶囊内镜最初被批准用于探查小肠出血部位。2003年由FDA批准作为小肠的一线检查手段。一个包含32项研究的荟萃分析表明，71%的患者经胶囊内镜发现小肠病变，而于传统检查方法仅为41%[85]。部分对比研究发现，胶囊内镜与推进式小肠镜的诊断能力

表9.4 Crohn病的影像检查方法比较

影像方法	费用	操作便利性及实用性	患者风险	效果
腹部X线	低	应用广泛且操作便利	放射性	非常差，除可探查游离气体（穿孔）以及结肠或小肠梗阻
X线造影	低	应用广泛，因使用鼻胃管使患者感觉不便	高放射性	适用于小肠炎症性病变，尤其是特异性炎症、狭窄及瘘管形成
超声	低	应用广泛且操作便利	无	取决于操作者技术及设备；可探查小肠及结肠；明确炎症、狭窄、瘘及脓肿
超声内镜	中	应用广泛，但患者感觉不适	偶见穿孔或感染	有助于肛周脓肿的有效诊断
内镜	中	应用于所有会诊中心及医院	穿孔、感染、出血及镇静风险	结肠与末端回肠检查的金标准
胶囊内镜	中	应用有限，患者方便	狭窄时需手术介入	检查小肠非常有效
CT/CT造影	高	应用有限（仅医院及会诊中心），患者方便	高放射性	检查脓肿非常有效
MR/MR造影	高	应用有限（仅大医院），患者方便	无	检查瘘、脓肿及肠外病变很有效

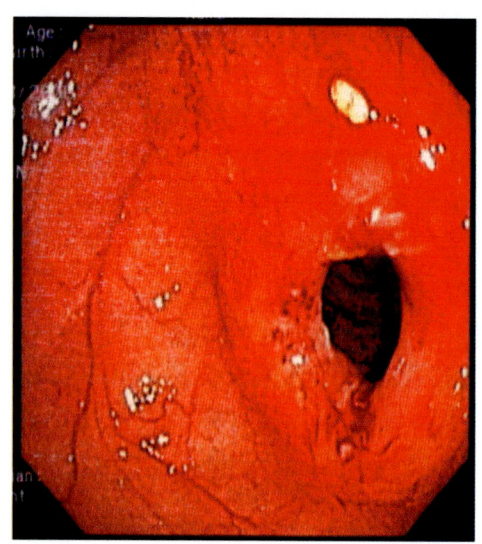

图9.11 一名28岁女性Crohn病患者回盲部切除术2年后内镜下可见吻合口狭窄。

相当，但后者操作困难[86, 87]。

目前，Crohn病从发病到发现足以明确诊断的依据的平均时间超过36个月。早期诊断及相应的早期治疗可改善长期预后。通过胶囊内镜早期发现病变，可实现早期治疗以改善生活质量，提高工作效率。药物经济学研究建立了胶囊内镜相关的额外诊断费用的效费比模型，其可抵消其他医疗支出[88, 89]。一项由Chong等人进行研究对胶囊内镜、传统造影及推进式小肠镜检查进行对比，纳入43名可疑Crohn病患者。结果21人可疑，22人确诊。研究者发现胶囊内镜对于确诊或排除小肠Crohn病的能力最强，且30名（70%）患者的治疗方案因此改变[87]。Herrerias等、Eliakim等和Fireman等发现，约70%传统检查未见异常但有慢性腹泻、体重减轻及腹痛症状的患者于小肠存在Crohn病相关病变[90-92]。因此，胶囊内镜对于明确Crohn病早期病变，包括儿童患者，要优于传统检查方法。并已被Argüelles-Arias与Guilhon de Araujo Sant'Anna证实[93, 94]。

对于溃疡性结肠炎患者，胶囊内镜可能仅适用于与Crohn病进行初步鉴别时，此外可能有助于其与未定型结肠炎鉴别。高达20%的Crohn病与溃疡性结肠炎患者无法通过现有或已知的诊断标准鉴别[95]。甚至小肠微小病灶的信息对于病情严重到需行手术治疗的患者（如溃疡性结肠炎的结肠切除术）都可能具有重大意义。Mow等人报道很多具有典型Crohn病性溃疡的患者曾被诊为溃疡性结肠炎[96]。对于拟行结肠切除或回肠肛门袋状吻合术者，胶囊内镜亦可提供重要的附加信息[97, 98]。若发现小肠病变，最好放弃袋状手术以避免吻合处病变复发。然而，Mow等人并未进行前瞻性研究，证实所谓重要小肠病变是否真正提示Crohn病。

胶囊内镜已发展成为新的Crohn病随访方法。可探查微小病灶[99]，而这些病灶常被包括回结肠镜的传统检查手段漏诊[100]。例如一项系列研究中，造影检查与胶囊内镜对于小肠病变的发现率分别为29%及61%。结果同时显示，较之回结肠镜，胶囊内镜可明确更多回肠病灶，尽管大部分位于近端回肠[101]。另一项研究证实了上述观点，并报道胶囊内镜于近段及末端回肠发现了更多病变[102]。胶囊内镜应联合可进行活检的回结肠镜，以实现最优诊断流程，特别对于近端回肠[103]。对于判断小肠病变范围及解剖部位，胶囊内镜亦优于其他影像学检查，如CT或MRI造影[104]。

然而，微小病灶对于治疗的指导意义尚未明确。需确立正常表现与病理发现的界限。应进行前瞻性临床试验以建立包括类似病变愈合在内的治疗目标。但胶囊内镜可发现具有明确诊断意义的大病灶，如溃疡性狭窄（图9.12~9.15）[105]。

根据胶囊内镜检查结果修改治疗指南尚需循证数据，但已用于临床实践。一项研究比较了胶囊内镜与口服法小肠造影，并报道基于胶囊内镜发现改变

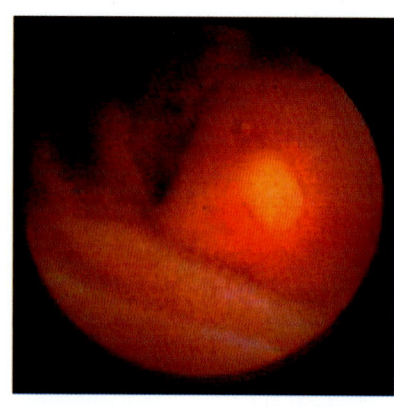

图9.12 活动性Crohn病患者胶囊内镜检查（with kind permission of the author）。Crohn病患者小肠黏膜炎症及溃疡。3点方向可见一口疮样溃疡。

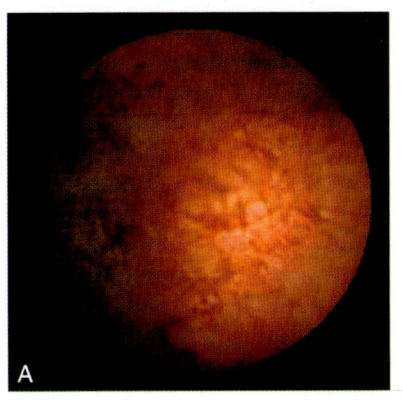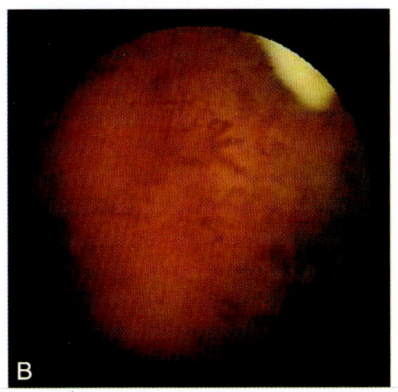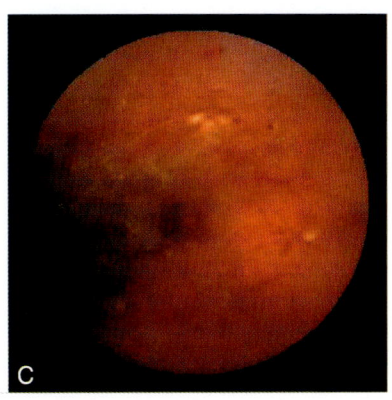

图9.13 （a–c）3名Crohn病患者小肠病变及内镜下结肠病变的缓解。（With kind permission of G. Yasih, Venezuela.）

治疗方案使受试患者生活质量得到改善[88]。另有一项研究显示，存在临床症状及血清学异常并行VCE检查的患者中，62%改变治疗方案[102]。Chong等人发现胶囊内镜对于可疑及确诊Crohn病的患者均优于传统造影检查，并证实所见病灶可导致治疗方案变化[87]。Debinski等人研究报道经英夫利西单抗治疗后，小肠的溃疡性及狭窄性病变均可见黏膜愈合[106]。

小肠可疑狭窄为胶囊内镜所需面对的问题。尽管大多数情况下，甚至狭窄相当严重时，胶囊均可顺利通过患处，但部分患者可能需手术切除病变以取出胶囊[107]。现已研制出一种可于24~48小时后降解的探路胶囊。其内充满了不透X线的对比剂与乳糖以及一个传感器，但不具备视频设备。传感器可通过一个手提装置实现解剖定位。若发生潴留，探路胶囊将降解，并通过多数Crohn病患者可疑的或明确的狭窄[108]。仅1例患者胶囊降解失败，可能由于乳糖酶缺乏所致。因此，联合应用探路胶囊及视频胶囊有望成为探查小肠狭窄确切部位的有效手段[109]。尚需更多经验指导存在长段狭窄以及由于乳糖酶缺乏可能导致降解延迟者的应用（表9.5）。

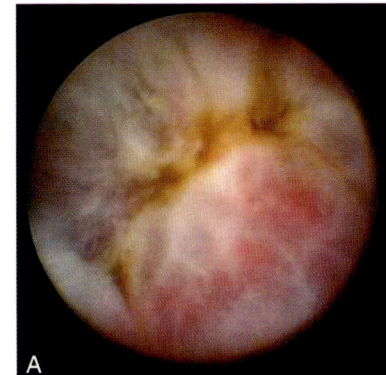

图9.15 胶囊内镜示（a）小肠肠腔狭窄；（b）Crohn病患者小肠口疮样溃疡。胶囊可通过。（With kind permission of E. Scapa, Israel.）

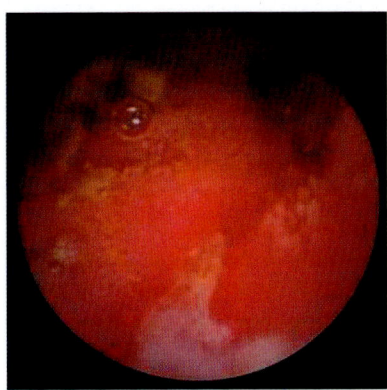

图9.14 胶囊内镜示Crohn病患者小肠的线性溃疡。（With kind permission of A.V. Gossum, Belgium.）

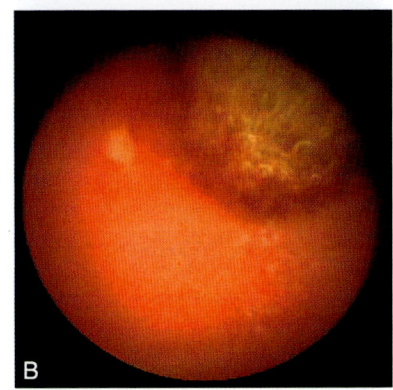

表9.5 胶囊内镜对于Crohn病诊治的优势与劣势

优势	劣势
非常方便，无需特别准备	应用有限，诊断费时
可溶性探路胶囊	对于乳糖酶缺乏患者应用受限
发现小肠早期病变	假阳性率高
未定型结肠炎的鉴别诊断	非健康保险覆盖项目
为可疑Crohn病患者提供诊断依据	随机对照研究较少
意外发现近端消化道病变	
修正诊断，使生活质量得以改善	

表9.6 第4届国际胶囊内镜国际会议共识

胶囊内镜的独特价值可能见于如下情况

- 随诊药物治疗后黏膜愈合情况
- 术后早期复发评估以指导治疗
- 作为无症状家族成员的亚临床指标以探明IBD的自然史

结论

可疑或明确炎症性肠病患者的诊断依赖于内镜、MRI、CT及超声检查。传统X线平片现已较少应用，而胶囊内镜逐渐成为一项用于小肠探查的新兴的重要诊断方法（表9.6）。

参考文献

1. Dalziel TK. Chronic intestinal enteritis. BMJ 1913;1068.
2. Crohn BB, Ginzburg L, Oppenheimer GD. Regional enteritis: A pathological and clinical entity. JAMA 1932;99:1323.
3. Greenstein AJ, Janowitz HD, Sachar DB. The extraintestinal manifestations of Crohn's disease and ulcerative colitis: A study of 700 patients. Medicine 1976;55:401.
4. Adler G. Morbus Crohn-Colitis ulcerosa, 2nd edn. Springer Verlag, Berlin, 1996.
5. Farmer R, Hawk WA, Turnbull RB Jr. Clinical pattern in Crohn's disease: a statistical study of 615 cases. Gastroenterology 1975;68:627–35.
6. Whelan G. Epidemiology of inflammatory bowel disease. Gastroenterol Clin North Am 1990;19:1.
7. Munkholm P, Langholz E, Nielsen OH, Kreiner S, Binder V. Incidence and prevalence of Crohn's disease in the county of Copenhagen, 1962–87: a sixfold increase in incidence. Scand J Gastroenterol 1992;27:609–14.
8. Gent AE, Hellier MD, Grace RH, Swarbrick ET, Coggon D. Inflammatory bowel disease and domestic hygiene in infancy. Lancet 1994;343:766–7.
9. Bjarnason I, MacPherson A, Hollander D. Intestinal permeability: an overview. Gastroenterology 1995;108:1566–81.
10. Blumberg RS, Yockey CE, Gross GG, Ebert EC, Balk SP. Human intestinal intraepithelial lymphocytes are derived from a limited number of T cell clones that utilize multiple V beta T cell receptor genes. J Immunol 1993;150:5144–53.
11. Isaacs KL, Sartor RB, Haskill S. Cytokine messenger RNA profiles in inflammatory bowel disease mucosa detected by polymerase chain reaction amplification. Gastroenterology 1992;103:1587–95.
12. Taylor C, Jobin C. Ubiquitin protein modification and signal transduction: implications for inflammatory bowel diseases. Inflamm Bowel Dis 2005;11:1097–107.
13. Schreiber S, Nikolaus S, Hampe J, et al. Tumour necrosis factor alpha and interleukin 1 beta in relapse of Crohn's disease. Lancet 1999;353:459–61.
14. Danese S, Gasbarrini A. Chemokines in inflammatory bowel disease. J Clin Pathol 2005;58:1025–7.
15. Targan SR, Karp LC. Defects in mucosal immunity leading to ulcerative colitis. Immunol Rev 2005;206:296–305.
16. Cobrin GM, Abreu MT. Defects in mucosal immunity leading to Crohn's disease. Immunol Rev 2005;206:277–95.
17. Macdonald TT, Monteleone G. Immunity, inflammation, and allergy in the gut. Science 2005;307:1920–5.

18. Schreiber S. Of mice and men: what to learn about human inflammatory bowel disease from genetic analysis of murine inflammation. Gastroenterology 2005;129:1782–4.
19. Rosenstiel P, Fantini M, Brautigam K, Kuhbacher T, Waetzig GH, Seegert D, Schreiber S. TNF-alpha and IFN-gamma regulate the expression of the NOD2 (CARD15) gene in human intestinal epithelial cells. Gastroenterology 2003;124:1001–9.
20. Hampe J, Grebe J, Nikolaus S, et al. Association of NOD2 (CARD 15) genotype with clinical course of Crohn's disease: a cohort study. Lancet 2002;359:1661–5.
21. Hampe J, Cuthbert A, Croucher PJ, et al. Association between insertion mutation in NOD2 gene and Crohn's disease in German and British populations. Lancet 2001;357:1925–8.
22. Hugot JP, Chamaillard M, Zouali H, et al. Association of NOD2 leucine-rich repeat variants with susceptibility to Crohn's disease. Nature 2001;411:599–603.
23. Cho JH. Update on the genetics of inflammatory bowel disease. Curr Gastroenterol Rep 2001;3:458–63.
24. Ogura Y, Bonen DK, Inohara N, et al. A frameshift mutation in NOD2 associated with susceptibility to Crohn's disease. Nature 2001;411:603–6.
25. Liu Y, van Kruiningen HJ, West AB, Cartun RW, Cortot A, Colombel JF. Immunocytochemical evidence of Listeria, Escherichia coli, and Streptococcus antigens in Crohn's disease. Gastroenterology 1995;108:1396–404.
26. Lisby G, Andersen J, Engbaek K, Binder V. Mycobacterium paratuberculosis in intestinal tissue from patients with Crohn's disease demonstrated by a nested primer polymerase chain reaction. Scand J Gastroenterol 1994;29:923–9.
27. MacDonald TT, Gordon JN. Bacterial regulation of intestinal immune responses. Gastroenterol Clin North Am 2005;34:401–12.
28. Cario E. Bacterial interactions with cells of the intestinal mucosa: Toll-like receptors and NOD2. Gut 2005;54:1182–93.
29. Ott SJ, Musfeldt M, Wenderoth DF, et al. Reduction in diversity of the colonic mucosa associated bacterial microflora in patients with active inflammatory bowel disease. Gut 2004;53:685–93.
30. Ott SJ, Musfeldt M, Ullmann U, Hampe J, Schreiber S. Quantification of intestinal bacterial populations by real-time PCR with a universal primer set and minor groove binder probes: a global approach to the enteric flora. J Clin Microbiol 2004;42:2566–72.
31. Brignola C, Campieri M, Bazzocchi G, Farruggia P, Tragnone A, Lanfranchi GA. A laboratory index for predicting relapse in asymptomatic patients with Crohn's disease. Gastroenterology 1986;91:1490–4.
32. Farmer RG, Easley KA, Rankin GB. Clinical patterns, natural history, and progression of ulcerative colitis. A long-term follow-up of 1116 patients. Dig Dis Sci 1993;38:1137–46.
33. Farmer RG, Hawk WA, Turnbull RB Jr. Clinical patterns in Crohn's disease: a statistical study of 615 cases. Gastroenterology 1975;68:627–35.
34. Rao SS, Holdsworth CD, Read NW. Symptoms and stool patterns in patients with ulcerative colitis. Gut 1988;29:342–5.
35. Baron JH, Conell AM, Lennard-Jones JE. Variation between observers in describing mucosal appearance in proctocolitis. Br Med J 1964;5375:89–92.
36. Trulove SC, Richards WC. Biopsy studies in ulcerative colitis. Br Med J 1956;(4979):1315–8.
37. Rankin GB, Watts HD, Melnyk CS, Kelley ML Jr. National Cooperative Crohn's Disease Study: extraintestinal manifestations and perianal complications. Gastroenterology 1979;77:914–20.
38. Mekhjian HS, Switz DM, Melnyk CS, Rankin GB, Brooks RK. Clinical features and natural history of Crohn's disease. Gastroenterology 1979;77:898–906.
39. Parks AG, Gordon PH, Hardcastle JD. A classification of fistula-in-ano. Br J Surg 1976;63:1–12.
40. Ekbom A, Helmick CG, Zack M, Holmberg L, Adami HO. Survival and causes of death in patients with inflammatory bowel disease: a population-based study. Gastroenterology 1992;103:954–60.
41. Beck IT. Laboratory assessment of inflammatory bowel disease. Dig Dis Sci 1987;32:26S–41S.
42. Landi B, Anh TN, Cortot A, et al. Endoscopic monitoring of Crohn's disease treatment: a prospective, randomized clinical trial. The Groupe d'Etudes Therapeutiques des Affections Inflammatoires Digestives. Gastroenterology 1992;102:1647–53.
43. Maglinte DD, Chernish SM, Kelvin FM, O'Connor KW, Hage JP. Crohn disease of the small intestine: accuracy and relevance of enteroclysis. Radiology 1992;184:541–5.
44. Wijers OB, Tio TL, Tytgat GN. Ultrasonography and endosonography in the diagnosis and management of inflammatory bowel disease. Endoscopy 1992;24:559–64.
45. Pera A, Bellando P, Caldera D, et al. Colonoscopy in inflammatory bowel disease. Diagnostic accuracy and proposal of an endoscopic score. Gastroenterology 1987;92:181–5.
46. Potzi R, Walgram M, Lochs H, Holzner H, Gangl A. Diagnostic significance of endoscopic biopsy in Crohn's disease. Endoscopy 1989;21:60–2.
47. Summers RW, Switz DM, Sessions JT Jr, Becktel JM, Best WR, Kern F Jr, Singleton JW. National Cooperative Crohn's Disease Study: results of drug treatment. Gastroenterology 1979;77:847–69.
48. Rutgeerts P, Lofberg R, Malchow H, et al. A comparison of budesonide with prednisolone for active Crohn's disease. N Engl J Med 1994;331:842–5.
49. Singleton JW, Hanauer SB, Gitnick GL, Peppercorn MA, Robinson MG, Wruble LD, Krawitt EL. Mesalamine capsules for the treatment of active Crohn's disease: results of a 16-week trial. Pentasa Crohn's Disease Study Group. Gastroenterology 1993;104:1293–301.
50. Candy S, Wright J, Gerber M, Adams G, Gerig M, Goodman R. A controlled double blind study of azathioprine in the management of Crohn's disease. Gut 1995;37:674–8.
51. Pearson DC, May GR, Fick GH, Sutherland LR. Azathioprine and 6-mercaptopurine in Crohn disease. A meta-analysis. Ann Intern Med 1995;123:132–42.
52. Campieri M, Gionchetti P, Belluzzi A, et al. Optimum dosage of 5-aminosalicylic acid as rectal enemas in patients with active ulcerative colitis. Gut 1991;32:929–31.

53. Bullen TF, Hershman MJ. Surgery for inflammatory bowel disease. Hosp Med 2003;64:719–23.
54. Cummings JH, Kong SC. Probiotics, prebiotics and antibiotics in inflammatory bowel disease. Novartis Found Symp 2004;263:99–111; discussion 111–4, 211–8.
55. Isaacs KL, Lewis JD, Sandborn WJ, Sands BE, Targan SR. State of the art: IBD therapy and clinical trials in IBD. Inflamm Bowel Dis 2005;11:S3–12.
56. Sandborn WJ. New concepts in anti-tumor necrosis factor therapy for inflammatory bowel disease. Rev Gastroenterol Disord 2005;5:10–8.
57. Loftus CG, Egan LJ, Sandborn WJ. Cyclosporine, tacrolimus, and mycophenolate mofetil in the treatment of inflammatory bowel disease. Gastroenterol Clin North Am 2004;33:141–69.
58. Shanahan F. Probiotics in inflammatory bowel disease — therapeutic rationale and role. Adv Drug Deliv Rev 2004;56:809–18.
59. Ardizzone S, Bianchi Porro G. Biologic therapy for inflammatory bowel disease. Drugs 2005;65:2253–86.
60. Kusugami K, Ina K, Ando T, Hibi K, Nishio Y, Goto H. Immunomodulatory therapy for inflammatory bowel disease. J Gastroenterol 2004;39:1129–37.
61. Rubesin SE, Laufer I, Dinsmore B. Radiologic investigation of inflammatory bowel disease. Inflammatory Bowel Disease. Elsevier, New York, 1992, p. 458.
62. Bernstein CN, Boult IF, Greenberg HM, van der Putten W, Duffy G, Grahame GR. A prospective randomized comparison between small bowel enteroclysis and small bowel follow-through in Crohn's disease. Gastroenterology 1997;113:390–8.
63. Dixon PM, Roulston ME, Nolan DJ. The small bowel enema: a ten year review. Clin Radiol 1993;47:46–8.
64. Furukawa A, Saotome T, Yamasaki M, et al. Cross-sectional imaging in Crohn disease. Radiographics 2004;24:689–702.
65. Lipson A, Bartram CI, Williams CB, Slavin G, Walker-Smith J. Barium studies and ileoscopy compared in children with suspected Crohn's disease. Clin Radiol 1990;41:5–8.
66. Rohr A, Rohr D, Kuhbacher T, Schreiber S, Heller M, Reuter M. Radiological assessment of small bowel obstructions: Value of conventional enteroclysis and dynamic MR-enteroclysis. Rofo 2002;174:1158–64.
67. Broglia L, Gigante P, Papi C, Ferrari R, Gili L, Capurso L, Castrucci M. Magnetic resonance enteroclysis imaging in Crohn's disease. Radiol Med (Torino) 2003;106:28–35.
68. Hyer W, Beattie RM, Walker-Smith JA, McLean A. Computed tomography in chronic inflammatory bowel disease. Arch Dis Child 1997;76:428–31.
69. Rollandi GA, Curone PF, Biscaldi E, Nardi F, Bonifacino E, Conzi R, Derchi LE. Spiral CT of the abdomen after distention of small bowel loops with transparent enema in patients with Crohn's disease. Abdom Imaging 1999;24:544–9.
70. Quinn PG, Binion DG, Connors PJ. The role of endoscopy in inflammatory bowel disease. Med Clin North Am 1994;78:1331–52.
71. Carbonnel F, Lavergne A, Lemann M, et al. Colonoscopy of acute colitis. A safe and reliable tool for assessment of severity. Dig Dis Sci 1994;39:1550–7.
72. Itzkowitz SH, Present DH. Crohn's and Colitis Foundation of America Colon Cancer in IBD Study Group. Consensus conference: Colorectal cancer screening and surveillance in inflammatory bowel disease. Inflamm Bowel Dis 2005;11:314–21.
73. Theodossi A, Spiegelhalter DJ, Jass J, et al. Observer variation and discriminatory value of biopsy features in inflammatory bowel disease. Gut 1994;35:961–8.
74. Arrowsmith JB, Gerstman BB, Fleischer DE, Benjamin SB. Results from the American Society for Gastrointestinal Endoscopy/U.S. Food and Drug Administration collaborative study on complication rates and drug use during gastrointestinal endoscopy. Gastrointest Endosc 1991;37:421–7.
75. Lee EY, Stenson WF, DeSchryver-Kecskemeti K. Thickening of muscularis mucosae in Crohn's disease. Mod Pathol 1991;4:87–90.
76. Fefferman DS, Farrell RJ. Endoscopy in inflammatory bowel disease: indications, surveillance, and use in clinical practice. Clin Gastroenterol Hepatol 2005;3:11–24.
77. Parente F, Greco S, Molteni M, Anderloni A, Porro GB. Imaging inflammatory bowel disease using bowel ultrasound. Eur J Gastroenterol Hepatol 2005;17:283–91.
78. Di Sabatino A, Armellini E, Corazza GR. Doppler sonography in the diagnosis of inflammatory bowel disease. Dig Dis 2004;22:63–6.
79. Ell C, May A, Nachbar L, Cellier C, Landi B, di Caro S, Gasbarrini A. Push-and-pull enteroscopy in the small bowel using the double-balloon technique: results of a prospective European multicenter study. Endoscopy 2005;37:613–6.
80. May A, Nachbar L, Ell C. Double-balloon enteroscopy (push-and-pull enteroscopy) of the small bowel: feasibility and diagnostic and therapeutic yield in patients with suspected small bowel disease. Gastrointest Endosc 2005;62:62–70.
81. Lewis B. Enteroscopy. Gastrointest Endosc Clin N Am 2000;1:101–16.
82. Meron GD. The development of the swallowable video capsule (M2A). Gastrointest Endosc 2000;52:817–9.
83. Iddan G, Meron G, Glukhovsky A, Swain P. Wireless capsule endoscopy. Nature 2000;405:417.
84. Appleyard M, Glukhovsky A, Jacob H. Transit times for the capsule endoscope. Gastrointest Endosc 2001;53:122.
85. Given Imaging, 2 Hacarmel Street, Yoqneam 20692, Israel. Data supporting FDA non-adjunctive use labelling for capsule endoscopy, March 2003: Metaanalysis of 691 patients. Performance evaluation of Given diagnostic system in the diagnosis of small bowel diseases and disorders.
86. Lewis B. Metaanalysis of capsule endoscopy versus alternative modalities in the diagnosis of small bowel pathologies. Gastrointest Endosc 2004;54AB:105.
87. Chong AK, Taylor A, Miller A, Hennessy O, Connell W, Desmond P. Capsule endoscopy vs. push enteroscopy and enteroclysis in suspected small-bowel Crohn's disease. Gastrointest Endosc 2005;61:255–61.
88. Goldfarb NI, Pizzi LT, Fuhr JP Jr, Salvador C, Sikirica V, Kornbluth A, Lewis B. Diagnosing Crohn's disease: an economic analysis comparing wireless capsule endoscopy with traditional diagnostic procedures. Dis Manag 2004;7:292–304.

89. Carey E J. Single center outcomes of 260 consecutive patients undergoing capsule endoscopy for obscure GI bleeding. Gastroenterology 2004;126 AB 96.

90. Herrerias JM, Caunedo A, Rodriguez-Tellez M, Pellicer F, Herrerias JM Jr. Capsule endoscopy in patients with suspected Crohn's disease and negative endoscopy. Endoscopy 2003;35:564–8.

91. Eliakim R, Fischer D, Suissa A, Yassin K, Katz D, Guttman N, Migdal M. Wireless capsule video endoscopy is a superior diagnostic tool in comparison to barium follow-through and computerized tomography in patients with suspected Crohn's disease. Eur J Gastroenterol Hepatol 2003;15:363–7.

92. Fireman Z, Mahajna E, Broide E, et al. Diagnosing small bowel Crohn's disease with wireless capsule endoscopy. Gut 2003;52:390–2.

93. Arguelles-Arias F, Caunedo A, Romero J, et al. The value of capsule endoscopy in pediatric patients with a suspicion of Crohn's disease. Endoscopy 2004;36:869–73.

94. Guilhon de Araujo Sant'Anna AM, Dubois J, Miron MC, Seidman EG. Wireless capsule endoscopy for obscure small-bowel disorders: final results of the first pediatric controlled trial. Clin Gastroenterol Hepatol 2005;3:264–70.

95. Whitaker DA. Can capsule endoscopy help to differentiate the etiology of indeterminate colitis? Gastrointest Endosc 2004;59 AB177.

96. Mow WS, Lo SK, Targan SR, et al. Initial experience with wireless capsule enteroscopy in the diagnosis and management of inflammatory bowel disease. Clin Gastroenterol Hepatol 2004;2:31–40.

97. Swain P. Wireless capsule endoscopy and Crohn's disease. Gut 2005;54:323–6.

98. Lo SK. Capsule endoscopy in the diagnosis and management of inflammatory bowel disease. Gastrointest Endosc Clin N Am 2004;14:179–93.

99. Ge ZZ, Hu YB, Xiao SD. Capsule endoscopy in diagnosis of small bowel Crohn's disease. World J Gastroenterol 2004;10:1349–52.

100. Bourreille A, Jarry M, D'Halluin PN, et al. Wireless capsule endoscopy versus ileocolonoscopy for the diagnosis of post-operative recurrence of Crohn's disease: a prospective study. Gut 2006;55:978–83.

101. Voderholzer WA, Beinhoelzl J, Rogalla P, Murrer S, Schachschal G, Lochs H, Ortner MA. Small bowel involvement in Crohn's disease: a prospective comparison of wireless capsule endoscopy and computed tomography enteroclysis. Gut 2005;54:369–73.

102. Tabibzadeh S. Utility of wireless capsule endoscopy versus serology in the evaluation of small bowel Crohn's disease. Gastrointest Endosc 2003;57:AB174.

103. Bloom PD. Wireless capsule endoscopy is more informative than ileoscopy and SBFT for the evaluation of the small intestine in patients with known or suspected Crohn's disease. Gastroenterology 2004;124:A203.

104. Albert JG, Martiny F, Krummenerl A, et al. Diagnosis of small bowel Crohn's disease: a prospective comparison of capsule endoscopy with magnetic resonance imaging and fluoroscopic enteroclysis. Gut 2005;54:1721–7.

105. Cheifetz A, Sachar D, Lewis B. Small bowel obstruction — indication or contraindication for capsule endoscopy. Gastrointest Endosc 2004;59:AB102.

106. Debinski HS, Hooper J, Farmer C. Mucosal healing in small bowel Crohn's disease following therapy with infliximab. Assessment using Crohn's disease capsule endoscopic index. Fourth International Conference on Capsule Endoscopy March 5–8, 2005.

107. Chang PK, Holt EG, De Villiers WJ, Boulanger BR. A new complication from a new technology: what a general surgeon should know about wireless capsule endoscopy. Am Surg 2005;71:455–8.

108. Spada C, Spera G, Riccioni M, et al. A novel diagnostic tool for detecting functional patency of the small bowel: the Given patency capsule. Endoscopy 2005;37:793–800.

109. Gay G, Delvaux M, Laurent V, Reibel N, Regent D, Grosdidier G, Roche JF. Temporary intestinal occlusion induced by a "patency capsule" in a patient with Crohn's disease. Endoscopy 2005;37:174–7.

第 10 章

腹痛患者的应用

Martin Keuchel

要点

1. 慢性腹痛为消化内科的常见主诉。有时视频胶囊内镜可列为常规检查。然而，有关胶囊内镜对腹痛（或合并其他临床表现）患者的诊断、治疗及临床预后方面的资料还较少。
2. 视频胶囊内镜对于腹痛患者的诊断价值有限。
3. 腹痛患者伴发热、炎症征象、体重减轻、贫血或出血应怀疑Crohn病。常规内镜检查未见异常时，胶囊内镜为发现小肠黏膜异常最敏感的非侵入性检查手段。检查过程中应注意避免由于小肠肠腔狭窄所致的胶囊滞留。
4. 对于严格饮食控制下仍存在乳糜泻及复发性腹痛的患者，胶囊内镜可能有助于发现相关病变。
5. 胶囊内镜可明确小肠肿瘤诊断。但常于检查不明原因消化道出血时发现，而非腹痛时发现。
6. 一些临床研究通过胶囊内镜观察无症状NSAID使用者的肠道。有经胶囊内镜明确NSAID所致肠道狭窄导致肠梗阻的个案报道。
7. 腹痛伴腹泻为肠易激综合征常见的症候群之一，无需胶囊内镜检查。
8. 可疑小肠梗阻为胶囊内镜检查的相对禁忌证。对于有梗阻症状但未明确诊断的患者，胶囊内镜有助于术前诊断及发现可疑的肠道狭窄。
9. 胶囊内镜对于慢性腹痛、可疑肠粘连、慢性缺血性肠病及吸收不良综合征方面的相关资料较少，其诊断价值尚未明确。

引言

慢性腹痛患者行视频胶囊内镜（video capsule endoscopy，VCE）检查的适应证较难把握，完全不同于消化道出血。如患者存在明确出血，而上、下消化道内镜检查均未见异常，则基本可判断出血灶位于小肠。上述情况虽不常见，但很明确，已被多项前瞻性研究证实，并可作为VCE的一个适应证。不明原因消化道出血患者行VCE检查，其结果可有效指导治疗，已于第9章论述。

反之，慢性腹痛为临床常见症状，并可由多种原因引起，包括功能性、器官性、代谢性、中毒性或精神因素[1-5]。大部分腹痛患者伴有功能失常，肠内外器质性病变多可经常规检查确诊，VCE适应证范围有限。另一方面，一些患者要求进行各种检查，包括VCE，却无法接受功能性腹痛的诊断，如肠易激综合征（irritable bowel syndrome，IBS）。然而，腹痛伴头痛、背痛的现象很可能无法为医学解释，不过仍占据大量次级医疗保健份额[6]。但小肠器质性病变如Crohn病或肿瘤却常发生严重漏诊。由此，VCE因其高敏感性可能有助于上述疾病的早期诊断及治疗。慢性腹痛患者的VCE潜在适应证以及其他相关检查将于本章讨论。

慢性腹痛的诊断性检查

完整的病史及仔细的体格检查为明确诊断及治疗方案所必需的。若基础资料与实验室结果尚不充分，则需考虑进行"次级"评估，即影像检查，如腹部超声或CT检查[7]。

腹部超声为非侵袭性检查方法，常可用于诊断多种器质性原因所致腹痛，如胆石症、胰腺炎、肾结石、主动脉瘤、淋巴瘤、肿块等，此外还包括炎症性肠病（inflammatory bowel disease，IBD），尤其是回肠及回盲部Crohn病。因此，超声可作为肠道的一线检查方法[8]，但其对于明确小肠疾病方面的敏感性过低[9]。

以往，通过使用造影剂扩张肠腔，如口服法小肠造影（small bowel follow-through, SBFT），或以甲基纤维素进行灌肠的插管法小肠造影，为小肠的主要检查手段[10]。但其对腹痛患者的诊断率低。有报道插管法小肠造影可于10%（8/84）的慢性腹痛患者中检出有意义的表现，包括粘连、Crohn病、憩室炎、空肠肿瘤、附件炎或乙状结肠癌复发所致肠腔狭窄；其中5例存在狭窄[11]。CT及MRI造影检查均需扩张肠腔，但所用造影剂不同，横断图像可同时显示肠外病变。并可能为VCE检查前排除并发症，包括狭窄、瘘管、脓肿或其他导致腹痛的肠外因素，最有价值的放射性检查方法。

内镜并非诊断IBS的必要检查[12]，但可用于患者出现报警症状（体重减轻、缺铁性贫血、便潜血阳性及吞咽困难）、高龄及消化道肿瘤家族史的情况。上、下消化道内镜可排除常见的严重消化道疾病，如消化性溃疡及结直肠肿瘤[13]。回盲部内镜检查为IBD诊断的金标准[14]。

一项回顾性研究中，8例接受VCE的腹痛患者中有6例同时接受了传统内镜检查，但均未明确诊断。此外，胶囊滞留率达3.8%，为消化道出血时的2倍[15]。上述结果证实，只有上消化道内镜及结肠镜无阳性发现时才可考虑实施VCE检查。

推进式小肠镜可探查近端小肠，同时进行活检。但其对腹痛的诊断率仍低，为0%～10%[16, 17]。因此，认为其对于慢性腹痛的诊断价值不大[18]。

新兴的双气囊小肠镜（double balloon enteroscopy, DBE）可探查80%患者的全段小肠[19]，可用于慢性腹痛患者的诊断，尤其是可疑Crohn病时。DBE要求镇静、荧光透视以及技术熟练的内镜团队，常需经口及经肛门双向进镜。因此，对于小肠疾病的初期诊断方面，尚无法取代VCE，或许于强烈可疑Crohn病所致狭窄时，应选择可行活检及球囊扩张的DBE[20]，还可避免发生胶囊滞留。

腹腔镜为慢性腹痛的有效诊治手段，尤其对于既往腹部手术者[21, 22]。诊断主要为粘连、阑尾病变及妇科疾病。有报道，诊断性腹腔镜手术中，近一半患者同时进行了针对病因的确定性治疗操作[21]。

慢性腹痛患者的VCE检查

在VCE的相关研究中，可能有一或数名慢性腹痛患者参与，但针对性试验很少。Bardan等人[23]进行的一项前瞻性研究中，20名慢性腹痛患者经上、下消化内镜、钡剂造影及腹部CT检查均无阳性发现，而VCE的结果为17例正常，2例于小肠末段显示微小糜烂灶，1例见2枚无蒂息肉。但上述发现似乎均与症状无关。Fireman等人[24]报道的一项多中心研究中，24例腹痛/IBS患者进行VCE检查，仅有1例阳性发现，符合Crohn病。Romero-Vázquez等人[25]报道，27/60例慢性腹痛且不伴报警症状者VCE检查结果正常；其中20%有与症状无关的发现，33%提示轻微的非特异性肠道异常，仅1例见空肠多发糜烂与溃疡。而Spada等人[26]检查了15例慢性腹痛患者，80%（12/15）结果正常，1例发现回肠糜烂及狭窄，并经手术证实为狭窄型类癌。作者提出由于诊断率低，故VCE对于慢性腹痛患者意义不大。

一项15名复发性腹痛儿童（5～16岁）参与的VCE研究中，Arguelles-Arias等人[27]报道47%（7/15）发现回肠末端淋巴样增生、肠套叠，但被认为与患者症状无关，另有1例不明原因盲肠出血。

VCE使非侵入性全小肠检查成为可能。然而，仅可发现小肠结构改变，如血管异常、炎症、肿瘤或梗阻等。对于上述病变，VCE较之其他检查敏感性强。但因其费用高，读片耗时长，加之小肠疾病发病率低，有碍VCE成为临床常规筛查工具。

VCE对单纯性腹痛的诊断率较低，且检查结果与插管法小肠造影及推进式小肠镜一致。因此，其重要性可能在于鉴别小肠黏膜病变与其他疾病症状及检查异常所见，不仅可为小肠器质性疾病提供早期诊断，还可避免将VCE用于功能性或非小肠源性疾病。有关上述复杂情况的资料，特别是VCE检查用于诊断的临床范围尚未进行充分归纳。结合患者临床表现及其可能诊断（详见下文），表10.1列出有关慢性腹痛患者行VCE检查的可能适应证建议。

Crohn病性腹痛

以色列Fireman等人[28]开展了第一项有关可疑Crohn病的前瞻性研究，12/17例患者的VCE检查有阳性发现。可疑临床症状包括腹痛（71%）、贫血

表10.1 慢性腹痛患者行VCE检查的可能适应证

腹痛伴随症状及体征	疑似诊断	阴性检查后VCE	有关证据（研究）
腹泻、发热、白细胞及CRP增高、贫血	Crohn病	是	前瞻性、回顾性
复发性食源性口炎性腹泻	难治性口炎性腹泻、瘤变	是	前瞻性
肠道出血	肿瘤	是	回顾性病例报告
长期服用NSAID	NSAID所致狭窄	仅于提示手术时	小样本病例报告
腹痛固定、手术史、间断梗阻	粘连	?	个案报告
餐后腹痛、体重下降、腹泻、广泛动脉粥样硬化	缺血性肠炎	限于诊断不明病例	病例报告
腹泻，Rome Ⅱ标准	肠易激综合征	否	前瞻性、无Rome Ⅱ标准
吸收不良、低蛋白性水肿、渗出性肠炎	原发性淋巴管扩张、其他肠炎	少数病例	病例报告
痉挛性餐后腹痛、呕吐、体重下降、复发性梗阻	梗阻	限于诊断不明病例提示手术	小样本回顾性病例报告

CRP，C反应蛋白；NSAID，非甾体类抗炎药。

（59%）、腹泻（35%）及体重减轻（18%），但Crohn病变阳性者中贫血较腹痛更多（75% vs 67%）。

中国的Ge等人[29]进行了相似的前瞻性性研究。包括一系列Crohn病可疑症状、体征。起初，最常见的症状为腹痛（14/20，70%）。但在13例VCE检查证实Crohn病的患者中，85%便潜血阳性，77%存在贫血，仅54%有腹痛。而Herreias等人报道的一项前瞻性研究中，21例患者经VCE检查后9人考虑Crohn病，症状主要为腹痛及腹泻，伴随不同程度的体重减轻、发热、贫血、白细胞及C反应蛋白增高。且之前的内镜与口服法小肠造影均未见异常[30]。

澳大利亚Chong等人的一项前瞻性研究报道了21例可疑Crohn病患者[31]。3例VCE检查异常确诊。其中2例可疑，但仅1例存在腹痛，并伴腹泻及体重减轻。另1例有腹痛、腹泻、口腔溃疡和缺铁性贫血，VCE见空肠环周溃疡，后因肠缺血而切除。

7/12（58%）例12~16岁儿童VCE检查提示可疑小肠Crohn病[32]，而超声、口服法小肠造影及上、下消化内镜均正常。其中一半患者VCE检查前行回肠内镜未见异常。临床58%患者的Crohn病可疑症状包括腹痛伴体重减轻、发热、实验室检查异常（贫血以及白细胞、CRP增高），腹泻者占50%。

Mow等人[33]报道8例可疑Crohn病患者。其中2例有小肠梗阻史，其VCE结果考虑Crohn病。而2例单纯腹痛者VCE未见异常。腹痛伴腹泻且内镜正常的可疑Crohn病患者可能并非VCE的最佳适应证。一项研究显示，9例传统内镜未见异常者，5例存在腹痛、腹泻，伴发热或白细胞增高等炎症反应，VCE提示疑似Crohn病[34]。

以色列Eliakim等人开展的一项前瞻性研究中，35例可疑Crohn病患者（88%腹痛、83%腹泻、69%体重减轻），VCE检查的诊断率为77%，为CT及SBFT的3倍。且与其他研究结论不同，回结肠镜亦检出17例。鉴于所有患者的回结肠镜结果均验证了VCE的阳性发现，故其可能独立诊断本病。上述结果进一步证实目前诊断策略的正确性，即仅于全面的传统消化内镜及组织学检查除外溃疡性结肠炎及结肠癌后，再考虑VCE检查。

虽然有关研究结果存在较大差异，但亦显示VCE对于发现小肠Crohn病黏膜病变方面优于放射性检查。单纯腹痛并非Crohn病的良好预警指标，伴随发热、炎症、体重减轻、贫血及出血可能增加可疑性。少数小肠Crohn病位于回肠末端，传统内镜检查阴性时VCE可提供诊断线索。

值得注意的是，纤维性狭窄可能为Crohn病梗阻性腹痛的原因，但不常见。少数病例可经VCE检查发现，手术可能较药物治疗更有效。

Crohn病VCE检查所见

典型但非特异性Crohn病黏膜表现包括裂隙样（图10.1a）、阿弗他样（图10.1b）或匍行溃疡、中心绒毛缺如（绒毛侵蚀）、水肿、发红以及黏膜呈鹅卵石样改变，偶见溃疡侵蚀（图10.2）或纤维（图10.3）狭窄、出血或瘘管形成。

VCE对于可疑Crohn病的诊断价值

腹痛伴或不伴腹泻、出血、炎症或吸收不良应考虑Crohn病诊断，VCE为传统内镜阴性的可疑Crohn病患者有效的非侵袭性检查。尽管放射线检查对于探查黏膜病变的敏感性不如VCE，但可作为VCE前排除严重狭窄的确定性手段，此时亦可选择可生物降解的探路胶囊内镜（Given Imaging，Yoqneam，以色列）。双气囊小肠镜同样可用于狭窄患者。

乳糜泻性腹痛

除腹泻伴吸收不良外，乳糜泻还可能表现为多种消化道症状，包括腹痛[36]。由加拿大与土耳其复发性腹痛儿童参与的研究显示，乳糜泻的血清标记物抗肌内膜抗体阳性率过低（1.2%及2.7%），故目前不推荐将其作为筛查指标[37, 38]。有报道，超过5%的成人IBS患者存在乳糜泻，其中大部分人的抗肌内膜抗体阳性[39]。

空回肠绒毛萎缩为最典型的内镜表现，但亦可能累及全小肠。水中高清内镜为观察绒毛提供了理想的视野[40]。VCE检查的大部分时间均为水中图像，有助于发现绒毛萎缩。一项小样本研究证实了VCE所见与组织学检查的良好相关性[41]。因此，慢性腹痛患者的VCE检查结果可能提示弥漫性乳糜泻。少数弥漫性

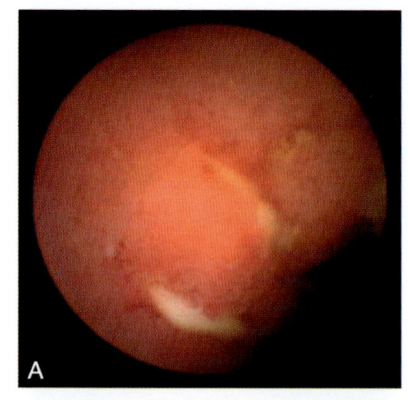

图10.1 Crohn病。（a）裂隙样溃疡及（b）回肠黏膜铺路卵石样改变（一位腹痛伴发热、贫血及CRP增高的70岁女性患者）。

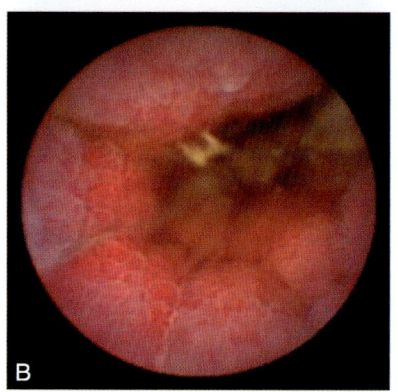

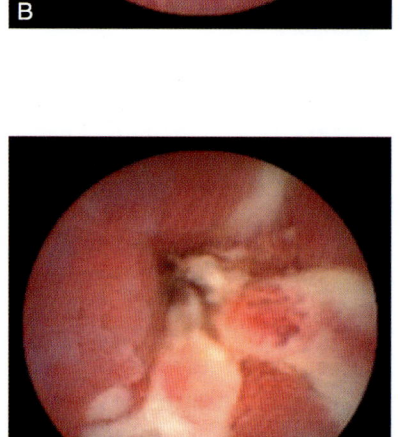

图10.2 Crohn病患者回肠末端溃疡性狭窄，胶囊内镜顺利进入盲肠。

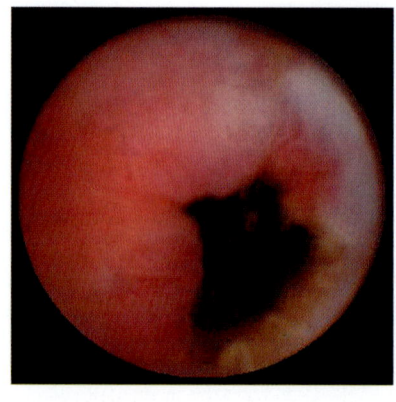

图10.3 Crohn病中段空肠的纤维性狭窄，胶囊内镜于14天后延迟排出。该患者表现为餐后腹痛及间断呕吐，既往上、下消化道内镜及钡灌肠检查均阴性，且腹腔镜下肠粘连松解术无效。后经手术证实肠腔狭窄，狭窄段切除后患者症状缓解。

乳糜泻黏膜改变有限，如十二指肠，VCE常易漏诊。Culliford等人[42]提出以下观点，所有VCE检查阴性的明确乳糜泻患者传统内镜下可见乳糜泻表现。鉴于可能漏诊十二指肠局限性病变，以及无法活检、费用高、诊断耗时长等问题，目前并未将VCE作为乳糜泻诊断的一线手段。抗肌内膜或重组抗体组织型谷氨酰胺转移酶（tissue-transglutaminase，t-TG）抗体具有高度敏感性及特异性，成本合理，且为非侵袭性。抗麦胶蛋白抗体检查因敏感性及特异性均差，故不宜应用。尽管缺乏相关数据支持，但对于传统检查正常的患者，如t-TG/肌内膜抗体阴性或十二指肠镜及十二指肠活检正常，VCE似乎亦无法提供乳糜泻的诊断依据。

尽管如此，仍有证据表明VCE在诊断复杂口炎性腹泻方面存在潜在作用。最初报道为VCE可用于诊断溃疡性空肠回肠炎[43]及肠病伴T细胞淋巴瘤[44]。第一项在纽约开展的单中心前瞻性研究中，47例复杂口炎性腹泻患者接受了VCE检查，其中阳性发现者占很大比例[42]。87%患者可见绒毛萎缩及裂隙样、马赛克样病变，累及回肠者占34%。此外，52%的无麦麸饮食腹痛患者（n=27）无意中发现病变，主要为溃疡。另有1例复发性腹痛患者存在狭窄及肠套叠。6例患者可见小肠结节，其中2例有腹痛。十二指肠活检提示溃疡性及异常T淋巴细胞克隆，可疑淋巴瘤。本研究中仅1例不明出血患者被证实为腺癌。值得注意的是，大部分患者（包括肿瘤）反复进行放射线检查如CT、口服法小肠造影或插管法小肠造影等，结果均为阴性。

一项欧洲的多中心研究初步结果与此类似，证实74%（32/43）无麦麸饮食而症状持续的患者存在黏膜改变，另发现2例狭窄及2例肿瘤（4.6%）[45]。

VCE并非无症状口炎性患者随诊的推荐适应证。尽管如此，其应可用于严格控制饮食但仍反复发作的病例。对照分析研究证实，VCE可有效诊断以难治性腹泻为主要表现且放射线检查阴性的不明原因消化道出血及Crohn病患者，并可取代SBFT及插管法小肠造影用于肿瘤诊断。

乳糜泻VCE检查所见

口炎性腹泻可见全段或部分小肠绒毛萎缩，黏膜呈马赛克样，皱襞减少或呈扇形（图10.4a）。上述表现可于无麦麸饮食后消失，但相当多的患者仍持续存在或间断发作，并可见小糜烂灶。合并溃疡、皱襞增厚（图10.4b）、肿块或狭窄可能提示难治性腹泻、溃疡样小肠炎、肠道相关性T淋巴细胞瘤或腺癌。

VCE对于乳糜泻的诊断价值

抗肌内膜/t-TG抗体检测及上消化道内镜联合十二指肠活检仍为可疑乳糜泻的重要检查手段。但对于难治性口炎性腹泻患者的随诊，VCE可能为敏感性最高的非侵袭性检查手段。

腹痛与小肠肿瘤

小肠肿瘤罕见且通常发现较晚。由于早期诊断为影响预后的重要因素，因此慢性腹痛患者应考虑本病。疼痛及间断梗阻为肿瘤进展期表现，而不明原因出血与缺铁性贫血则应高度警惕小肠肿瘤病变[46]。

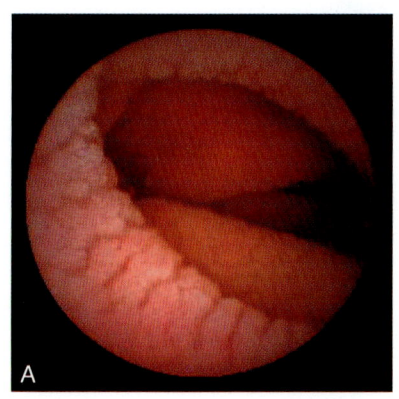 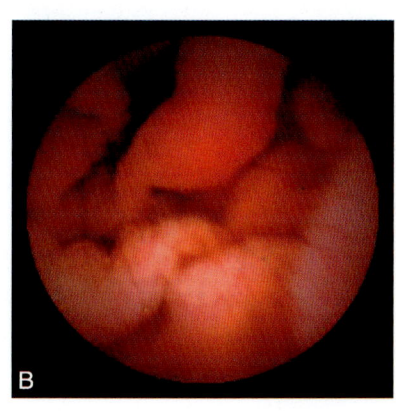

图10.4 乳糜泻伴反复腹部不适。(a) 绒毛萎缩、黏膜马赛克样表现及全空肠扇形皱襞。(b) 此外，可见一增厚的黏膜皱襞。行结肠镜检查并对可疑部位活检以除外淋巴瘤。上述表现见于一名66岁经数年不含麸质饮食后仍存在乳糜泻伴腹痛的患者。

表10.2　小肠肿瘤

	良　性
增生	增生性息肉、十二指肠腺（Brunner腺）增生
错构瘤	Peutz-Jeghers息肉、幼年型息肉
组织异位	异位胰腺、异位胃黏膜
上皮性肿瘤	腺瘤
间叶细胞瘤	血管瘤、淋巴瘤、平滑肌瘤、脂肪瘤、神经纤维瘤
	恶　性
原发性	上皮性肿瘤（腺癌、神经内分泌瘤）
	间叶细胞瘤（胃肠间质瘤、肉瘤）
	淋巴瘤
转移性	

腺癌是最常见的原发性小肠恶性肿瘤。近段小肠好发，故1/3的病例可于上消化道内镜下诊断[47]。其他良恶性小肠实体肿瘤还包括良性间叶细胞瘤、类癌、胃肠间质瘤、淋巴瘤等（见表10.2）。

报道显示VCE发现的小肠肿瘤常见于不明原因出血患者。Mascarenhas-Saraiva等人进行了首次回顾性研究，VCE发现的5例小肠肿瘤中，1例为存在慢性腹痛的回肠类癌[48]。然而，部分类癌被认为是惰性肿瘤，为偶然发现[49]。表10.3列出Humburg Altona的研究结果。大部分肿瘤由于不明原因出血而被发现。3例存在腹部不适而无出血的小肠类癌患者检出时已发生肝转移；另1例有梗阻症状。一项澳大利亚开展的多中心研究中，Bailey等人报道VCE检出的26/416例小肠肿瘤[50]。其中21例的适应证为不明原因出血，仅1例为腹痛。法国的Delvaux等人报道的一项研究中，275例不明原因出血患者接受VCE检查，其中22例为小肠肿瘤[51]，且56%~69%为恶性[50-52]。绝大多数VCE检出的小肠肿瘤合并肠道出血。仅少数源于腹痛，主要为晚期肿瘤或发生梗阻。尚无证据支持VCE检查适用于不伴小肠出血或梗阻的腹痛患者排除肠道肿瘤。尽管小肠肿瘤的预后依赖于早期诊断，但腹痛并非肿瘤的早期症状。一方面，IBS为腹痛的常见病因，在美国，其患者数达15 000 000人[13]。另一方面，有报道小肠恶性肿瘤的发生率为每年5300例[53]，且VCE检出的小肠肿瘤多存在不明原因出血。因此，大部分表现为腹痛且无报警症状的小肠早期肿瘤未必可经VCE发现。

小肠肿瘤VCE所见

良性小肠肿瘤大多为黏膜下肿物，表面光整或有浅溃疡。而恶性肿瘤，尤其是类癌及胃肠间质瘤亦可表现为黏膜下肿瘤。可能表现为溃疡型、浸润型、息肉型或梗阻型（图10.5）。

VCE对于小肠肿瘤的诊断价值

VCE更多于出血，而非腹痛的情况下诊断小肠肿瘤。很多晚期肿瘤或发生梗阻时可导致腹痛。对于间

表10.3　小肠肿瘤的VCE适应证——出血/腹痛

VCE适应证	VCE检出肿瘤例数	放射线检查肿瘤检出率
不明原因出血	9例恶性[a]	3/5
	4例良性[b]	3/4
	4例无组织分型[c]	
腹痛合并肝转移	3例类癌	2/3
腹痛合并梗阻	1例类癌	1/1
腹痛合并神经纤维瘤病	1例神经纤维瘤	1/1
腹痛合并体重减轻、类癌史	1例平滑肌瘤	0/1

[a] 腺癌、GIST、黑色素瘤、支气管癌转移。
[b] 异位胰腺、腺瘤、脂肪瘤、纤维瘤。
[c] 临床及内镜可疑：巨大增生性息肉、脂肪瘤、Kaposi肉瘤。

断发生梗阻，但放射性检查阴性的患者，VCE可能有助于指导手术的制定与实施。

NSAID肠病性腹痛

NSAID所致肠黏膜病变常被忽视。本病可表现为体重减轻、腹痛及腹泻。而缺铁性贫血为其最常见的并发症，严重小肠出血、穿孔及梗阻罕见[54]。NSAID肠病患者可因不明原因出血行VCE检查确诊[55]。大部分服用NSAID者的VCE发现来自于志愿者。Maiden等人于27/40（68%）名志愿者口服双氯芬酸2周后发现小肠新发病变。其中13%的VCE检查可见明确或不明确出血[56]。另一项对照研究中，Graham等人对服用NSAID者进行VCE检查，71%（15/21）发现空肠红斑、糜烂和溃疡，对照组则为10%[57]。Goldstein等人[58]开展了目前样本数最大的相关研究，14%（57/413）经VCE检查发现黏膜病变。且原本无病变者服药2周复查发现新发病变率，于安慰剂组、塞来昔布组及萘普生联合奥美拉唑组分别为7%、16%及55%。用VCE诊断NSAID肠病或Crohn病时，应考虑上述难以解释的健康志愿者存在黏膜损害的现象。

现已证实VCE检查对于诊断NSAID相关肠病敏感性较高，但可能夸大真实情况。这种高敏感性适用于明确小肠出血性病变。然而，可能缘于NSAID本身的镇痛作用，微小黏膜病变一般不引起明显的腹痛。上述研究显示NSAID相关肠黏膜病变的发生率高，但并未报道患者或志愿者主诉不适，尽管仍未明确。因

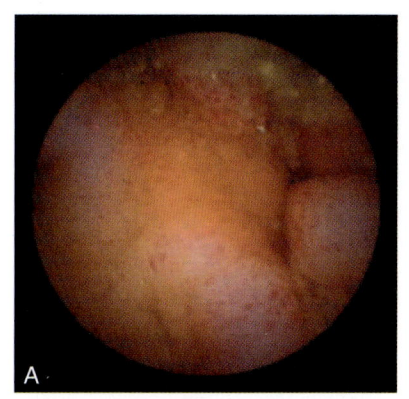
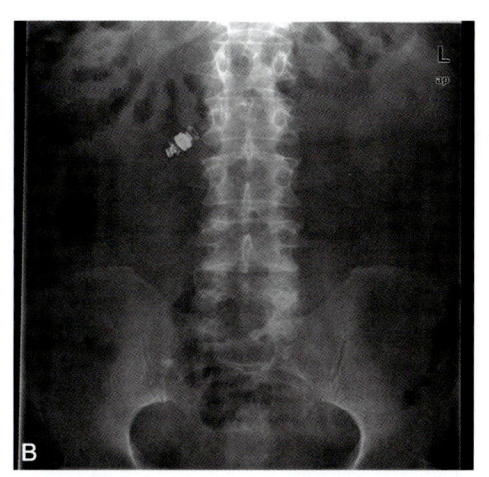
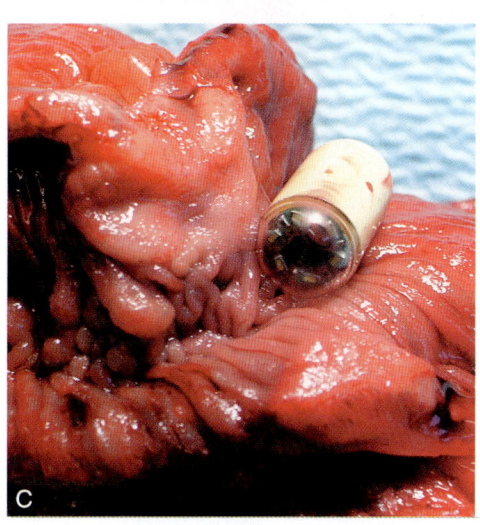
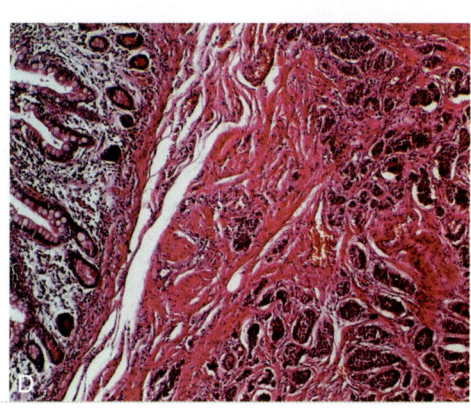

图10.5 类癌所致狭窄。胶囊内镜可见浸润性肿瘤导致近段结肠出血点及肠腔狭窄。（a）经腹平片证实胶囊内镜滞留。（b）注意胶囊的位置，容易误认为位于横结肠。（c）手术标本示浸润的肿瘤及滞留的胶囊（courtesy of Christopher Pohland, MD）。（d）组织学证实为类癌（courtesy of Renate Höhne, MD）。此患者49岁，表现为餐后腹痛数月，插管法小肠造影检查发现可疑回肠狭窄。

此，现有数据并不支持VCE检查对于诊察导致腹痛的NSAID相关肠病非常重要。

NSAID所致小肠隔膜形成导致梗阻性腹痛的情况各异。1例经VCE确诊的NSAID导致多发小肠隔膜的病例报道中，患者仅表现为复发性梗阻而无腹痛[59]。另1例双气囊小肠镜发现隔膜样改变患者则以需要输血治疗的消化道出血为主要表现，最后出现梗阻[60]。Cave及其同事报道了11例VCE检查确诊的NSAID导致狭窄者，但仅2人存在腹痛，另9例患者表现为不明原因出血[61]。VCE有助于发现术中可能漏诊的明显狭窄。发现狭窄同时极可能并发胶囊滞留，这种情况下以及患者主诉严重不适时适合手术治疗，有胶囊滞留的可能，患者因会承担手术风险而不愿接受。疑似病例可考虑于VCE检查之前试用探路胶囊。

NSAID相关肠病VCE所见

NSAID肠病可表现为糜烂、溃疡、红斑、绒毛破坏（侵蚀）及出血（图10.6）。难以与Crohn病鉴别。合并狭窄时可见特征性隔膜样外观。

VCE对于NSAID相关肠病所致腹痛患者的诊断价值

肠黏膜损害为服用NSAID者的常见并发症，但很少引起腹痛，除非合并狭窄时。

腹痛与粘连

粘连为慢性腹痛患者腹腔镜最常见的表现[21, 22]。腹腔镜粘连松解术疗效存在争议。大部分患者受益[22, 62]。既往手术情况为影响松解是否完全的重要因素，但并不决定短期效果[63]。另一方面，部分患者行未采取

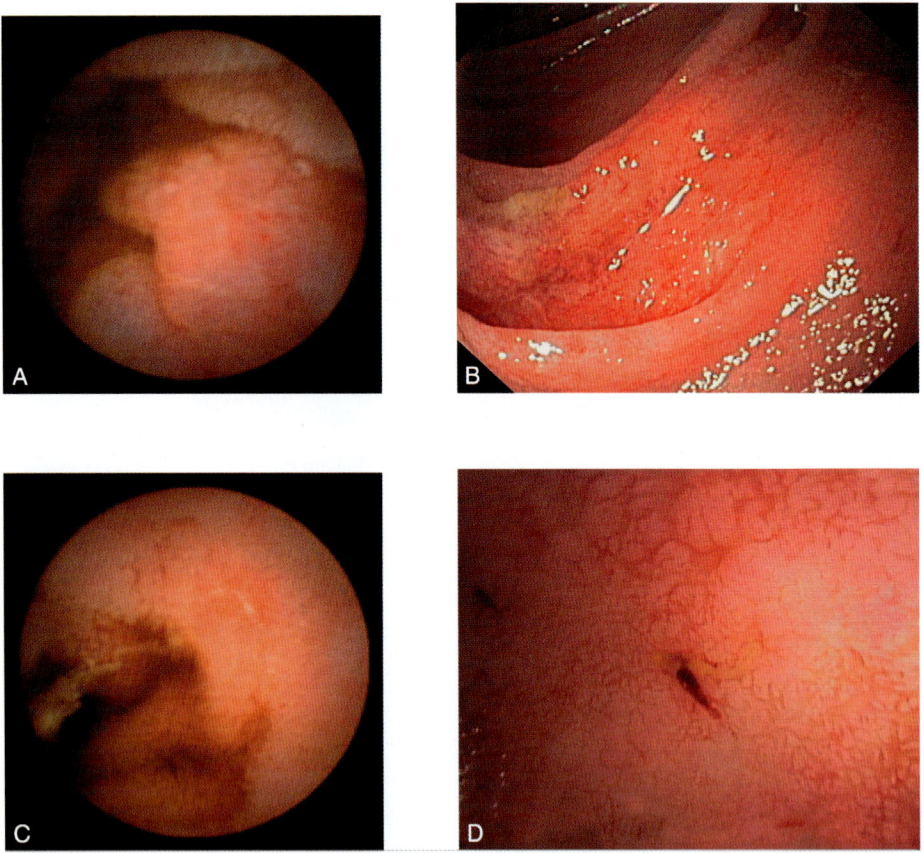

图10.6 NSAID相关肠病。（a）胶囊内镜示空肠内浅表炎症部位，表现为黏膜红斑、绒毛缺失及不连续的黏膜水肿。（b）相应部位推进式小肠镜检查所见。（c）胶囊内镜进一步提示回肠黏膜小的口疮样溃疡。（d）相应部位回肠镜检查示伴弥漫性出血的小溃疡（未显示）。活检诊为非特异性溃疡，排除Crohn病。该患者为80岁女性，服用阿司匹林治疗冠心病，服用双氯芬酸治疗关节痛，临床表现为严重的小肠出血。停药后出血停止，不伴腹痛或腹泻。

任何治疗的腹腔镜探查术后不适主诉减少，提示可能的安慰剂作用[22]，而小样本研究显示长期获益者仅为45%[64]。因此，对于可疑粘连的患者来说，可指导腹腔镜操作的非侵入性检查手段可显著改善诊疗。理论上，通过VCE检查观察粘连处肠壁与肠腔情况非常有趣。但至今尚未建立小肠粘连及松解术效果的VCE诊断标准。一方面，腹腔镜证实严重粘连的患者VCE检查仅发现轻微异常；另一方面，小肠造影未见狭窄的小肠粘连可能导致胶囊滞留而需手术介入[65]。

VCE检查发现肠腔内"索条"状改变时，应怀疑粘连。粘连处可见明显弯曲的肠壁轮廓，但亦常见于正常人。胶囊通过延迟或可导致图像灰暗的肠腔扩张可能支持本病诊断。而后者亦可能由于VCE检查前行清洁灌肠所致。尚无有关VCE用于诊断粘连的适应证研究，因此目前并不推荐相关患者行VCE检查。

存在腹痛或其他表现（如缺铁性贫血）的可疑粘连患者行VCE检查前，应试用可生物降解的探路胶囊。然而对于Crohn病患者，探路胶囊亦可能滞留于长段狭窄（不一定为粘连所致）或降解不完全。迄今为止，尚未证实探路胶囊可用于粘连性腹痛的诊断。

小肠粘连VCE检查所见

肠腔内可见"索条"状病变（图10.7）。梗阻可导致肠道扩张，造成图像灰暗并延长胶囊通过时间。

VCE对于小肠粘连的诊断价值

尚无VCE对于小肠粘连诊断方面的数据。需行腹腔镜明确有无小肠粘连前，目前建议行放射线检查。VCE是否有助于该病诊断应进一步研究证实。

而由于其他原因对可疑粘连患者行VCE检查前可试用探路胶囊。

慢性肠系膜缺血性腹痛

可疑小肠慢性缺血常基于患者病史，如动脉粥样硬化、典型餐后腹部绞痛、体重减轻以及间断慢性腹泻。诊断金标准为血管造影术，并可同时行血管扩张剂注射、环周狭窄扩张或支架植入[66]。尽管如此，非侵袭性的CT血管造影具有相似的诊断价值[67]。

内镜检查可能夸大诊断。阳性发现包括皱襞边缘圆形溃疡、黏膜水肿、淋巴管扩张及狭窄。部分不明原因的良性狭窄可能由于缺血所致。缺血性肠病进展过程中狭窄加重为VCE检查的应用障碍。高分辨率螺旋CT可排除严重长段狭窄，并提供有关血管情况的重要信息。而肠系膜动脉及腹腔干的三维立体重建可能更为精确。VCE仅用于少数可疑缺血性小肠炎的患者。已有1例缺血患者经VCE发现包括绒毛萎缩在内的弥漫性黏膜改变的报道[68]，但另有1例病例报道显示CT明确严重肠系膜上动脉狭窄，但VCE检查正常[69]。目前，VCE并非诊断慢性肠系膜缺血的有效工具。然而，缺血应包含于肠道溃疡病因的鉴别诊断中，尤其对于位于皱襞边缘且合并狭窄的部分或环周溃疡。

缺血性肠病VCE检查所见

缺血性肠病的内镜表现包括溃疡，常呈环周或半周，位于Kerckringv皱襞边缘（图10.8a）。重症者溃疡可侵及大段肠腔并导致狭窄。还可见伴随溃疡的非

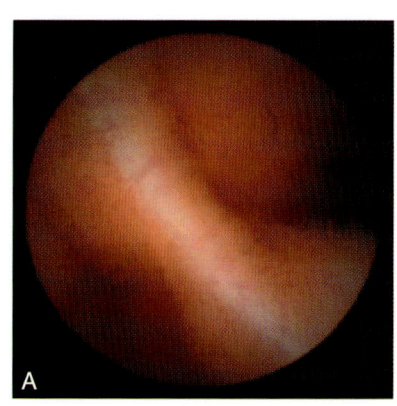
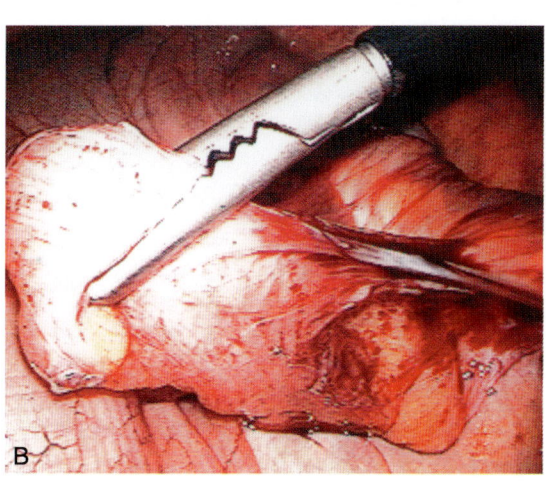

图10.7 肠粘连。(a) 小肠袢腔内可见一"索条"穿过。(b) 腹腔镜下所见肠粘连。该24岁女性患者于Meckel憩室切除术后表现为局限性腹痛，6个月后实施腹腔镜下粘连松解术效果不佳。(From Keuchel et al (2006): Postoperative Changes. In Keuchel M, Hagenmüller F, Fleischer D (eds). Atlas of Video Capsule Endoscopy with permission from Springer Verlag.)

特异性表现，如红斑、水肿及淋巴管扩张（图10.8b）。

VCE对于缺血性肠病的诊断价值

本病发病率低，且血管造影为明确诊断及指导治疗的必要手段，故VCE检查应用有限，其适用范围可能为病因不明的缺血性肠病患者。但需考虑到高狭窄率，包括进一步行小肠切除术的可能。

肠易激综合征（IBS）性腹痛

IBS为存在不同程度慢性腹部不适的功能紊乱，诊断标准不一，如Rome Ⅱ标准[70]。主要表现为腹痛和/或腹泻及便秘。IBS患者常有多种不适主诉，并因小问题反复就诊。其心理问题增加[71]。英国胃肠病学会指南[71]推荐，小于45岁、具有典型症状、体格检查正常且无报警症状如体重减轻、贫血、便血或致失眠者，无需行进一步诊断性检查。这也适用于腹痛诊断率不高的VCE检查。尽管相关研究未予明确阐述[23-27]，但可能大部分病例为功能性紊乱/IBS所致。

由于此病为功能性，故VCE检查可能无明显小肠黏膜改变。有人提出消化道动力异常为病理生理异常因素之一[12]。今后通过VCE检查观察动力的学术研究可能有助于该领域的探索，但目前VCE对于IBS诊断价值不大。IBS为一"安全"诊断[12]，但部分符合IBS标准的患者被诊为乳糜泻[39]。然而，口炎性腹泻患者行血清学检测较之VCE检查性价比更高。此外应考虑其他器质性疾病，主要为Crohn病或肠道肿瘤[39]。目前，尽管资料有限，但VCE对于存在腹痛伴或不伴腹泻的可疑IBS患者意义不大。此基本观点需今后进行大样本的IBS前瞻性研究印证。

IBS患者VCE检查所见

IBS患者VCE检查基本正常。与正常志愿者所见相同，无红斑、淋巴管扩张或单发黏膜破损等特异性表现。

VCE对于IBS的诊断价值

尚无证据支持VCE适用于IBS诊治。散在及非特异性发现可能误诊患者，如诊为Crohn病，或过度诊断导致更多检查如推进式小肠镜、双气囊小肠镜、放

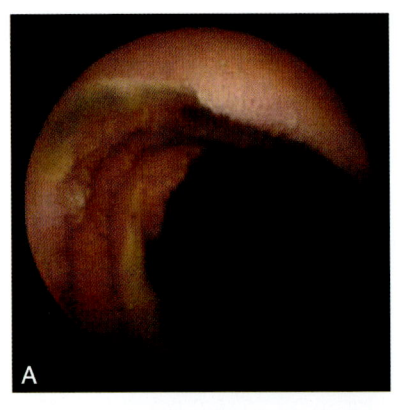
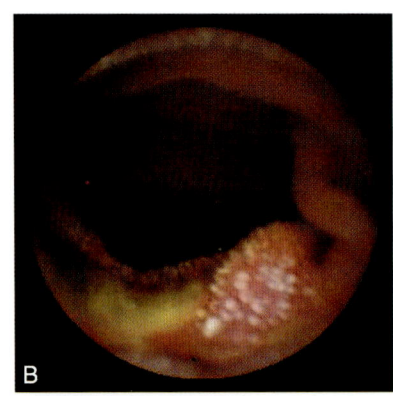
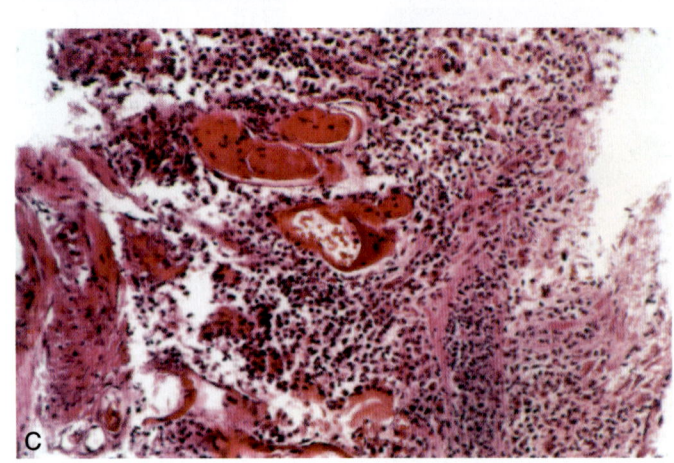

图10.8 缺血性肠病。（a，b）胶囊内镜示线性、半环形溃疡，主要位于小肠皱襞边缘。此外，尚可见黏膜水肿及淋巴管扩张（白色绒毛）。通过推进式小肠镜活检证实为缺血性肠炎，表现为透壁性炎症及透明血栓（c, H&E染色, courtesy of Volker Hartmann, MD）。该63岁患者既往有"自发性"十二指肠穿孔、微血管病、糖尿病和腹腔干狭窄（临床上表现为腹痛、发热及CRP、白细胞计数升高）。

射线检查或手术介入（图10.9）。

合并不明原因消化道出血的腹痛患者

不明原因消化道出血为VCE最常见的适应证，故是否进行检查并不取决于有无腹痛症状。由于很多患者主诉腹痛，因此绝大部分不明原因出血患者可能亦合并IBS。然而，腹痛可能增加出血患者的梗阻风险。所以对于可能需要手术处理胶囊滞留的患者，详细询问病史以及签署知情同意书十分必要。探路胶囊可用于疑似病例。超声和/或CT有助于排除严重狭窄、肿瘤浸润或主动脉瘤。复查上消化道内镜亦可能发现遗漏的出血灶。

腹痛合并不明原因出血VCE检查所见

VCE所见因病而异，如血管扩张、Crohn病或肿瘤，与是否存在腹痛无关。阅读腹痛合并出血患者的VCE检查图像时，尤其应注意有无狭窄和肠套叠，以及可能被上消化道胃肠内镜检查漏诊的胃十二指肠病变。

VCE对于腹痛合并出血的诊断价值

其适应证为不明原因出血，伴或不伴腹痛。然而，腹痛可能增加梗阻风险（图10.10）。

吸收不良相关性腹痛

吸收不良可引起腹痛，可由多种疾病导致，包括慢性胰腺炎、黏膜酶缺乏、细菌过度生长、与口炎性腹泻或Crohn病相关的炎症、感染和其他疾病。

乳糖不耐受为引起腹泻及腹痛的常见遗传性疾病。摄入乳糖后呼氢试验阳性，而摄入无乳糖食物后结果转阴的现象有助于确诊。血清学检测可除外症状性腹泻。对于可疑病例，十二指肠或空肠近段活检（推荐后者）有助于明确贾第虫感染或Whipple病（肠源性脂肪代谢障碍）。较之常规内镜，VCE检查有时可获得更多信息[72]。

吸收不良的一个少见病因为小肠淋巴管扩张（Waldmann病）[73]。本病于VCE检查中可见典型但非特异的表现。存在小肠病理性渗出所致低蛋白血症与水肿，而淋巴细胞减少以及低血糖症相关的α_1-抗胰蛋白酶清除率增高，亦有助于确诊。

原发性淋巴管扩张VCE检查所见

典型表现为长节段小肠弥漫性分布白色的肿大绒毛（图10.11）。上述改变可起自空肠，常于十二指肠出现功能性淋巴管扩张。应排除肿瘤、感染或炎症导致的继发性淋巴管扩张。

VCE对于吸收不良的诊断价值

诊断吸收不良需进行功能学检查、血清学检查及

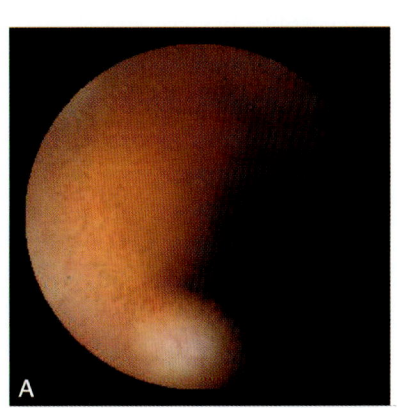
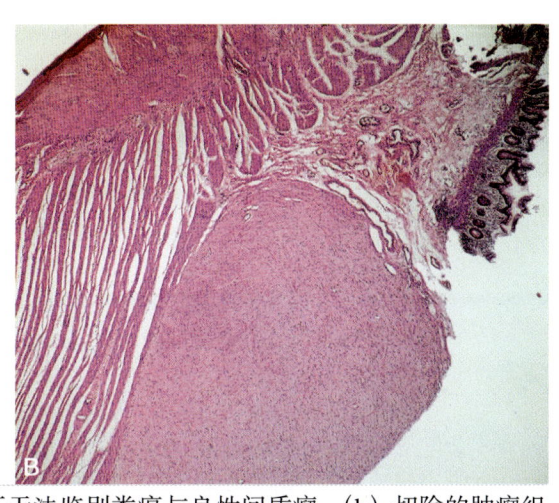

图10.9 平滑肌瘤。（a）小的黏膜下肿瘤。胶囊内镜下无法鉴别类癌与良性间质瘤。（b）切除的肿瘤组织学证实为平滑肌瘤（H&E, courtesy of Renate Höhne, MD）。胃肠间质瘤免疫荧光检测CD117为阴性。该41岁女性患者表现为腹痛及体重减轻，既往有支气管类癌病史。胸部及腹部CT检查、钡灌肠、奥曲肽荧光显像、支气管镜检查、上消化道内镜及回结肠镜检查均未见异常。术后腹痛复发。后行腹腔镜下胃底折叠术治疗反流性食管炎，仍未获得持久疗效。可能为功能性腹痛。

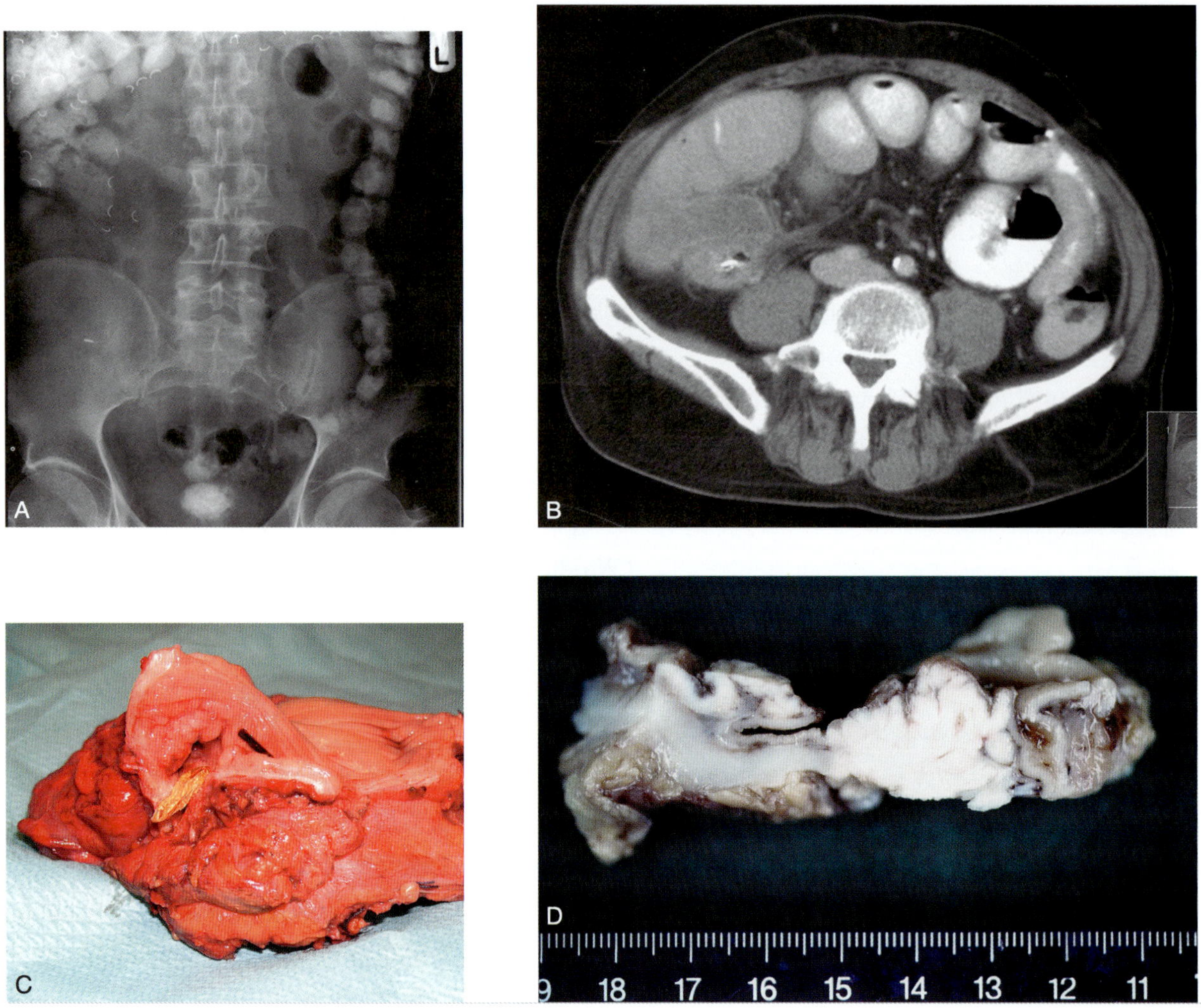

图10.10 结肠癌转移至小肠。(a) 腹平片可见溶解的探路胶囊线圈。小肠造影可见右半结肠切除术所用金属夹。(b) CT检查可见位于增厚小肠段溶解后的胶囊线圈（courtesy of Ernst Malzfeldt, MD）。手术标本包括肿瘤狭窄、残留线圈及溶解后的探路胶囊外壳 (c, courtesy of Christopher Pohland, MD)。病理证实为浸润性腺癌 (d, courtesy of Renate Höhne, MD)。该患者72岁，既往因结肠癌行部分结肠切除术，存在缺铁性贫血，便潜血阳性。胶囊滞留支持CT对于可疑结肠癌复发的诊断。由于存在肠道狭窄及高度可疑肿瘤复发，患者未行视频胶囊内镜检查，而是直接手术。病变证实为肿瘤并予以切除。(From Costamagna G, Keuchel M, Riccioni M (2006): Patency Capsule. In Keuchel M, Hagenmüller F, Fleischer D (eds). Atlas of Video Capsule Endoscopy with permission from Springer Verlag.)

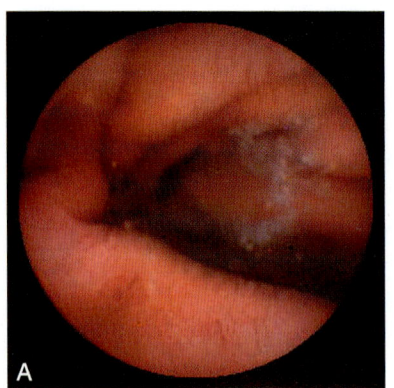
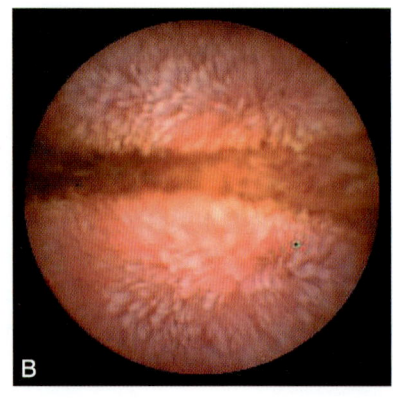

图10.11 弥漫性原发性淋巴管扩张。十二指肠绒毛基本正常。(a) 空肠可见散在分布的白色绒毛。(b) 通过推进式小肠镜活检空肠病变证实为淋巴管扩张。该患者为26岁男性，临床表现为腹痛、渗出性腹泻及体重减轻30kg。患者通过含中链甘油三酯的低脂饮食及短期的生长抑素治疗而使症状得以改善。

十二指肠活检。少数病例中，VCE可显示空肠或回肠黏膜改变。尽管如此，仍需进行内镜下活检，通过组织学检查明确VCE阳性病变性质。

小肠梗阻性腹痛

小肠梗阻可导致痉挛性腹痛。腹部超声及腹平片为急性期理想的一线检查方法。下一步可行插管法小肠造影或口服法小肠造影以明确是否存在肠腔狭窄，亦可选择CT及MRI肠动描记器检查。尽管如此，Barkin及Friedman[74]提出，初步经验显示VCE因其敏感性较高，可用于口服法小肠造影结果正常的患者。胶囊滞留风险包括存在Crohn病[75, 76]、部分小肠切除术后[72]、腹盆腔放疗术后[77]、肿瘤[78]（图10.5和10.10）及长期服用NSAID病史者[79]。

通常认为可疑小肠梗阻为VCE检查禁忌证。即使X线检查阴性，亦不宜进行VCE检查，除非患者符合外科适应证。检查前应签署知情同意书，阐明若胶囊滞留体内时间过长，可能需要手术介入。但Crohn病及放射性肠炎所致炎症性肠道狭窄引起胶囊滞留时无强制手术的必要性。然而，特殊病例，如纤维变性（图10.3）、溃疡（图10.12）或肿瘤性狭窄（图10.5），胶囊滞留可有效指导治疗，如狭窄成形术、部分肠段切除或内镜下球囊扩张。

存在肠狭窄风险的患者，可于VCE检查前应用可生物降解及荧光透视显像的新型"探路胶囊"。一项多中心研究表明，探路胶囊的完整排出提示VCE检查安全[80-82]。然而，值得注意的是，探路胶囊本身亦可导致小肠梗阻，现已有2例Crohn病患者在上述情况下发生长段重度狭窄的报道[82, 83]。特别对于已知或高度怀疑Crohn病者，必须先行CT或MRI等影像学检查以排除长段狭窄。Voderholzer等人[84]筛除了27%预行VCE检查的Crohn病患者，因其CT显示肠腔狭窄小于10mm。一项可疑Crohn病患者参与的系列研究中，15%的病例发生胶囊滞留[29]。但3人均无明显不适症状。

病史及检查依据充足的患者，发生探路胶囊滞留后可直接介入手术，无需再行VCE检查（图10.10）。

目前已有成功应用推进式小肠镜[78]或双气囊小肠镜[85]取出滞留胶囊的报道。这可能减少胶囊滞留的顾虑，但对于高风险患者仍不可放松VCE检查适应证的评估。

小肠梗阻VCE检查所见

狭窄可表现为由于纤维增生、溃疡或不规则糜烂黏膜导致的肠腔变细。胶囊间断挤压狭窄部位，使黏膜呈现一白色环状外观。

VCE对于小肠梗阻的诊断价值

可疑梗阻为VCE检查的禁忌证。可应用放射线检查排除严重狭窄。探路胶囊适用于可疑狭窄者。极少数存在相应症状但其他检查无法确诊的患者，可行VCE检查明确狭窄，并可为手术提供线索。

未来研究方向

尽管腹痛为胃肠疾病的常见表现，但普及VCE检查的证据仍不充分。未来研究应着眼于某些特定症状及VCE所见病变的预测性诊断价值，如可疑Crohn病。随着大量病例参与的系统研究的开展，将构建相应的评分体系。

明确可疑粘连对慢性腹痛的诊治密切相关。前瞻

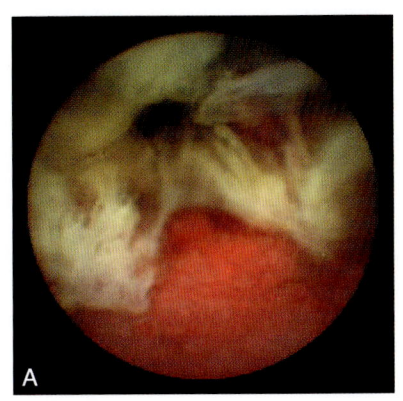 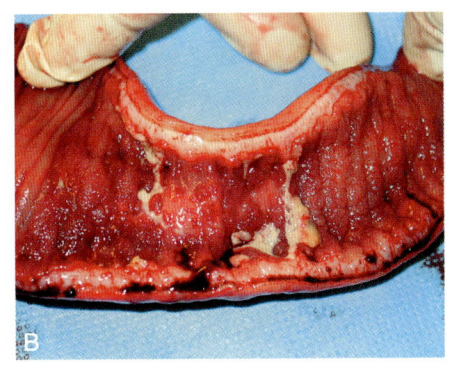

图10.12 空肠狭窄。(a) 环状溃疡性狭窄处黏膜水肿及结节样病变。记录时间内胶囊内镜未通过狭窄段。通过手术切除中段空肠，期间胶囊已通过狭窄段（b, courtesy of Thomas Fox, MD）。组织学证实为非特异性良性狭窄伴透壁性溃疡，无肉芽肿形成。该患者为74岁老年女性，临床表现为持续数周的进行性腹部痉挛性疼痛。CT示空肠肠袢增厚及严重的腹腔干狭窄。空肠狭窄可能为缺血所致。

性研究将阐释VCE对于可疑粘连的诊断意义，甚至可预测腹腔镜粘连松解术的长期疗效。

参考文献

1. DeBanto JR, Varilek GW, Haas L. What could be causing chronic abdominal pain? Anything from common peptic ulcers to uncommon pancreatic trauma. Postgrad Med 1999;106:141-6.
2. Kalloo AN. Overview of differential diagnoses of abdominal pain. Gastrointest Endosc 2002;56(Suppl 2):S255-7.
3. Guthrie E, Thompson D. Abdominal pain and functional gastrointestinal disorders. BMJ 2002;325:701-703.
4. Zackowski SW. Chronic recurrent abdominal pain. Emerg Med Clin North Am 1998;16:877-94, vii.
5. Srinivasan R, Greenbaum DS. Chronic abdominal wall pain: a frequently overlooked problem. Practical approach to diagnosis and management. Am J Gastroenterol 2002;97:824-30.
6. Reid S, Wessely S, Crayford T, Hotopf M. Medically unexplained symptoms in frequent attenders of secondary health care: retrospective cohort study. BMJ 2001;322:767.
7. Olden KW. Rational management of chronic abdominal pain. Compr Ther 1998;24:180-6.
8. Astegiano M, Bresso F, Cammarota T, et al. Abdominal pain and bowel dysfunction: diagnostic role of intestinal ultrasound. Eur J Gastroenterol Hepatol 2001;13:927-31.
9. Hollerbach S, Geissler A, Schiegl H, et al. The accuracy of abdominal ultrasound in the assessment of bowel disorders. Scand J Gastroenterol 1998;33:1201-8.
10. Maglinte DD, Kelvin FM, O'Connor K, Lappas JC, Chernish SM. Current status of small bowel radiography. Abdom Imaging 1996;21:247-57.
11. Lankisch PG, Gaetke T, Gerzmann J, Becher R. The role of enteroclysis in the diagnosis of unexplained gastrointestinal symptoms: a prospective assessment. Z Gastroenterol 1998;36:281-6.
12. Camilleri M, Heading RC, Thompson WG. Clinical perspectives, mechanisms, diagnosis and management of irritable bowel syndrome. Aliment Pharmacol Ther 2002;16:1407-30.
13. Sandler RS, Everhart JE, Donowitz M, et al. The burden of selected digestive diseases in the United States. Gastroenterology 2002;122:1500-11.
14. Hommes DW, van Deventer SJ. Endoscopy in inflammatory bowel diseases. Gastroenterology 2004;126:1561-73.
15. Carey E, Leighton J, Shiff A, High R, Sharma V, Fleischer D. The value of capsule endoscopy for evaluation of abdominal pain and/or diarrhea. Gastroenterology 2004;126(Suppl 2):A-460.
16. Landi B, Tkoub M, Gaudric M, et al. Diagnostic yield of push-type enteroscopy in relation to indication. Gut 1998;42:421-5.
17. Sharma BC, Bhasin DK, Makharia G, et al. Diagnostic value of push-type enteroscopy: a report from India. Am J Gastroenterol 2000;95:137-40.
18. Swain CP. The role of enteroscopy in clinical practice. Gastrointest Endosc Clin N Am 1999;9:135-44.
19. Yamamoto H. Double-balloon endoscopy. Clin Gastroenterol Hepatol 2005;3(Suppl 1):S27-S29.
20. Sunada K, Yamamoto H, Kita H, et al. Clinical outcomes of enteroscopy using the double-balloon method for strictures of the small intestine. World J Gastroenterol 2005;11:1087-9.
21. Salky BA, Edye MB. The role of laparoscopy in the diagnosis and treatment of abdominal pain syndromes. Surg Endosc 1998;12:911-4.
22. Lavonius M, Gullichsen R, Laine S, Ovaska J. Laparoscopy for chronic abdominal pain. Surg Laparosc Endosc 1999;9:42-4.
23. Bardan E, Nadler M, Chowers Y, Fidder H, Bar-Meir S. Capsule endoscopy for the evaluation of patients with chronic abdominal pain. Endoscopy 2003;35:688-9.
24. Fireman Z, Eliakim R, Adler S, Scapa E. Capsule endoscopy in real life: a four-centre experience of 160 consecutive patients in Israel. Eur J Gastroenterol Hepatol 2004;16:927-31.
25. Romero-Vázquez J, Caunedo AA, Argüelles-Arias F, Pellicer-Bautista F, Herrerías-Gutiérrez JM. Capsule endoscopy in patients with abdominal pain and negative alarm symtoms. 4th Int Conf Capsule Endosc, Miami Beach, FL, March 2005.
26. Spada C, Pirozzi G, Iacopini F, et al. Diagnostic yield of capsule endoscopy in patients with chronic abdominal pain. Gastroenterology 2005;28(Suppl 2):A-649.
27. Argüelles-Arias F, Caunedo AA, Romero-Vázquez J, Pellicer-Bautista F, Argüelles -Martin F, Herrerías-Gutiérrez JM. Use of the capsule endoscopy in children with recurrent abdominal pain. 4th Intern Conf Capsule Endoscopy, Miami Beach, FL, March 2005.
28. Fireman Z, Mahajna E, Broide E, et al. Diagnosing small bowel Crohn's disease with wireless capsule endoscopy. Gut 2003;52:390-2.
29. Ge ZZ, Hu YB, Xiao SD. Capsule endoscopy in diagnosis of small bowel Crohn's disease. World J Gastroenterol 2004;10:1349-52.
30. Herrerias JM, Caunedo A, Rodriguez-Tellez M, Pellicer F, Herrerias JM Jr. Capsule endoscopy in patients with suspected Crohn's disease and negative endoscopy. Endoscopy 2003;35:564-8.
31. Chong AK, Taylor A, Miller A, Hennessy O, Connell W, Desmond P. Capsule endoscopy vs. push enteroscopy and enteroclysis in suspected small-bowel Crohn's disease. Gastrointest Endosc 2005;61:255-61.
32. Arguelles-Arias F, Caunedo A, Romero J, et al. The value of capsule endoscopy in pediatric patients with a suspicion of Crohn's disease. Endoscopy 2004;36:869-73.
33. Mow WS, Lo SK, Targan SR, et al. Initial experience with wireless capsule enteroscopy in the diagnosis and management of inflammatory bowel disease. Clin Gastroenterol Hepatol 2004;2:31-40.
34. Keuchel M, Hagenmuller F. Video capsule endoscopy in the work-up of abdominal pain. Gastrointest Endosc Clin N Am 2004;14:195-205.

35. Eliakim R, Suissa A, Yassin K, Katz D, Fischer D. Wireless capsule video endoscopy compared to barium follow-through and computerised tomography in patients with suspected Crohn's disease — final report. Dig Liver Dis 2004;36:519–22.
36. Sanders DS, Hurlstone DP, Stokes RO, et al. Changing face of adult coeliac disease: experience of a single university hospital in South Yorkshire. Postgrad Med J 2002;78:31–3.
37. Fitzpatrick KP, Sherman PM, Ipp M, Saunders N, Macarthur C. Screening for celiac disease in children with recurrent abdominal pain. J Pediatr Gastroenterol Nutr 2001;33:250–2.
38. Saltik IN, Kocak N, Yuce A, Gurakan F. Celiac disease screening of Turkish children with recurrent abdominal pain. J Pediatr Gastroenterol Nutr 2002;34:424.
39. Sanders DS, Carter MJ, Hurlstone DP, et al. Association of adult coeliac disease with irritable bowel syndrome: a case-control study in patients fulfilling ROME II criteria referred to secondary care. Lancet 2001;358:1504–8.
40. Cammarota G, Martino A, Pirozzi GA, et al. Direct visualization of intestinal villi by high-resolution magnifying upper endoscopy: a validation study. Gastrointest Endosc 2004;60:732–8.
41. Petroniene R, Dubcenco E, Baker JP, et al. Given capsule endoscopy in celiac disease: evaluation of diagnostic accuracy and interobserver agreement. Am J Gastroenterol 2005;100:685–94.
42. Culliford A, Daly J, Diamond B, Rubin M, Green PH. The value of wireless capsule endoscopy in patients with complicated celiac disease. Gastrointest Endosc 2005;62:55–61.
43. Apostolopoulos P, Alexandrakis G, Giannakoulopoulou E, et al. M2A wireless capsule endoscopy for diagnosing ulcerative jejunoileitis complicating celiac disease. Endoscopy 2004;36:247.
44. Joyce AM, Burns DL, Marcello PW, Tronic B, Scholz FJ. Capsule endoscopy findings in celiac disease associated enteropathy-type intestinal T-cell lymphoma. Endoscopy 2005;37:594–6.
45. Krauss N, Cellier C, Collin P, et al. Evaluation of capsule endoscopy in celiac disease patients with ongoing symptoms on a gluten-free diet — a prospective, blinded European multicenter trial. Gastroenterology 2005;128(Suppl 2):A-81.
46. Rossini FP, Risio M, Pennazio M. Small bowel tumors and polyposis syndromes. Gastrointest Endosc Clin N Am 1999;9:93–114.
47. Abrahams NA, Halverson A, Fazio VW, Rybicki LA, Goldblum JR. Adenocarcinoma of the small bowel: a study of 37 cases with emphasis on histologic prognostic factors. Dis Colon Rectum 2002;45:1496–502.
48. Mascarenhas-Saraiva MN, da Silva Araujo Lopes LM. Small-bowel tumors diagnosed by wireless capsule endoscopy: report of five cases. Endoscopy 2003;35:865–8.
49. Hemminki K, Li X. Incidence trends and risk factors of carcinoid tumors: a nationwide epidemiologic study from Sweden. Cancer 2001;92:2204–10.
50. Bailey A, Debinski H, Appleyard M, Remedios M, Hooper J, Selby W. Diagnosis and outcome of small bowel tumours found by capsule endoscopy: a three centre Australian experience. Gastrointest Endosc 2005;61:AB159.
51. Delvaux M, Laurent V, Klopp I, Regent D, Gay G. Intestinal tumors: frequently revealed by an obscure digestive bleeding (ODB) and more easily diagnosed by capsule endoscopy (VCE). Gastrointest Endosc 2005;61:AB162.
52. Keuchel M, Thaler C, Caselitz J, Hagenmüller F. Diagnosis of small bowel tumors with video capsule endoscopy: report of 16 cases. Gastroenterology 2004;126(Suppl 2):A347.
53. Kummar S, Ciesielski TE, Fogarasi MC. Management of small bowel adenocarcinoma. Oncology (Huntingt) 2002;16:1364–9.
54. Morris AJ. Nonsteroidal anti-inflammatory drug enteropathy. Gastrointest Endosc Clin N Am 1999;9:125–33.
55. Chutkan R, Toubia N. Effect of nonsteroidal anti-inflammatory drugs on the gastrointestinal tract: diagnosis by wireless capsule endoscopy. Gastrointest Endosc Clin N Am 2004;14:67–85.
56. Maiden L, Thjodleifsson B, Theodors A, Gonzalez J, Bjarnason I. A quantitative analysis of NSAID-induced small bowel pathology by capsule enteroscopy. Gastroenterology 2005;128:1172–8.
57. Graham DY, Opekun AR, Willingham FF, Qureshi WA. Visible small-intestinal mucosal injury in chronic NSAID users. Clin Gastroenterol Hepatol 2005;3:55–9.
58. Goldstein JL, Eisen GM, Lewis B, Gralnek IM, Zlotnick S, Fort JG. Video capsule endoscopy to prospectively assess small bowel injury with celecoxib, naproxen plus omeprazole, and placebo. Clin Gastroenterol Hepatol 2005;3:133–41.
59. Yousfi MM, De Petris G, Leighton JA, et al. Diaphragm disease after use of nonsteroidal anti-inflammatory agents: first report of diagnosis with capsule endoscopy. J Clin Gastroenterol 2004;38:686–91.
60. Nosho K, Endo T, Yoda Y, et al. Diaphragm disease of small intestine diagnosed by double-balloon enteroscopy. Gastrointest Endosc 2005;62:187–9.
61. Cave D, Bhinder F, Schneider D, Wolff R, Toth L, Ferris K. Small intestinal NSAID injury: An expanding spectrum. Abstracts of the 2nd Conference on capsule endoscopy, Berlin, March 23–25, 2003, p. 19.
62. Schietroma M, Carlei F, Altilia F, et al. The role of laparoscopic adhesiolysis in chronic abdominal pain. Minerva Chir 2001;56:461–5.
63. Swank DJ, van Erp WF, Repelaer van Driel OJ, Hop WC, Bonjer HJ, Jeekel J. Complications and feasibility of laparoscopic adhesiolysis in patients with chronic abdominal pain. A retrospective study. Surg Endosc 2002;16:1468–73.
64. Dunker MS, Bemelman WA, Vijn A, et al. Long-term outcomes and quality of life after laparoscopic adhesiolysis for chronic abdominal pain. J Am Assoc Gynecol Laparosc 2004;11:36–41.
65. Keuchel M, Thaler C, Csomós G, Klick M, Neumann-Grutzeck C, Hagenmüller F. Video capsule endoscopy: technical and medical failures. Endoscopy 2003;35(Suppl):A6.
66. Brandt LJ, Boley SJ. AGA technical review on intestinal ischemia. American Gastrointestinal Association. Gastroenterology 2000;118:954–68.
67. Kozuch PL, Brandt LJ. Review article: diagnosis and management of mesenteric ischaemia with an emphasis on pharmacotherapy. Aliment Pharmacol Ther 2005;21:201–15.

68. Fork F, Toth E. Given capsule enteroscopy in ischemic enteropathy. Abstract of the 2nd Conference on capsule endoscopy, Berlin, March 23-25, 2003. p. 115.
69. Leighton J, Sharma V, Hara A, Fleischer D. Video Capsule endosopy (CE) compared to small bowel follow through (SBFT) and abdominopelvic CT scan (CT) for detecting lesions in the small intestine (SI). Am J Gastroenterol 2002;97(Suppl):S80-81.
70. Thompson WG, Longstreth GF, Drossman DA, Heaton KW, Irvine EJ, Muller-Lissner SA. Functional bowel disorders and functional abdominal pain. Gut 1999;45 Suppl 2:II43-II47.
71. Jones J, Boorman J, Cann P, et al. British Society of Gastroenterology guidelines for the management of the irritable bowel syndrome. Gut 2000;47 Suppl 2:ii1-19.
72. Keuchel M, Thaler Ch, Csomós G, Klick M, Hagenmüller F. Video capsule endoscopy for the diagnosis of small bowel disease. Endo heute 2002;15:153-6.
73. Bliss CM, Schroy III PC. Primary intestinal lymphangiectasia. Curr Treat Options Gastroenterol 2004;7:3-6.
74. Barkin J, Friedman S. Wireless capsule endoscopy requiring surgical intervention: the world's experience. Am J Gastroenterol (Suppl) 2002;97:S298.
75. Keuchel M, Hagenmüller F. [Small bowel endoscopy with the wireless video capsule]. Dtsch Ärzteblatt 2002;99: A2702-10.
76. Kastin DA, Buchman AL, Barrett T, Halverson A, Wallin A. Strictures from Crohn's disease diagnosed by video capsule endoscopy. J Clin Gastroenterol 2004;38:346-9.
77. Lee DW, Poon AO, Chan AC. Diagnosis of small bowel radiation enteritis by capsule endoscopy. Hong Kong Med J 2004;10:419-21.
78. Madisch A, Schimming W, Kinzel F, et al. Locally advanced small-bowel adenocarcinoma missed primarily by capsule endoscopy but diagnosed by push enteroscopy. Endoscopy 2003;35:861-4.
79. Bhinder F, Schneider D, Farris K, et al. NSAID associated small intestinal ulcers and strictures: diagnosis by video capsule endoscopy. Gastroenterology (Suppl) 2002;122: A345.
80. Spada C, Spera G, Riccioni M, et al. A novel diagnostic tool for detecting functional patency of the small bowel: the Given patency capsule. Endoscopy 2005;37:793-800.
81. Delvaux M, Ben Soussan E, Laurent V, Lerebours E, Gay G. Clinical evaluation of the use of the M2A patency capsule system before a capsule endoscopy procedure, in patients with known or suspected intestinal stenosis. Endoscopy 2005;37:801-7.
82. Boivin ML, Lochs H, Voderholzer WA. Does passage of a patency capsule indicate small-bowel patency? A prospective clinical trial. Endoscopy 2005;37:808-15.
83. Gay G, Delvaux M, Laurent V, et al. Temporary intestinal occlusion induced by a «patency capsule» in a patient with Crohn's disease. Endoscopy 2005;37:174-7.
84. Voderholzer WA, Beinhoelzl J, Rogalla P, et al. Small bowel involvement in Crohn's disease: a prospective comparison of wireless capsule endoscopy and computed tomography enteroclysis. Gut 2005;54:369-73.
85. May A, Nachbar L, Ell C. Extraction of entrapped capsules from the small bowel by means of push-and-pull enteroscopy with the double-balloon technique. Endoscopy 2005;37:591-3.

第 2 部分　临床问题

第 11 章

梗阻患者的应用

Maria Elena Riccioni • Syed Shah • Cristiano Spada, and Guido Costamagna

要点

1. 肠粘连、Crohn病及慢性放射线所致狭窄为慢性、复发性（部分）小肠梗阻的常见原因。

2. 腹平片检查无法明确的可疑小肠梗阻患者，口服法小肠造影（SBFT）或插管法小肠造影（SBE）均有利于明确诊断及梗阻严重程度。

3. Crohn病患者结肠镜及SBFT等常规检查阴性时，视频胶囊内镜检查可发现43%~71%的小肠病变。

4. 随着Given探路胶囊（Given Patency Capsule®）——一种自溶式"模拟"胶囊——的出现，过去对可疑部分小肠梗阻患者胶囊内镜前行SBFT及SBE检查的方式可能已相对过时。

5. 随着技术的发展，Given探路胶囊已成为评价小肠肠腔狭窄的有效检查方法，优于视频胶囊内镜。

可疑小肠梗阻患者的诊断与评估

肠腔内容物无法正常通过时，则发生小肠梗阻（small bowel obstruction，SBO），可引起腹痛、腹胀、恶心及呕吐，可能为肠内或肠外压迫所致。后者包括术后粘连、疝及转移瘤，为SBO最常见的病因（约占85%）；前者少见，包括肿瘤（原发或继发）、狭窄、先天畸形、肠套叠、Meckel憩室、异物及胆石症。狭窄可能为炎症性，如Crohn病、缺血及放射性肠炎。目前研究显示，长期服用NSAID与小肠及结肠梗阻的发生均有关[1]。SBO可分为急性或慢性、不全性或完全性、单纯型或闭袢型等。不同于完全梗阻，不全梗阻时小肠内容物（食糜）及气体仍可通过梗阻部位。而单纯型梗阻时，仅一处肠段发生闭塞，其近端肠腔扩张、细菌过度生长，而远端松弛；闭袢型梗阻则为一段肠腔两端均发生闭塞，并累及肠系膜，可导致血运障碍，进而引起缺血、坏死或穿孔（绞窄）。单纯型梗阻的常见原因包括腹腔粘连、肿瘤及狭窄，闭袢型梗阻则常继发于疝、粘连及肠扭转。少数情况下，嗜酸细胞性胃肠炎或血管神经性水肿可导致一过性不全梗阻。

最近一项有关出院患者的研究显示，因SBO而行粘连松解术者达300 000人，总住院日超过800 000天[2]。报道称腹部手术后1~2年内SBO发生率高达11%~15%[3]，发生风险与术式有关[4,5]。而粘连[6-8]、Crohn病、慢性放射性狭窄为导致慢性复发性（不全）小肠梗阻的常见原因。

小肠梗阻的初步诊断基于病史、体格检查及腹部X线平片结果。腹痛多位于脐周，为阵发性痉挛性疼痛，近端梗阻约4~5分钟发作一次，而远端梗阻则间隔15~20分钟。进行性加重的腹胀（远端梗阻重于近端梗阻）、早饱、餐后脐部痛及体重减轻亦提示SBO。患者并非均无排气、排便，应进一步询问病史，包括即往SBO史、腹部手术史、SBO手术史、腹部恶性肿瘤史、放射线治疗史、Crohn病史以及NSAID服用史。体格检查可发现腹胀、手术瘢痕、疝、腹部肿块及腹膜炎（绞窄型）征。实验室检查对SBO诊断意义不大，血清乳酸盐可能提示即将发生肠缺血[9, 10]。

腹部X线平片

基本放射线检查应包括立位胸片以及用于显示游离气体的卧位腹平片及立位腹平片各一张。最好于SBO急性期拍摄，肠袢扩张，内见液气平为SBO的典型表现。卧位及立位腹部平片中同一部位肠袢扩张提示存在粘连或疝所致机械性肠梗阻，如患者无法直立，可采取左侧卧位显示游离气体或/和气液平。SBO的诊断基于病史、体格检查及腹平片，但20%～30%的腹平片可疑或"正常"[11, 12]。

小肠造影

可疑SBO但腹平片无法确定者，口服法小肠造影（small bowel follow-through，SBFT）或插管法小肠造影（small bowel enteroclysis，SBE）有助于明确诊断及梗阻程度。目前认为SBE是区别肠梗阻与不全机械性小肠梗阻最敏感的方法[13-19]。相关研究敏感性极高，并考虑将其作为区别部分梗阻与不全梗阻的金标准。对于不全梗阻者，SBE优于SBFT，因为灌肠使梗阻近段肠腔扩张更为明显，故出现典型肠梗阻征。有报道SBE对粘连性梗阻诊断的敏感性为87%[20]。水溶性对比剂于盲肠持续存在24小时提示粘连性小肠梗阻，并有一定治疗作用。最近研究显示，SBE对肠梗阻的诊断率达100%，排除率为80%，89%可判断梗阻平面，且86%的患者由于梗阻行手术治疗[12]。

尽管小肠造影对于闭袢型或绞窄型梗阻以及肠缺血诊断方面优于CT，但部分放射学医师目前仍推荐CT为腹平片难以确诊肠梗阻时的首选检查[23-26]，但一定程度上取决于操作技术及患者情况[27]。对于可疑肠梗阻但腹平片正常或可疑的患者，SBE较CT更有助于排除低位不全肠梗阻[28]，并可指导粘连性肠梗阻的手术治疗（松解）。反之，腹平片考虑SBO者，SBE适用于可疑单纯型机械性肠梗阻的情况，而CT则适用于有腹膜炎表现或绞窄征象以及恶性肿瘤病史者，故二者互补。CT检查时间短，且易于操作，较之SBE更适合年老体弱的患者。

计算机断层扫描（CT）

CT不仅于明确病变表现、梗阻平面及严重程度上优于SBE，而且可提示病因及潜在并发症（闭袢或绞窄、缺血）[29]。CT有助于典型的SBO识别肠外因素（粘连、疝或肠外肿物）、肠内因素（小肠腺癌或淋巴瘤、Crohn病、结核、放射性肠病、壁内出血、粪石或肠套叠）及小肠运动不良。CT检查前30～120分钟可经口或鼻胃管予以稀钡或水溶性对比剂，同时静注造影剂。若发现小肠近端与远端内径不同时，可诊断梗阻[11]；常可见过渡点。小肠远端或结肠未见气/液体提示完全梗阻，且绞窄前可见小肠气肿及肠系膜出血征象。前瞻性研究显示，CT诊断肠梗阻的准确率在95%以上，敏感性及特异性均超过94%[29, 30]。对于无腹部手术史的复发性不全SBO患者，首选CT检查，若无法明确则可行小肠造影，部分患者需钡灌肠[31]。CT扫描可能无法发现粘连[11]。

磁共振成像（MRI）

快速MRI的T2加权图像对于显示SBO的病灶与病因较CT更为准确、敏感及特异[32]。一项44名可疑小肠或结肠梗阻患者参与的前瞻性研究显示，MRI诊断的准确性、敏感性及特异性分别达到96%、95%及100%，而螺旋CT仅为71%、71%及71%；二者的排除诊断率分别为80%与56%。MRI还可辨别梗阻的良恶性。其优于螺旋CT扫描之处在于：（1）获取图像时间短（每层1～2秒），即屏息间可获取全部图像（12层），以及（2）无需造影剂。此外，由于其具有多层扫描能力，故MRI可有效发现梗阻。与CT不同，对于之前行小肠造影检查的患者，MRI不受消化道内残存钡剂影响。而MRI的不足之处在于解剖结构分界与软组织特征显示较CT差，以及MRI的固有缺陷及技术局限[32]。若可疑SBO患者经螺旋CT扫描无法明确诊断且MRI存在禁忌，则可选择进行小肠造影检查[23]。

研究表明，应用钆造影剂及甲基纤维素行MR造影对于显示Crohn病肠内外病变的效果与SBE相同[33]。

超声检查

腹部超声检查对SBO诊断的敏感性及特异性较腹平片高[34, 35]，但不如CT及小肠造影。一项32例临床可疑SBO患者参与的研究对比了上述3种检查后报告，CT对于SBO诊断的敏感性及特异性分别为93%及100%，超声为83%及100%，腹平片则为50%及75%[36]。且CT对于梗阻平面判断的准确率可达93%，超声及腹平片仅为70%及65%。在病因诊断方面，CT亦优于超声及腹平片（87% vs 23% vs 7%）。但腹部超声有助于已知Crohn病患者的梗阻判断，有报道其敏感性及特异性分别为79%～90%与98%～100%[37]。尽管于明确梗阻部位、原因及是否存在绞窄方面不如CT，但超声仍适用于可疑危重SBO患者的床旁检查手段。

不透射线标记

部分粘连性肠梗阻患者，插管法小肠造影检查可能得出假阴性结果，尤其梗阻为间断发作时。一些患者可能仅于进食粗硬、难消化或高纤维（粗粮）食物后出现不全梗阻。不透射线标记常用于评估结肠通过时间，曾用于显示食物所致小肠不全梗阻[38]。一项4名患者参与的研究中，2人于常规SBE检查后，摄入20颗直径4mm不透射线的标记粒子，用以证实可疑不全SBO。连续腹平片显示这些粒子最初于通过胃后散开，最后集中于不全梗阻部位。全部4例患者均经手术证实。

视频胶囊内镜（VCE）

与CT及小肠造影检查一样，无线VCE可用于获取全小肠影像，但其优点在于可显示高清的全小肠绒毛图像。通常用于内镜或放射线检查阴性的显性或隐性消化道出血患者，诊断率显著优于推进式小肠镜[39-43]及小肠造影[44]。对于小肠黏膜疾病诊断的敏感性较小肠造影为好。最初的研究中，有20例可疑SBO患者同时接受VCE及SBFT检查[44]。其中VCE的诊断率为45%，而SBFT仅为20%。且VCE发现50%的SBFT阴性患者存在可疑病变。Hara等人报道了52例VCE检查结果，大多为不明原因消化道出血患者，42人（81%）于VCE后分别行SBFT（36）、SBE（4）及CT（19）检查[45]。SBFT的阳性率仅为3%（1/40），而VCE检查者中22人（55%）有阳性发现。同样，CT的阳性率为21%（4/19），而VCE则为63%（12/19）。尽管血管扩张为最常见的病变，但VCE对于溃疡的诊断率显著高于CT及SBFT。此外，VCE还检出3/5例经手术证实的肿物（癌、肠套叠及淋巴瘤），而SBFT均漏诊，CT则仅发现1例。一项72名患者参与的回顾性队列分析研究发现，无论何种小肠病变，VCE的诊断率均明显高于SBFT（83% vs 41%）[46]。且对于小肠溃疡的诊断，VCE较之SBE敏感性更高[47]。2例小肠放射性检查阴性的空肠多发溃疡（直径达1cm）患者，VCE检出后再由2名经验丰富并已知病情的胃肠放射学专家重复灌肠检查。尽管技术已臻理想、检查已臻完美，结果均未发现任何溃疡。

VCE在Crohn病诊断方面亦优于SBFT。43%～71%纤维内镜及SBFT等常规检查阴性的Crohn病患者，可经VCE发现相应小肠病变[48-52]。一项于确诊或可疑Crohn病患者中进行的VCE、SBFT及肠镜检查对比研究发现，VCE的病变检出率为56%，而SBFT及回肠镜分别为19%及44%[50]。另一项对照研究中，可疑Crohn病患者分别行VCE、SBFT及CT检查，结果显示VCE的病变检出率为77%，而后二者分别为23%及20%[53]。此外，VCE检出了SBFT及CT发现的所有病变。其他有关VCE及CT造影的对照研究亦得出相同结论[54]。

对于大多数早期Crohn病诊断，VCE较放射性检查更为敏感。此外，亦有证据显示，VCE在发现Crohn病或其他原因所致小肠狭窄方面优于小肠造影检查。Kstin等人报道了1例VCE发现多发回肠狭窄的Crohn病[55]。该患者曾反复进行多种检查，如SBFT、CT、纤维内镜及推进式小肠镜等，但均无阳性发现，最终因胶囊滞留行手术治疗时发现9处回肠狭窄。也有部分学者描述类似无梗阻征象的已知或可疑Crohn病患者发生胶囊滞留的情况[51, 56-59]。总之，报道显示已知或可疑Crohn病患者中胶囊滞留的发生率为1.7%（3/177）[60]，且3例均为SBFT阴性而为缓解症状行手术治疗。除Crohn病所致肠腔狭窄外，胶囊滞留亦可见于NSAID性狭窄或隔膜样病变[61-63]、放射性肠炎[64]、小肠肿瘤[65]、Meckel憩室[59]及术后吻合口溃疡[66]，无论小肠检查正常与否。综上所述，目前建议VCE应慎用于存在已知或可疑不全小肠梗阻、狭窄以及有发展为狭窄可能时。尽管报道显示小肠造影检查敏感性差，但上述情况下仍推荐于VCE检查前行小肠造影检查（尤其SBE），以除外明显的肠腔狭窄[67-69]。但是，随着探路胶囊——自溶式"傀儡"胶囊——的问世，可疑SBO者在VCE检查前行SBFT或SBE检查的必要性愈发不明显。

胶囊滞留

胶囊滞留可能由于电池在胶囊通过回盲瓣前耗尽所致，或经记录图像证实其阻滞于狭窄或肿块处（腔内病变）。上述情况下患者鲜有机械性梗阻的不适症状，应于检查后1~2周行腹部X线平片检查（仰卧位及侧卧位），以明确胶囊是否已被排出或仍滞留于小肠内（图11-1）。平均小肠通过时间为4小时26分3秒（17分24秒~12小时34分56秒）[70]。胶囊的平均自然排出时间一般超过72小时（24~222小时）[70]。Taylor等人[71]曾报道1例胶囊内镜留滞体内狭窄处达3月之久而无不良反应的病例。

已报道的病例研究中，胶囊停止移动或滞留的发生率为1.25%~13%[58, 59, 62, 72]。首个有关VCE检查发生胶囊滞留的世界范围的报道显示，其手术介入率为0.75%（7/934）[73]。7例患者均发现可解释临床症状的肠腔病变，但其中6人的小肠造影检查结果正常。其他学者也描述了类似情况，即胶囊滞留协助明确不全小肠梗阻的病因来自肠内[74, 75]或肠外[76]。除1人外[74]，无论是否发生胶囊滞留，所有患者均无症状。

鉴于急诊剖腹探查术的风险，对于可能发生胶囊滞留的患者在行VCE检查前应慎重考虑，并需与外科医师充分沟通。若随访腹平片显示胶囊滞留于小肠，建议行剖腹探查，并可考虑术中内镜检查（图11.2）。多数情况下患者可接受手术，但若患者存在手术禁忌或拒绝手术，则不可行VCE检查。

Given®探路胶囊

由于不全小肠梗阻病变导致意料之外的胶囊滞留问题，胶囊内镜生产厂家研制出一种自溶式胶囊，可于VCE检查前进行"预检"，以明确小肠肠腔狭窄程度。

探路胶囊设计

Given探路胶囊由两部分组成：（a）一个与标准小型视频胶囊直径（11mm×26mm）相同的可分解"通畅"胶囊，及（b）胶囊内的无线电射频接收金属头（图11.3）。Given探路胶囊被设计可于胃肠道内停留100小时，如此后胶囊仍存在于体内，将自行解体。胶囊体由可溶于消化液的乳糖及不透射线的10%硫酸钡粉压缩而成。因此，可于荧光透视下观察Given探路胶囊。石蜡"塞"附于胶囊体，作为胶囊解体的"计时器"。整个装置被薄层防水性聚合物（聚对二甲苯C）包被。超出设计时间后，表面物质

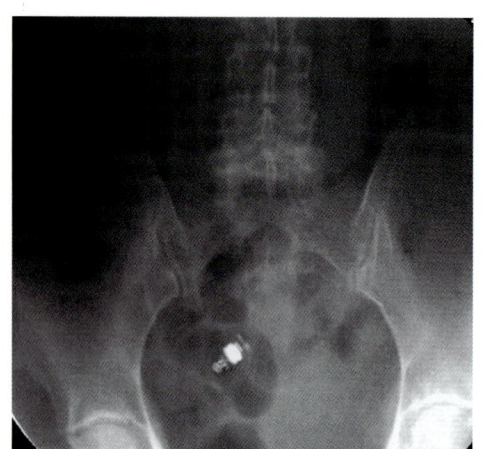

图11.1 腹平片示滞留的PillCam视频胶囊内镜。

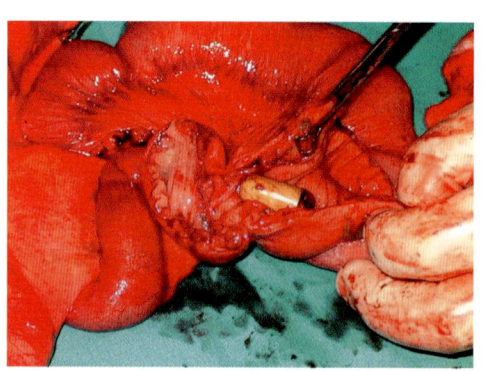

图11.2 手术所见滞留的胶囊内镜。证实类癌为引起该患者小肠梗阻的原因。

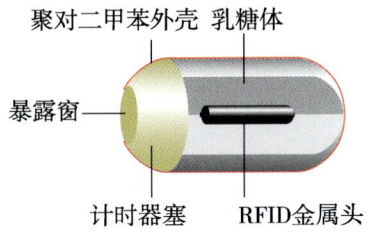

图11.3 Given探路胶囊示意图。

可被胃酸及肠液溶解，于塞子处形成小孔。肠液经其流入，接触胶囊体，进而溶解乳糖-钡粉混合物，最后仅剩聚对二甲苯C外壳。

Given探路胶囊可通过其上的无线电接收金属头进行追踪。后者由两部分构成：(a) 可被Patency扫描仪发射的无线电波激活的金属线圈（图11.4），其作用类似双通道天线，以及 (b) 一个硅片，可被金属线圈发射的无线电波激活，并转换为特异性识别信号，继而发送至Patency扫描仪。

Given探路胶囊的初步临床评价

2002年1月，我们开展了一项有关已知或可疑小肠梗阻进行VCE检查可行性及安全性的先导性研究，并初步论述了应用Given探路胶囊评估小肠肠腔通畅性的方法。6个月的预试验中经SBFT证实存在小肠狭窄。总之，多中心联合研究中，7个中心（Costamagna G，罗马；Herrerias J，西班牙塞维利亚；Lochs H，德国柏林；Schreiber S，德国基尔；Reddy N，印度海得拉巴；Rutgeerts P，比利时Leuven及Warwick W，澳大利亚悉尼），均于2004年9月完成。

研究方案

患者于初诊时吞下Given探路胶囊，次日，即检查8～10小时后，行荧光透视明确体内胶囊位置。未排出胶囊者，于吞入胶囊24小时后再行X线检查，必要时复查，直至确认排出。患者出现腹痛、临床可疑消化道梗阻或相关不良反应时，应及时行透视检查。要求患者尽量从便中回收胶囊或其部件并返还于试验研究员。

研究结果

共91名患者参与此项研究，其中男性46名，平均年龄39岁（20～85岁）。所有患者均于6个月内的预试验行SBFT检查。回顾小肠影像资料发现20%（18/91）可疑狭窄；病因包括家族性腺瘤性息肉病（FAP）、术后粘连及缺血性肠炎。其余73例（80%）为明确狭窄，分别为Crohn病（54/73）、结核（11/73）、可疑粘连（4/73）及其他（4/73）因素所致。

所有患者均顺利吞服胶囊。平均排出时间为53个小时（5～439）；46例（51%）返还完整胶囊，40例（44%）胶囊完全或部分解体，还有5例未找回。1例患者于研究过程中放弃合作，胶囊情况不详。

不良事件

22例（24%）患者报告不良事件。17例主诉腹痛，包括吞入胶囊24小时内出现。3例因腹痛严重住院，均经对症及皮质类固醇保守治疗后于24小时内症状缓解。2例接受手术。其中1例发展为SBO，腹平片可见完整Given探路胶囊及扩张小肠肠袢。术中发现胶囊滞留于25cm长的Crohn病性狭窄处。另1例患者于摄入Given探路胶囊30天内接受了与本研究无关的手术。

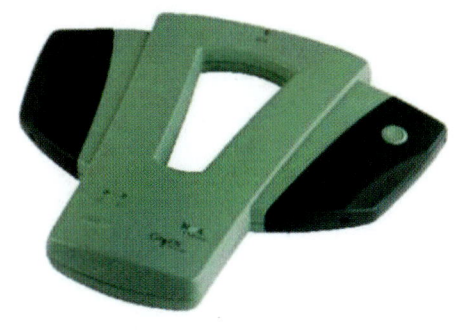

图11.4 连接于Given探路胶囊上的探测器（探路扫描仪），用以确定胶囊是否滞留或排出。探测器通过激活射频识别感应器工作，并接收射频识别感受器再次发出的射频信号。

有趣的是，小肠狭窄的特征性放射学表现与胶囊通过时间无关。而令人意外的是，部分存在明显狭窄的患者，却于短时间内——不足6小时——完整排出胶囊。说明Given探路胶囊可用于PillCam VCE检查前，以评价小肠肠腔通畅状况。因此，我们将此项研究扩展至第二阶段，邀请摄入Given探路胶囊后72小时内完整排出胶囊且无任何并发症的患者行PillCam VCE检查。

Given探路胶囊后行PillCam VCE检查的安全性

第二阶段共67例患者参与，其中29例完全符合入选标准，即于72小时内完整排出Given探路胶囊（图11.5）。小肠狭窄的潜在病因包括Crohn病（15）、可疑狭窄（10）、结核（2）及其他原因（2）。38例患者被排除，其中29例因胶囊回收不完整，5例发生不良事件，4例胶囊未回收。研究结果显示PillCam VCE可通过所有29例狭窄病变且无不良反应，印证了我们的临床设想，即Given探路胶囊可安全地用于已知小肠狭窄的患者在VCE检查前进行肠道通畅状况评估。PillCam VCE的最短小肠通过时间与Given探路胶囊一致——PillCam VCE 27小时（SD=22） vs Given探路胶囊26小时（SD=18）；Pearson rho系数，$r=0.7$，$P=0.005$。

结论

复发性小肠梗阻为临床常见问题。传统情况下，常通过小肠放射性检查、超声及CT扫描诊断。VCE提供了肠腔内部的高清图像，在早期发现小肠黏膜病变以及"不明原因"小肠狭窄的判断敏感性方面均优于放射性检查。可疑小肠狭窄时很少发生胶囊滞留，但部分病例可能需要外科手术干预。新研制的Given探路胶囊可作为VCE检查前评估肠道狭窄状况的有利工具。这种自溶式胶囊的应用将大大降低可疑狭窄小肠患者发生胶囊滞留的风险，亦可避免此类患者的常规小肠造影检查。基于最初的先导性研究结果，Given探路胶囊生产厂家对胶囊结构进行了改良，蜡塞由一个增加至两个。迫切期待有关这种新产品的进一步临床研究。

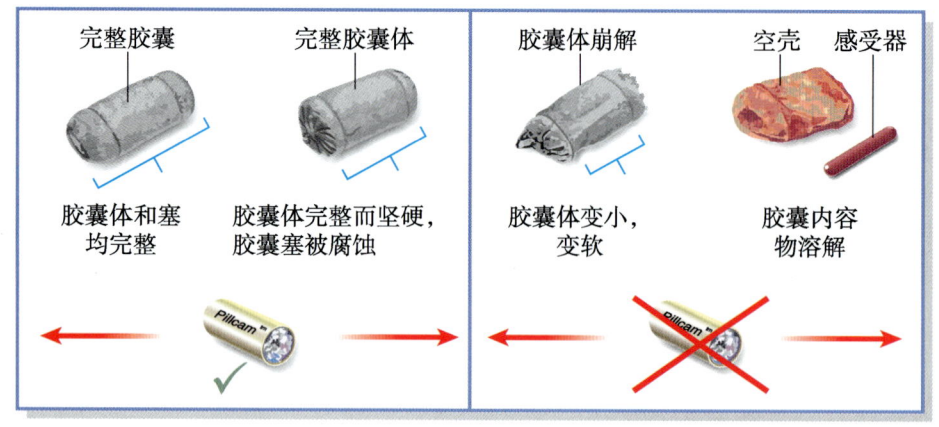

图11.5 图示为胶囊崩解后完整排出体外的Given探路胶囊，剩下对二甲苯C外壳及射频识别感受器。完整排出探路胶囊者可安全地进行PillCam视频胶囊内镜检查。

参考文献

1. Onwudike M, Sundaresan M, Melville D, Wood JJ. Diaphragm disease of the small bowel — a case report and literature review. Dig Surg 2002;19:410-3.
2. Ray NF, Denton WG, Thamer M. Abdominal adhesiolysis: inpatient care and expenditures in the United States in 1994. J Am Coll Surg 1998;186:1-9.
3. Beck DE, Opelka FG, Bailey HR. Incidence of small-bowel obstruction and adhesiolysis after open colorectal and general surgery. Dis Colon Rectum 1999;42:241-8.
4. Zbar RI, Crede WB, McKhann CF, Jekel JF. The postoperative incidence of small bowel obstruction following standard, open appendectomy and cholecystectomy: a six-year retrospective cohort study at Yale-New Haven Hospital. Conn Med 1993;57:123-7.
5. Renz BM, Feliciano DV. Unnecessary laparotomies for trauma: a prospective study of morbidity. J Trauma 1995;38:350-6.
6. Barkan H, Webster S, Ozeran S. Factors predicting the recurrence of adhesive small-bowel obstruction. Am J Surg 1995;170:361-5.
7. Landercasper J, Cogbill TH, Merry WH. Long-term outcome after hospitalization for small-bowel obstruction. Arch Surg 1993;128:765-70.
8. Miller G, Boman J, Shrier I. Natural history of patients with adhesive small bowel obstruction. Br J Surg 2000;87:1240-7.
9. Murray MJ, Gonze MD, Nowak LR, Cobb CF. Serum D-lactate levels as an aid to diagnosing acute intestinal ischaemia. Am J Surg 1994;167:575-8.
10. Lange H, Jackel R. Usefulness of plasma lactate concentration in the diagnosis of acute abdominal disease. Eur J Surg 1994;160:381-4.
11. Megibow AJ, Balthazar EJ, Cho KC. Bowel obstruction: evaluation with CT. Radiology 1991;180:313-8.
12. Shrake PD, Rex DK, Lappas JC. Radiographic evaluation of suspected SBO. Am J Gastroenterol 1991;86:175-8.
13. Khaleghian R. The small bowel enema in the management of small-bowel obstruction. Australas Radiol 1983;27:154-9.
14. Dunn JT, Halls JM, Berne TV. Roentgenographic contrast studies in acute small-bowel obstruction. Arch Surg 1984;119:1305-8.
15. Brolin R. Partial small bowel obstruction. Surgery 1984;95:145-9.
16. Maglinte DDT, Peterson LA, Vahey TN. Enteroclysis in partial small bowel obstruction. Am J Surg 1984;147:325-9.
17. Maglinte DDT, Hall R, Miller RE. Detection of surgical lesions of the small bowel by enteroclysis. Am J Surg 1984;127:225-9.
18. Anderson C, Humphry W. Contrast radiography in small bowel obstruction: a prospective randomized trial. Mil Med 1997;162:749-52.
19. Fevang BT, Jensen D, Fevang J. Upper gastrointestinal contrast study in the management of small bowel obstruction — a prospective randomised study. Eur J Surg 2000;166:39-43.
20. Caroline DF, Herlinger H, Laufer I. Small bowel enema in the diagnosis of adhesive obstructions. AJR Am J Roentgenol 1984;142:1133-9.
21. Abbas S, Bissett I, Parry B. Oral water soluble contrast for the management of adhesive small bowel obstruction. Cochrane Database Syst Rev, CD004651, 2005.
22. Chen SC, Chang KJ, Lee PH. Oral urografin in postoperative small bowel obstruction. World J Surg 1999;23:1051.
23. Peck JJ, Milleson T, Phelan J. The role of computed tomography with contrast and small bowel follow-through in management of small bowel obstruction. Am J Surg 1999;177:375-8.
24. Balthazar E. For suspected small-bowel obstruction and an equivocal plain film, should we perform CT or a small-bowel series? AJR Am J Roentgenol 1994;163:1260-1.
25. Daneshmand S, Hedley C, Stain S. The utility and reliability of computed tomography scan in the diagnosis of small bowel obstruction. Am Surg 1999;65:922-6.
26. Donckier V, Closset J, Van Gansbek D. Contribution of computed tomography to decision making in the management of adhesive small bowel obstruction. Br J Surg 1998;85:1071-4.
27. Maglinte DDT, Herlinger H, Turner WW Jr. Radiologic management of small-bowel obstruction: a practical approach. Emerg Radiol 1994;1:138-49.
28. Maglinte DD, Gage SN, Harmon BH, et al. Obstruction of the small intestine: accuracy and role of CT in diagnosis. Radiology 1993;188:61-4.
29. Balthazar EJ. CT of small-bowel obstruction. AJR Am J Roentgenol 1994;162:255-61.
30. Megibow A, Megibow A. Bowel obstruction: evaluation with CT. Radiol Clin North Am 1994;32:861-70.
31. Stelmach W, Cass A. Small bowel obstructions: the case for investigation for occult large bowel carcinoma. Aust NZ J Surg 1989;59:181-3.
32. Beall DP, Fortman BJ, Lawler BC. Imaging bowel obstruction: a comparison between fast magnetic resonance imaging and helical computed tomography. Clin Radiol 2002;57:719-24.
33. Maglinte DDT, Siegelman ES, Kelvin FM. MR Enteroclysis: the future of small-bowel imaging? Radiology 2000;215:639-41.
34. Ogata M, Mateer J, Condon R. Prospective evaluation of abdominal sonography for the diagnosis of bowel obstruction. Ann Surg 1996;223:237-41.
35. Grunshaw N, Renwick IG, Scarisbrick G, et al. Prospective evaluation of ultrasound in distal ileal and colonic obstruction. Clin Radiol 2000;55:356-62.
36. Suri S, Gupta S, Sudhakar PJ. Comparative evaluation of plain films, ultrasound and CT in the diagnosis of intestinal obstruction. Acta Radiol 1999;40:422-8.
37. Nakstad B, Naess PA, de Lange C, Schistad O. Complications of umbilical vein catheterization: neonatal total parenteral nutrition ascites after surgical repair of congenital diaphragmatic hernia. J Pediatr Surg 2002;37:E21.
38. Johnson PA, Miner PB Jr, Geier D, Harrison LA. Value of radiopaque markers in identifying partial small bowel obstruction. Gastroenterology 1996;110:1958-63.
39. Ell C, Remke S, May A, Helou L, Henrich R, Mayer G. The first prospective controlled trial comparing wireless capsule endoscopy with push enteroscopy in chronic gastrointestinal bleeding. Endoscopy 2002;34:685-9.

40. Mylonaki M, Fritscher-Ravens A, Swain P. Wireless capsule endoscopy: a comparison with push enteroscopy in patients with gastroscopy and colonoscopy negative gastrointestinal bleeding. Gut 2003;52:1122–6.

41. Mata A, Bordas JM, Feu F, et al. Wireless capsule endoscopy in patients with obscure gastrointestinal bleeding: a comparative study with push enteroscopy. Aliment Pharmacol Ther 2004;20:189–94.

42. Lewis BS, Swain P. Capsule endoscopy in the evaluation of patients with suspected small intestinal bleeding: results of a pilot study. Gastrointest Endosc 2002;56:349–53.

43. Adler DG, Knipschield M, Gostout C. A prospective comparison of capsule endoscopy and push enteroscopy in patients with GI bleeding of obscure origin. Gastrointest Endosc 2004;59:492–8.

44. Costamagna G, Shah SK, Riccioni ME, et al. A prospective trial comparing small bowel radiographs and video capsule endoscopy for suspected small bowel disease. Gastroenterology 2002;123:999–1005.

45. Hara AK, Leighton JA, Sharma VK, Fleischer DE. Small bowel: preliminary comparison of capsule endoscopy with barium study and CT. Radiology 2004;230:260–5.

46. Friedman S. Comparison of capsule endoscopy to other modalities in small bowel. Gastrointest Endosc Clin N Am 2004;14:51–60.

47. Liangpunsakul S, Chadalawada V, Rex DK, Maglinte D, Lappas J. Wireless capsule endoscopy detects small bowel ulcers in patients with normal results from state of the art enteroclysis. Am J Gastroenterol 2003;98:1295–8.

48. Fireman Z, Mahajna E, Broide E, et al. Diagnosing small bowel Crohn's disease with wireless capsule endoscopy. Gut 2003;52:390–2.

49. Herrerias JM, Caunedo A, Rodriguez-Tellez M, Pellicer F, Herrerias JM Jr. Capsule endoscopy in patients with suspected Crohn's disease and negative endoscopy. Endoscopy 2003;35:564–8.

50. Bloom PD, Rosenberg MD, Klein SD. Wireless capsule endoscopy (CE) is more informative than ileoscopy and SBFT for the evaluation of the small intestine (SI) in patients with known or suspected Crohn's disease [Abstract]. Gastroenterology 2003;124 Suppl 1:A203.

51. Ge ZZ, Hu YB, Xiao SD. Capsule endoscopy in diagnosis of small bowel Crohn's disease. World J Gastroenterol 2004;10:1349–52.

52. Arguelles-Arias F, Caunedo A, Romero J, et al. The value of capsule endoscopy in pediatric patients with a suspicion of Crohn's disease. Endoscopy 2004;36:869–73.

53. Eliakim R, Suissa A, Yassin K, Katz D, Fischer D. Wireless capsule video endoscopy compared to barium follow-through and computerised tomography in patients with suspected Crohn's disease — final report. Dig Liver Dis 2004;36:519–22.

54. Voderholzer WA, Beinhoelzl J, Rogalla P, et al. Small bowel involvement in Crohn's disease: a prospective comparison of wireless capsule endoscopy and computed tomography enteroclysis. Gut 2005;54:369–73.

55. Kastin DA, Buchman AL, Barrett T, Halverson A, Wallin A. Strictures from Crohn's disease diagnosed by video capsule endoscopy. J Clin Gastroenterol 2004;38:346–9.

56. Fork FT, Toth E, Sato S. Capsule enteroscopy in patents with Crohn's disease. First Given conference on capsule endoscopy [Abstract], Rome, A43, 2002.

57. Lo SK. Capsule endoscopy in the diagnosis and management of inflammatory bowel disease. Gastrointest Endosc Clin N America 2004;14:179–93.

58. Chong AK, Taylor AC, Miller AM, Desmond PV. Initial experience with capsule endoscopy at a major referral hospital. Med J Aust 2003;178:537–40.

59. Fireman Z, Eliakim R, Adler S, Scapa E. Capsule endoscopy in real life: a four-centre experience of 160 consecutive patients in Israel. Eur J Gastroenterol Hepatol 2004;16:927–31.

60. Eliakim R, Adler SN. Capsule video endoscopy in Crohn's disease — the European experience. Gastrointest Endosc Clin N Am 2004;14:129–37.

61. Yousfi MM, De Petris G, Leighton JA, et al. Diaphragm disease after use of nonsteroidal anti-inflammatory agents: first report of diagnosis with capsule endoscopy. J Clin Gastroenterol 2004;38:686–91.

62. Sears DM, Avots-Avotins A, Culp K, Gavin MW. Frequency and clinical outcome of capsule retention during capsule endoscopy for GI bleeding of obscure origin. Gastrointest Endosc 2004;60:822–7.

63. Manetas M, O'Loughlin C, Kelemen K, Barkin JS. Multiple small-bowel diaphragms: a cause of obscure GI bleeding diagnosed by capsule endoscopy. Gastrointest Endosc 2004;60:848–51.

64. Lee DW, Poon AO, Chan AC. Diagnosis of small bowel radiation enteritis by capsule endoscopy. Hong Kong Med J 2004;10:419–21.

65. Hartmann D, Schilling D, Rebel M, et al. Diagnosis of a high-grade B-cell lymphoma of the small bowel by means of wireless capsule endoscopy. Z Gastroenterol 2003;41:171–4.

66. De Franchis R, Avesani EM, Abbiati C, et al. Unsuspected ileal stenosis causing obscure GI bleeding in patients with previous abdominal surgery — diagnosis by capsule endoscopy: a report of two cases. Dig Liv Dis 2003;35:577–84.

67. American Society of Gastrointestinal Endoscopy. Wireless capsule endoscopy. Gastrointest Endosc 2002;56:621–4.

68. Faigel DO, Fennerty MB. "Cutting the cord" for capsule endoscopy. Gastroenterology 2002;123:1385–8.

69. O'Loughlin C, Barkin JS. Wireless capsule endoscopy: summary. Gastrointest Endosc Clin N Am 2004;14:229–37.

70. Barkin JS, O'Loughlin C. Capsule endoscopy contraindications: complications and how to avoid their occurrence. Gastrointest Endosc Clin N Am 2004;14:61–5.

71. Taylor A, Miller A, Woods R, Desmond P. Long-term retained capsule without ill effects in a patient with ileal ulceration and undiagnosed stricture. In: Jacob H, ed. Proceedings of the first Given conference on capsule endoscopy, Rome, 2002. Rochash Printing, Haifa, Israel, 2003, p. 115.

72. Ang TL, Fock KM, Ng TM, Teo EK, Tan YL. Clinical utility, safety and tolerability of capsule endoscopy in urban Southeast Asian population. World J Gastroenterol 2003;9:2313–6.

73. Barkin JS, Friedman S. Wireless capsule endoscopy requiring surgical intervention: the world's experience [Abstract]. Am J Gastroenterol 2002;97:S298.
74. Mergener K, Schembre DB, Brandabur JJ, Smith MA, Kozarek RA. Clinical utility of capsule endoscopy — a single center experience. Am J Gastroenterol 2002;97:S299.
75. Sears DM, Avots-Avotins A, White J, Culp K. Fortuitous M2A obstruction leads to localization of unsuspected vascular stricture. Am J Gastroenterol 2002;97:S128.
76. Keuchel M, Thaler CH, Csomos G. Technical and medical problems associated with M2A video capsule endoscopy. In: Jacob H, ed. Proceedings of the second Given Conference on capsule endoscopy, 2003, p. 145.

第 12 章

儿科患者的应用

Victor L Fox

要点

1. 胶囊内镜的儿科适应证与成年人相似，但很少用于研究肿瘤。
2. 消化道出血为低龄患儿最常见的适应证，而炎症性肠病则为大龄患儿或青少年最常见的适应证。
3. 10岁以下儿童常需内镜下辅助胶囊内镜置入。
4. 可安全有效地进行胶囊内镜检查的最小年龄尚未确定，但有报道2岁儿童可耐受胶囊内镜检查且无相关并发症。
5. 特殊的肠道准备及促动力药物可能有利于完成检查，但并非必需。

引言

在胶囊内镜出现前，儿科患者行全小肠内镜检查时均需剖腹手术协助，特别是小内径结肠镜。该方法同样频繁应用于内镜治疗过程，而无线胶囊内镜使得大多数儿童接受非手术性诊断性小肠内镜检查成为可能，甚至2～3岁的幼儿亦可承受，源于其为小胶囊及便携式数据记录仪的设计。

2001年，美国FDA批准将M2A胶囊（Give imaging，Yoqneam，以色列）应用于18岁以上的成年人，随后于2003年推广至10～18岁的青少年。至今，所有需要检查的10岁以上患者均已应用VCE。尽管10岁以下的儿童能够吞咽该尺寸的胶囊，且经很多文献证实，但实际配合上仍有困难。7、8岁的儿童尚可配合，而大一些的则多拒绝吞咽。

尽管部分儿科胃肠病专家不满FDA的条例，但另一些则坚持认为，应于接受检查之前对儿童行胶囊内镜检查所承担的风险与外科手术的必要性之间进行充分权衡与评估。而已发表的相关文献较少[1-4]，病例数也有限[5-9]，最大的一组包括20例10岁以下（2～9岁，平均5.9岁）、体重13～27kg（平均22kg）的患者[9]。因此，适用此检查的患者最小年龄及安全限度尚未明确。

适应证

VCE的儿童适应证与成人相似，但由于一些疾病如小肠肿瘤、难治性口炎性腹泻、获得性血管发育不良、Barrett食管儿科少见，故应用频次不同。常规适应证对于儿童及成人均适用，如不明原因消化道出血、可疑Crohn病或其他炎性或溃疡性疾病、非炎症性肠病、息肉病、血管病（先天性或获得性，如消化道静脉曲张或血管畸形等）。

胃肠道出血（gastrointestinal bleeding，GIB）

波士顿儿童医院对17/20例（85%）10岁以下患儿行VCE检查，发现GIB为最主要的适应证[9]。出血可能为隐性或显性，但病灶不明（图12.1），再或疾病已知，如炎症性肠病（图12.2）、息肉病（图12.3）、血管异常（图12.4）等，均需行全小肠检查[10]。在发现小肠血管异常方面，尤其小静脉畸形（图12.5）及出血不明显者，VCE较小肠血管造影更敏感[11]。

炎症性肠病（inflammatory bowel disease，IBD）

IBD为目前大龄儿童及成人的绝对适应证，2个小样本队列研究证实，较之包含末端回肠的结肠镜检查，于常规对比造影、食管-胃-十二指肠镜检查后行VCE更具附加诊断价值。

Arguelles-Arias等人[5]研究了一组12例的12~16岁Crohn病患儿，放射线与内镜检查均无阳性发现，

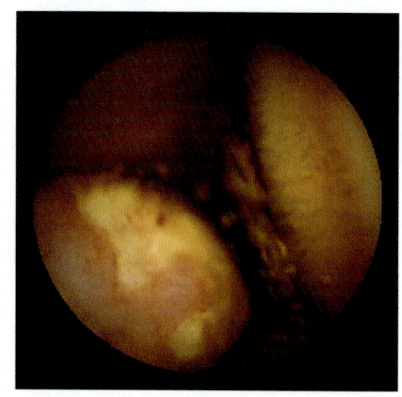

图12.3　一名16岁的家族性幼年性息肉病男性患者，小肠内可见息肉伴巨大溃疡。

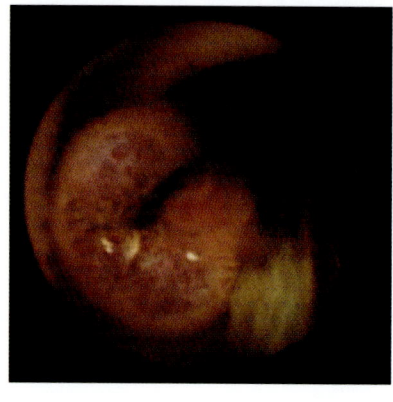

图12.4　一名6岁的女性蓝色橡皮疱样痣综合征患儿，全小肠内可见多发息肉样静脉畸形。

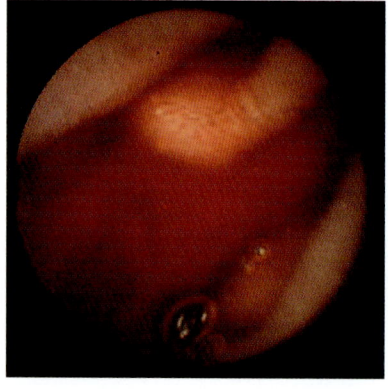

图12.1　一名7岁女童近段小肠的局灶性绒毛缺失伴新鲜出血，临床表现为严重贫血，便潜血阳性，但上消化道内镜检查、回结肠镜检查、Meckel扫描、上消化道及小肠钡剂造影检查与腹部CT检查结果均阴性。

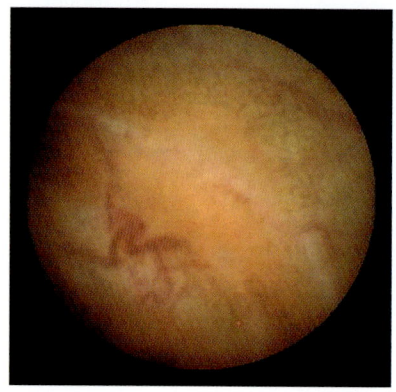

图12.5　一名8岁的Turner综合征女性患儿，小肠内可见多发匍行小血管。

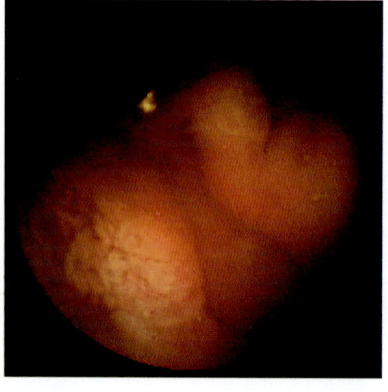

图12.2　一名15岁既往患溃疡性结肠炎的男性大量黑便患者，小肠发现散在溃疡。

而VCE确诊了[7]（58.3%）例。Sant Anna等人[7]亦通过VCE发现了一组放射线及内镜检查阴性的10~18岁患者中10/20（50%）的Crohn样病变。

偶发小肠阿弗他溃疡在成人并不少见，可能与服用NSAID有关，或为原发病。上述病变与Crohn病溃疡难以鉴别。但本病不常见于儿童，因此儿童出现小肠溃疡又合并其他IBD表现者高度怀疑Crohn病。VCE通过排除或确诊小肠的特征性溃疡（图12.6）以

区别溃疡性结肠炎、不确定性结肠炎与Crohn病。因其对于存在可疑溃疡性结肠炎，并因回肠憩室拟行结直肠切除并肛门吻合（IPAA）的患者至关重要。如1例因慢性复发性憩室炎行IPAA术的儿童，小肠VCE未见异常，提示原溃疡性结肠炎诊断，而非Crohn病。而VCE亦有助于非典型IBD表现患者的诊断评估，如孤立性口腔溃疡（图12.7）、生殖器溃疡或皮肤病变。糖原贮积病1b型及Behçet综合征[12]等少见病，幼时亦多表现为Crohn病样溃疡，VCE为理想诊断方法。

IBD患者行VCE检查的主要问题为由于炎症或纤维性狭窄导致胶囊滞留或阻塞风险增加，导致计划外的手术介入。预先行放射性对比造影检查可减少上述并发症，但仍无法完全避免。而应用自溶式"探路胶囊"预筛可能根本解决这个问题。在美国，FDA于2006年批准其应用于成人。此胶囊可能于细窄部位短暂停留，但不会导致梗阻症状（图12.8），最终可自然通过，有时发生于抗感染治疗后[7]。

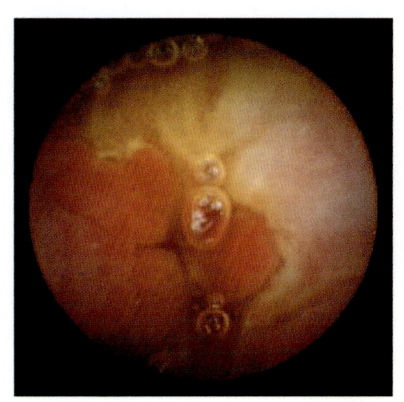

图12.8　一名20岁男性Crohn病患者溃疡性狭窄，其小肠钡造影检查阴性。视频资料提示胶囊于此无痛性滞留，数天后自行通过。

息肉病

VCE因其敏感性较高、无放射线接触而优于钡餐造影，为已知或可疑息肉病患者的理想选择。儿童最常见的三种息肉性疾病包括Peutz-Jeghers综合征（Peutz–Jeghers syndrome，PJS）、家族性腺瘤性息肉病（familial adenomatous polyposis，FAP）以及幼年性息肉病综合征（juvenile polyposis syndrome，JPS）。三者均为不同的常染色体显性遗传病，新发自然变异者相对常见，且患者成年后胃肠肿瘤发生率增加。而FAP和JPS很少有儿童期结直肠癌的报道。

PJS患儿常因单发或多发息肉导致肠套叠而表现为间断腹痛。存在口唇黏膜黑斑或家族史的儿童，钡餐造影未发现的小肠息肉可经VCE证实（图12.9 a，b）。一经确诊。较之对比造影，VCE更适于随诊复查。先进的镜下治疗手段可使PJS患者避免或延迟进行息肉剖腹切除术。VCE所获息肉大小及部位信息可指导内镜治疗的实施。比如近端小肠大息肉（1~1.5cm）可用经口推进式内镜探及，而中、远端小肠息肉则需双气囊小肠镜（青少年）或开腹手术辅助下内镜（儿童）处理。采用恰当技术，所有息肉几乎均可经内镜切除。

FAP在儿童可表现为腹泻、出血或腹痛，但大多数病变在较小的儿童常无明显症状。结肠多发，胃与小肠亦常受累。胃息肉为典型的胃底腺结构，也可部分或完全由腺瘤细胞组成。结肠镜筛查可确诊父母或同胞患病而具遗传易感性的儿童，或存在FAP相关表现者如腭或颅骨骨瘤、先天性视网膜色素上皮肥大症、硬纤维瘤、胶质母细胞瘤（Turcot综合征）、

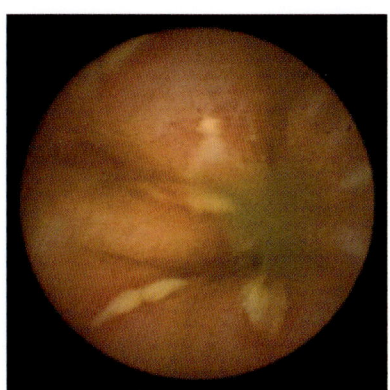

图12.6　一名15岁的女性不确定性结肠炎患者回肠末端发现线性Crohn病样溃疡。

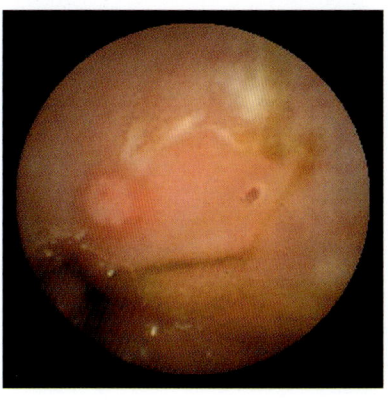

图12.7　一名14岁男性慢性肉芽肿性唇炎患者小肠可见口疮样溃疡。

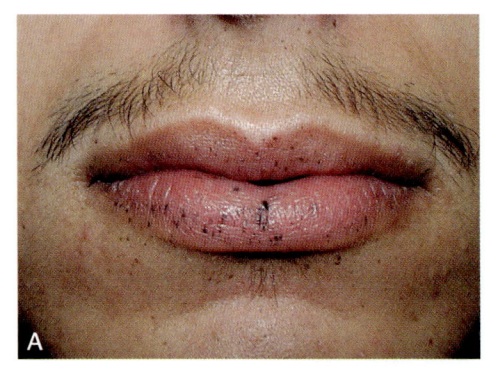
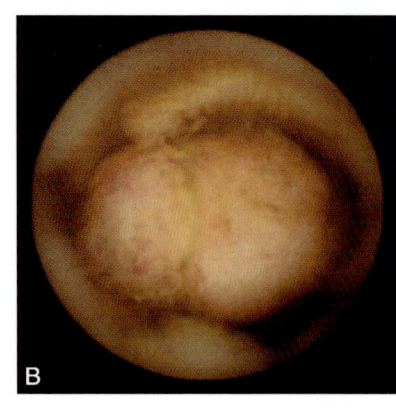

图12.9 Peutz-Jeghers综合征：一名12岁的男性腹痛患儿，小肠钡剂检查未见异常，可见（a）口唇的色素沉着斑（courtesy of Dr. Marilyn Liang）；（b）远端小肠可见息肉。

肝母细胞瘤等。传统内镜检查时肉眼无法识别早期黏膜改变，而随机活检发现低级别异型性增生提示灶状腺瘤。随着病变生长，形成类似正常淋巴组织的小结节，但上皮细胞具异型性。较大的腺瘤性息肉常见于成人。尚无有关VCE发现的儿童小肠腺瘤的流行病学资料报道，其对于本病早期发现的优势亦未经证实。

JPS为最罕见的遗传性息肉病，本病发展为结直肠癌的累积危险度相当大：估计60岁时约为68%[13]。由于JPS与孤立性或散发性幼年性息肉病类似，故确诊困难，多见于结肠，患者可表现为无痛性消化道出血。胃及小肠亦可受累（图12.10），但尚无有关儿童放射线检查与VCE检查间的对照研究结果发表。

小肠吸收不良

儿童常见的慢性小肠吸收不良性疾病包括谷蛋白敏感性肠病（gluten-sensitive enteropathy，GSE）（即乳糜泻）、蛋白过敏性肠病与小肠淋巴管扩张。较之正常小肠黏膜的纤长绒毛（图12.11），GSE及过敏性肠病绒毛的典型表现为不同程度的重叠增厚及萎缩（图12.12），而淋巴管扩张时绒毛则呈异常增厚且顶端白色（图12.13），尤其于摄入高脂食物后。常经上消化道内镜下十二指肠活检确诊。尽管如此，对于可吞咽胶囊的、血清学指标（肌内膜或组织谷氨酰胺转移酶抗体）强阳性的GSE患儿，仍可考虑进行VCE。对于无法吞咽胶囊，内镜下有异常发现并需组织学检查明确上皮细胞特点或浸润性炎细胞类型者，仍有必要行内镜活检。

其他小肠疾病

在儿童，VCE还可发现特发性嗜酸细胞性胃肠炎、导致缺血性损伤的血管炎如Henoch-Schönlein紫癜（Henoch–Schönlein purpura，HSP）[14]、特发性自身免疫性血管炎、自身免疫性小肠病、移植物抗宿主病以及小肠移植物抵抗。对于上述疾病，较之明确诊断，VCE更适用于评估病变范围或监测已知病变的复发情况。

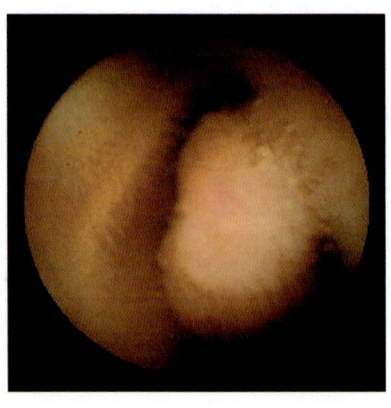

图12.10 一名16岁男性幼年性息肉病患者小肠可见幼年性息肉，而之前的小肠钡剂造影检查阴性。

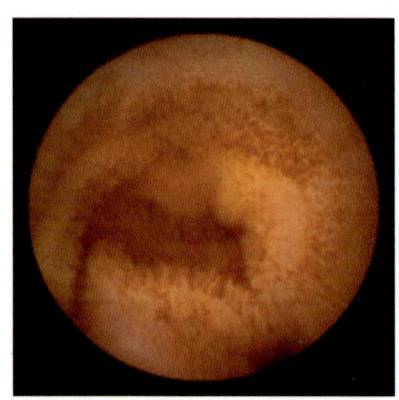

图12.11 正常小肠黏膜可见纤长的绒毛结构。

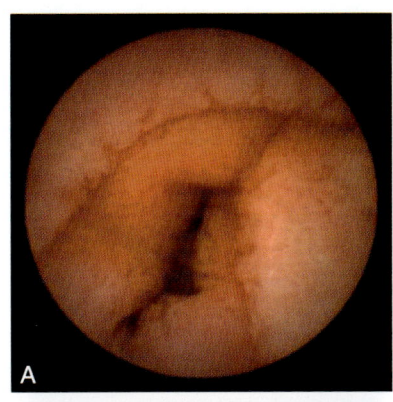

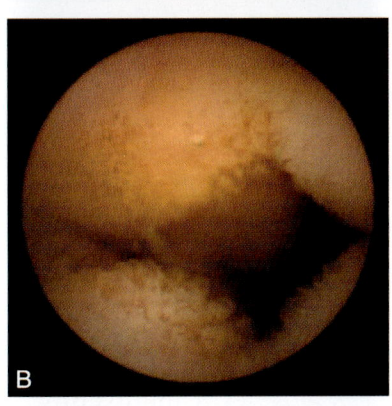

图12.12 一名食物过敏所致蛋白丢失性肠病的3岁男性患儿,临床表现为贫血及低蛋白血症。近段小肠皱襞增厚呈锯齿状伴绒毛缩短(a),远端小肠绒毛亦增厚、缩短(b)。

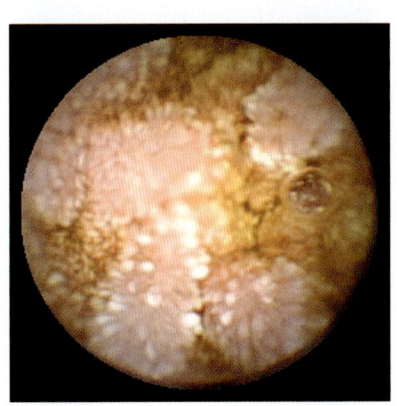

图12.13 一名12岁蛋白丢失性肠病合并复杂先天性心脏病男性患儿增厚的、顶端白色的小肠绒毛。病理活检证实为小肠淋巴管扩张症。

腹痛

儿科单纯性腹痛并非VCE的理想适应证,但如伴随其他症状(如腹泻、发热、体重下降、呕吐、贫血)或X线片可疑时,该检查有助于发现异常病变及明确诊断。VCE可识别放射线或CT检查漏诊的溃疡、狭窄、息肉或肿瘤。

检查适应证

食管镜

食管胶囊内镜适用于能够吞咽胶囊的所有儿童,可取代镇静下上消化道内镜检查,用于门脉高压性食管静脉曲张的诊断。囊性纤维化(cystic fibrosis,CF)合并慢性肺病及肝病的患儿,由于镇静存在风险,故更适于此法。其他慢性肝病,如胆管闭锁、原发性硬化性胆管炎、自身免疫性肝病、慢性HBV/HCV感染、α-抗胰蛋白酶缺乏的患儿,亦可通过胶囊内镜评估食管静脉曲张情况,以明确药物预防出血的时机(图12.14)。此外,胶囊内镜同样适用于因肝外门静脉梗阻或慢性进行性肝病导致长期存在静脉曲张延迟复发风险的患儿筛查,以及曲张静脉内镜下电烧结局的监控。

食管柱状上皮化生偶可见于儿童,包括肠型(Barrett食管)上皮、胃型上皮或二者同时存在。长期存在胃食管反流病(gastroesophageal reflux disease,GERD)、CF、严重脑瘫或其他神经肌肉病或解剖结构异常(如食管裂孔疝或食管闭锁修复术后)伴食管运动功能障碍和过度酸暴露,均为儿童食管上皮化生的高危因素。存在上述情况的可安全吞咽胶囊的较大龄儿童,视频胶囊内镜可有效诊断柱状上皮化生。

儿童慢性食管炎特征性表现为黏膜苍白、增厚,无侵蚀性改变,并可见血管变细或消失,而过敏性食管炎常有大量渗出。腐蚀性或溃疡性食管炎少见,多见于严重GERD患儿。正常食管管腔未充分扩张时,黏膜色白且血管显示不清,VCE可误诊为食管炎,但腐蚀性及渗出性食管炎大多可正确诊断。

结肠镜

肠道清洁准备满意时,儿童行VCE检查可显示结肠部分图像(图12.15)。尽管该项技术尚未成熟,但VCE可能有助于筛查高危儿童,如弥漫性结肠炎(图

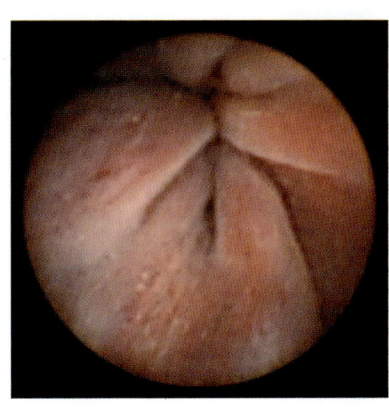

图12.14 一名10岁男性患儿胃食管连接部可见小的蓝色曲张静脉。其婴儿时曾因先天性胆道闭锁行肝门肠吻合术。腹部超声检查提示脾大及食管周围静脉曲张。

12.16)、结肠多发息肉、弥漫性结肠血管异常等,结肠局部检查的阳性发现可有效指导进一步的诊断与治疗。充分的肠道准备最为关键,需用结肠刺激性药物如比沙可啶,可促进结肠中的胶囊移动。可能还需额外应用促动力药物,缩短胶囊通过胃及小肠的时间,使其尽快进入结肠。

特殊技术

年龄较大的青少年行VCE检查与大多数成年人一样,但年龄较小的有时无法配合吞咽胶囊,且大部分8~10岁以下的儿童需要内镜辅助放置。检查前可鼓励儿童练习吞咽大颗维生素丸或糖块(如豆状软糖),以避免麻烦以及检查失败或重新检查的费用。一旦吞咽失败,即将胶囊放回磁性包装盒里,使电池停止工作,并将其保留以便此后对该患儿行内镜辅助放置。大多数儿童可轻松适应胶囊与记录导联的安装。胶囊可于内镜辅助下顺利进入十二指肠,避免滞留于胃内。有报道2岁儿童可利用现有器材开展内镜辅助放置且无并发症[9],并可能推广至年龄更小者,尽管重新设计的装备可使整个过程更加轻松及安全。

内镜下放置

儿童行内镜下VCE放置检查需要适当的深度镇静或全身麻醉。应用胶囊推送技术或装置,并行气管插管保护气道,避免移出时发生气道梗阻意外。

患儿经充分镇静或麻醉后,先行可视上消化道内镜检查,排除可妨碍胶囊内镜输送的狭窄或其他解剖障碍,若有新发现可能就无进一步行胶囊内镜的必要。不应行诊断性活检,避免活检后出血影响VCE检查。患儿仰卧于检查床上以利于放置天线,再用纱布将其余的电线包裹于患儿身上,使其感觉更加舒适,并避免被其拆开(图12.17a,b)。然后嘱患儿左侧卧位,方便于内镜插入食管的过程中移动头颈部。

AdvanCE™胶囊推送装置(US endoscopy, Mentor,俄亥俄州)是唯一面市的专门设计用于胶囊内镜输送的释放装置(图12.18 a~c)。使用简单,包括一个侧面不透明而头端透明的塑料外壳,安全、牢固地包含着胶囊。外壳外径为13mm,与胶囊长度一致,拧在一个直径2mm的弹性导管上,可通过内镜活检孔道。通过附于导管另一端的金属活塞可将胶囊释放,成功与否取决于是否可清晰观察到推送外壳的尾部。导管应足够硬,可将装载胶囊的推送外壳放置于内镜前端数厘米处,充分暴露视野,并保证于阻力处(如食管及幽门括约肌)沿轴线直行。上述装置优于网篮、圈套器之处在于有一定硬度、不阻碍视线、无黏膜损伤以及可控性胶囊释放。

低成本且应用广泛的装置是Roth网篮(US Endoscopy)以及可重复使用的塑料结扎器或吸引帽[6](图12.19)。将胶囊套于网篮中,面向结扎器固定,并与管腔轴向保持一致以避免阻碍视线。到达十二指肠后,张开网篮释放胶囊。若不成功,可向网篮施力,剪切结扎器对侧以释放胶囊。另有报道仅用外套管及Roth网篮[15]或金属篮[16]即可。

对于年龄很小的患儿,将胶囊送入幽门非常困难。如果持续稳定的施压仍无法通过,可静脉给予小剂量胰高血糖素(0.5mg)以松弛幽门平滑肌,或行

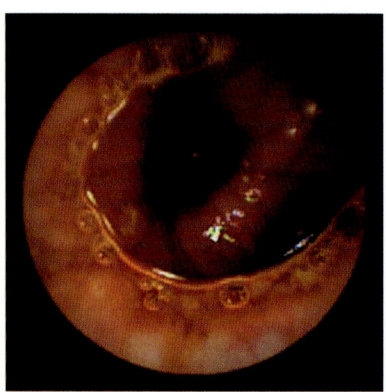

图12.15 9岁女童的正常结肠黏膜及结肠袋壁。

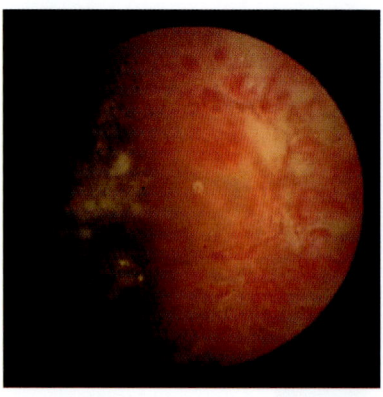

图12.16 一名17岁溃疡性结肠炎女性患者盲肠黏膜可见红斑及溃疡。

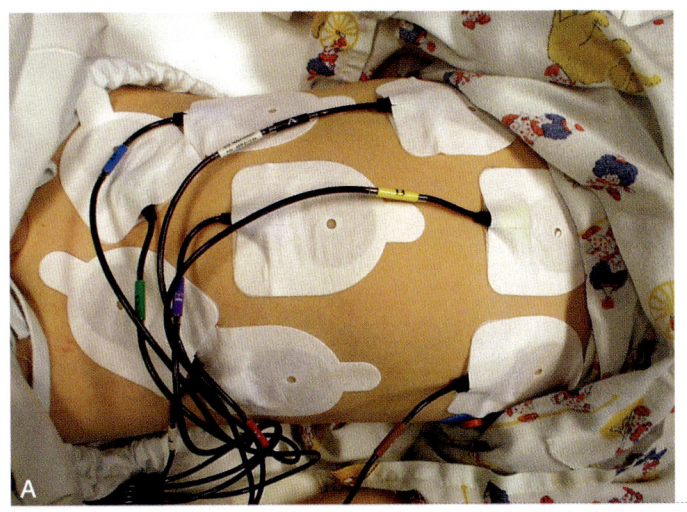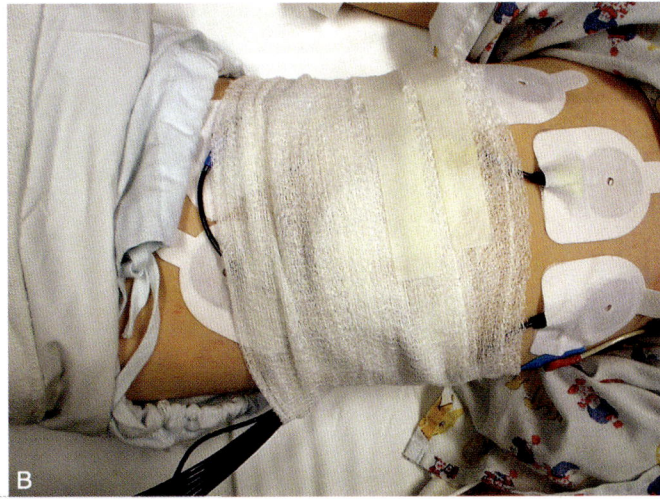

图12.17 天线（a）及纱布包裹（b）用于覆盖导丝并防止天线与该5岁儿童分离。

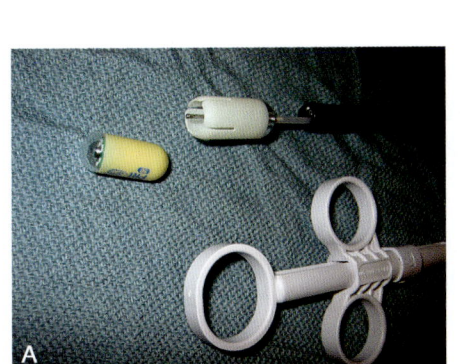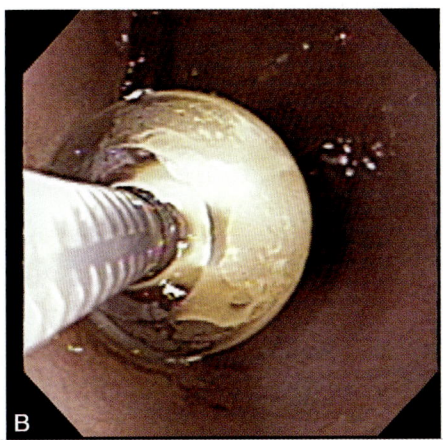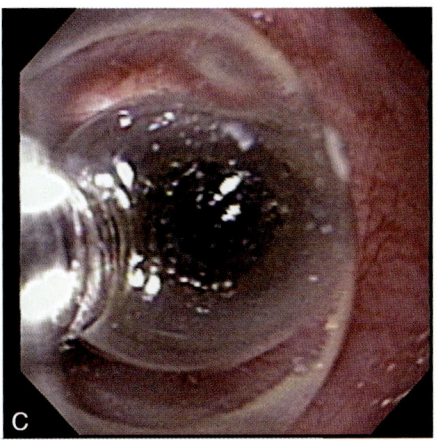

图12.18 （a）AdvanCE™胶囊释放导管（US Endoscopy）。胶囊释放过程中（b）及胶囊释放后的内镜图像（c）。

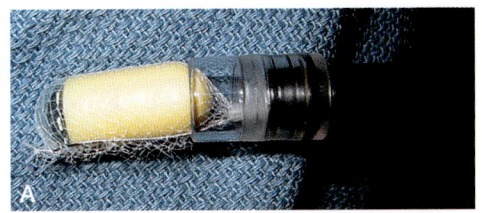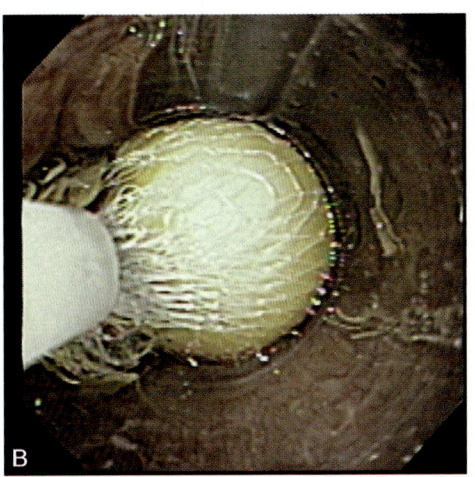

图12.19 （a）置于Roth网篮中的胶囊被固定于内镜头端的透明结扎器上。（b）内镜下可见胶囊朝向咽部远端的图像。(From Gastrointest Endosc 2004;60:881–921 with permission.)

幽门球囊扩张。

Given Imaging公司研制销售了更短型天线及放置记录仪的小码背心供儿科患者使用。但天线直径仍无法缩小，导致患儿检查时出现导线拥挤及交叠的现象。可为年龄较小的患儿定制数据记录仪背心，或嘱家长将标准背心放于孩子旁边或婴儿车上。

肠道准备和促动力药物

儿科患者尚无理想的肠道准备方案。一般于检查前一日下午进食清流食，然后禁食，即可排空胃及小肠内容物，从而获得清晰图像。成人患者行胶囊内镜检查前可服用聚乙二醇（polyethylene glycol，PEG）溶液[17]或西甲硅油[18]，以清除食物残渣、湿润黏膜表面及减少泡沫，以助于改善图像质量。尽管西甲硅油服用方便，但大多数肠道清洁药物儿童难以忍受或接受，导致依从性差。不过一种在治疗小儿便秘方面取得重大成功的无味无盐PEG溶液（Miralax，Braintree实验室，Braintree，摩洛哥），近期已有研究报道可作为儿科结肠检查前安全、有效的肠道清洁用药[19]。波士顿儿童医院采用的改良方案，即口服比沙可啶促进排泄，耐受性及清洁程度均令人满意。此外，成人患者服用促动力药物（如甲氧氯普胺[20]）可缩短胶囊的胃肠通过时间，加快由小肠进入结肠的速度，但在儿科尚未进行对比研究。由于儿童狭窄的肠腔、幽门管、回盲瓣均可能阻碍胶囊通过，故导致小肠检查未完成率高。波士顿儿童医院的初步经验（尚未发表）显示，检查前未行肠道清洁或应用促动力药物者，胶囊摄入8小时内，约80%到达盲肠，90%到达远段回肠。这与已发表的成人在上述情况下的结果可比[9]。镇静药或麻醉药以及胶囊内镜联合上消化道内镜及结肠镜检查过程中的镜下操作均可导致小肠动力短暂下降。静脉单次应用小剂量红霉素（1～3mg/kg）可对抗这种影响。红霉素不仅刺激胃排空，还可增加肠蠕动，加速胶囊通过。其他促动力药物如甲氧氯普胺及替加色罗亦可能有助于增加全小肠检查完成率，但尚无儿童VCE检查方面的试验。

未来设计意见

婴幼儿使用的理想胶囊内镜直径应小至5～6mm，长度更短，为12～15mm，且重量更轻。此规格的胶囊可增加患儿依从性，并能顺利通过足月新生儿或婴幼儿的幽门及回盲瓣。更快速的帧频（已应用于食管胶囊内镜）可提高对各年龄儿童少见病诊断的敏感性。儿科天线直径应更小，而放置数据记录仪的背心型号应更多，以使患儿感觉舒适。已完成的早期研究公认，终止实时监控可提高检查效率。

结论

胶囊内镜显著加强了儿童非侵入性小肠检查手段，提高了血管病变、炎症及息肉病变诊断的敏感性与特异性，减少了接触放射线和手术辅助内镜检查的几率。除婴儿外，现有技术适用于各年龄段儿童，包括吞咽或内镜辅助下摄入胶囊，与成人标准方案基本相同。持续的临床经验及试验数据有助于VCE图像定位，进一步指导儿童胃肠道出血、IBD、血管异常及息肉病综合征的诊治。

致谢

笔者对Richard Grand博士对于本书的指正致以由衷的感谢。

参考文献

1. Stiffler HL. Capsule endoscopy: a case study of an 11-year-old girl. Gastroenterol Nurs 2003;26:38–40.
2. Aabakken L, Scholz T, Ostensen AB, Emblem R, Jermstadd T. Capsule endoscopy is feasible in small children. Endoscopy 2003;35:798.
3. Wu JF, Liou JH, Lien HC, et al. Bleeding from ileal nodular lymphoid polyposis identified by capsule endoscopy. J Pediatr Gastroenterol Nutr 2004;39:295–8.
4. Barkay O, Moshkowitz M, Reif S. Crohn's disease diagnosed by wireless capsule endoscopy in adolescents with abdominal pain, protein-losing enteropathy, anemia and negative endoscopic and radiologic findings. Israel Medical Association Journal 2005;7:216–8.
5. Arguelles-Arias F, Caunedo A, Romero J, et al. The value of capsule endoscopy in pediatric patients with a suspicion of Crohn's disease. Endoscopy 2004;36:869–73.
6. Barth BA, Donovan K, Fox VL. Endoscopic placement of the capsule endoscope in children. Gastrointest Endosc 2004;60:818–21.
7. Sant'Anna AM, Dubois J, Miron MC, Seidman EG. Wireless capsule endoscopy for obscure small-bowel disorders: final results of the first pediatric controlled trial. Clin Gastroenterol Hepatol 2005;3:264–70.
8. Mow WS, Lo SK, Targan SR, et al. Initial experience with wireless capsule enteroscopy in the diagnosis and management of inflammatory bowel disease. Clin Gastroenterol Hepatol 2004;2:31–40.
9. Fox VL. Capsule endoscopy in children less than 10 years of age [abstract]. J Pediatr Gastroenterol Nutr 2005;41:528.
10. Fishman SJ, Smithers CJ, Folkman J, et al. Blue rubber bleb nevus syndrome: surgical eradication of gastrointestinal bleeding. Ann Surg 2005;241:523–8.
11. Barth BA, Fishman SJ, Fox VL. Wireless capsule endoscopy for gastrointestinal bleeding due to intestinal vascular anomalies [abstract]. J Pediatr Gastroenterol Nutr 2003;37:331.
12. Gubler C, Bauerfeind P. Intestinal Behçet's disease diagnosed by capsule endoscopy. Endoscopy 2005;37:689.
13. Jass JR, Williams CB, Bussey HJR, Morson BC. Juvenile polyposis — a precancerous condition. Histopathology 1988;13:619–30.
14. Skogestad E. Capsule endoscopy in Henoch-Schönlein purpura. Endoscopy 2005;37:189.
15. Carey EJ, Heigh RI, Fleischer DE. Endoscopic capsule endoscope delivery for patients with dysphagia, anatomical abnormalities, or gastroparesis. Gastrointest Endosc 2004;59:423–6.
16. Seidman EG, Sant'Anna AM, Dirks MH. Potential applications of wireless capsule endoscopy in the pediatric age group. Gastrointest Endosc Clin North Am 2004;14:207–17.
17. Dai N, Gubler C, Hengstler P, Meyenberger C, Bauerfeind P. Improved capsule endoscopy after bowel preparation. Gastrointest Endosc 2005;61:28–31.
18. Albert J, Gobel CM, Lesske J, Lotterer E, Nietsch H, Fleig WE. Simethicone for small bowel preparation for capsule endoscopy: a systematic, single-blinded controlled study. Gastrointest Endosc 2004;59:487–91.
19. O'Connor J. Polyethylene glycol 3350 without electrolytes: a new safe, effective, and palatable bowel preparation for colonoscopy in children. J Pediatr Gastroenterol Nutr 2004;39:105–6.
20. Selby W. Complete small-bowel transit in patients undergoing capsule endoscopy: determining factors and improvement with metoclopramide. Gastrointest Endosc 2005;61:80–5.

第 3 部分

小肠疾病

第 13 章

胶囊内镜在炎症性肠病诊断的应用

Stuart L Triester and Jonathan A Leighton

要点

1. 通过可以呈现小肠完整图像的胶囊内镜成像,可以为炎症性肠病确诊或可疑患者提供一些有价值的信息。

2. 对于Crohn病高度可疑患者,即使其他检查方法均不能确诊,根据视频胶囊内镜也可确立Crohn病初步诊断。

3. 对于已经确诊为Crohn病的患者,胶囊内镜成像有助于探查是否复发以及小肠的病变范围。

4. 对于不确定的结肠炎患者,视频胶囊内镜下若有阳性发现有助于Crohn病的诊断。

引言

许多年以来,小肠是内镜检查最难以进入的肠道部位。自从2001年视频胶囊内镜(Given Pillcam®, Given Imaging, Yoqneam, Israel)(video capsule endoscopy,VCE)的诞生,使得内镜医师可以更为容易地直接检查小肠黏膜病变,进而引起了各种小肠疾病治疗的革新。迄今为止,VCE是检查不明原因胃肠道出血最有效的方法(见第8章)。然而,许多临床试验已转向评价VCE在累及小肠的其他疾病中的作用,最常见的是小肠Crohn病。Crohn病是一种发生于胃肠道黏膜及肠壁全层的炎症性疾病。尽管任何节段均可受累,但小肠受累约见于70%的Crohn病患者。有高达30%的患者其所患疾病仅限于小肠,尤其是远端回肠[1]。

目前尚无诊断小肠Crohn病的金标准。确诊Crohn病需要联合临床/内镜/放射学/组织学和生物化学。同小肠疾病难于诊治一样,Crohn病表现不一,缺乏诊断的金标准,使得其诊断具有挑战性,常被耽误诊治。当临床上高度怀疑为Crohn病时,通常要联合小肠钡剂X线检查及结肠镜/回肠镜。然而,钡剂检查对于早期Crohn病敏感性低,内镜检查也仅仅局限于小肠最远端。新的放射学技术如CT小肠造影和MRI小肠造影似乎有一定前景,但尚未确立小肠Crohn病的诊断。

与当前诊断这些困难病例的医疗仪器相比,VCE具有许多潜在的优点。这项检查不会给患者带来痛苦,无放射暴露,最大限度减少患者的不便。因为其直接呈现全部小肠黏膜,所以有助于对回肠镜检查和(或)成像正常的轻中度症状患者进行早期诊断。另外,VCE尚无进行活检的功能,即使已经得到其他检查的初步诊断,但通常仍需组织学的印证。

本章概述了VCE对于已经诊断或怀疑为小肠Crohn病患者的诊断价值,特别是VCE相比于其他可选诊断性检查手段的应用前景。另外,还讨论了VCE辅助用于确定诊断不确定的结肠炎患者。对当前胶囊技术应用于Crohn病研究的局限性以及关于VCE用于Crohn病的技术问题进行了详尽综述。最后，探讨了将来该领域临床研究的目标。

胶囊内镜的Crohn病表现

尽管已经致力于制订报告VCE表现的简明标准术语[2]，但目前尚无用于研究或临床实践中的术语系统。因此，曾有各种与Crohn病诊断一致的胶囊内镜发现的报告。初步发现包括绒毛状剥脱、黏膜结节、散在的糜烂，偶见口疮性溃疡。更严重的病变包括线形、星形或匐行性溃疡，环状溃疡，亦可见溃疡相关性狭窄或缩窄（图13.1）。尽管最为严重的可视性病变作为临床症状的原因相当令人信服且与Crohn病的诊断相符，但这种发现较少，在无结局资料的情况下进行阐述较为困难。另外，即使发现最为严重的病变，也必须把诸如NSAID诱导性肠病等其他疾病列为鉴别诊断。

胶囊内镜在小肠Crohn病疑似患者中的应用

有关VCE用于小肠Crohn病疑似患者诊断的早期报道仅是一些有限的病例报告和回顾性研究。然而近些年来，有关Crohn病疑似患者VCE与其他可比性诊断性检查的前瞻性评估摘要和全文报道越来越多，其中许多前瞻性试验也包括Crohn病复发患者。

最初的经同行评议的研究对传统内镜和SBFT检查正常的非缩窄性Crohn病疑似患者进行评估时，聚焦于VCE检出率（表13.1）。Fireman等[3]对17例Crohn病疑似患者进行了VCE检查的相关研究，这些患者都有相应的临床症状（腹痛/腹泻，体重下降，缺铁性贫血）。排除标准包括既往有小肠梗阻病史、小肠X线可见小肠缩窄、腹部大手术或近年来服用NASID药物的患者。17例患者中有12例基于VCE发现（黏膜糜烂、溃疡和缩窄）诊断为Crohn病，病变主要位于末端小肠。重要的是，其中仅有6例曾成功实施回肠镜，但均无阳性发现。患者来自以色列的一项全国性调查，因此可能不能代表一般临床医院的患者。所有诊断为Crohn病的12例患者均给予美沙拉秦和短效类固醇激素治疗，报道"效果良好"或临床"有些改善"，但却未提供详细的临床随访资料。

表13.1 Crohn病疑似患者的胶囊内镜检出率

作者	参考文献	n	VCE检出率
Fireman等	3	17	71%
Herrerias等	4	21	43%
Arguelles-Arias等	5	12（儿科）	58%
Ge等	6	20	65%
Mow等	7	8	37.5%
Scapa等	8	13	46%
Kalantzis等	9	22	36%

Herreias等[4]报道了21例临床怀疑或生化检查怀疑为Crohn病的患者。所有患者大便、SBFT和结肠镜检查均为阴性。21例患者中有17例成功实施回肠镜检查，未见异常，无或仅有极轻微组织学异常。所有患者均未用过NASID。21例患者中有9例（43%）VCE检查结果符合Crohn病表现，如口疮性溃疡、线性溃疡以及裂隙性黏膜病变等。所有确诊为Crohn病的患者均有回肠的损害，包括6例先前回肠镜检查阴性的患者，其中5例患者小肠邻近部位也有病变。确诊为Crohn病的患者均给予泼尼松和美沙拉秦的标准方案治疗。在为期3个月的随访后，均退出临床或分析，未提供进一步临床资料。这些作者还对12例小儿科患者进行了一项类似研究[5]，发现小肠Crohn病诊断率为58%，经治疗3个月后，所有诊断的患者均得到临床改善。

Ge等[6]对20例先前内镜及小肠X线检查阴性的Crohn病疑似患者进行了研究。这些患者均未使用过NASID类药物，既往也无任何小肠梗阻的临床病史或影像学病史。20例中有13例（65%）通过VCE检查发现了黏膜糜烂、小溃疡、结节、大溃疡以及溃疡性狭窄，并诊断为Crohn病。有3例患者胶囊停滞于Crohn病所致肠道狭窄处，但并无信息提示胶囊最终通过或有必要行外科手术取出。所有Crohn病确诊患者均给予5-ASA和短效激素标准方案治疗，有11例患者临床效果良好。

Mow等[7]对Cedars-Sinai医疗中心大量Crohn病疑似患者中抽取8例患者进行了VCE检查相关研究，有3例（37.5%）VCE检查发现多个与Crohn病相符的小肠溃疡且治疗有效。然而，3例中有2例回肠镜检查中也发现了回肠溃疡，并且第3例未成功实施回肠镜检查，但在小肠造影检查中发现有回肠黏膜水肿表现。因此，在这些患者中通过VCE检查发现额外病变仍有一定局限性。一项大型系列研究评估了VCE在各种小

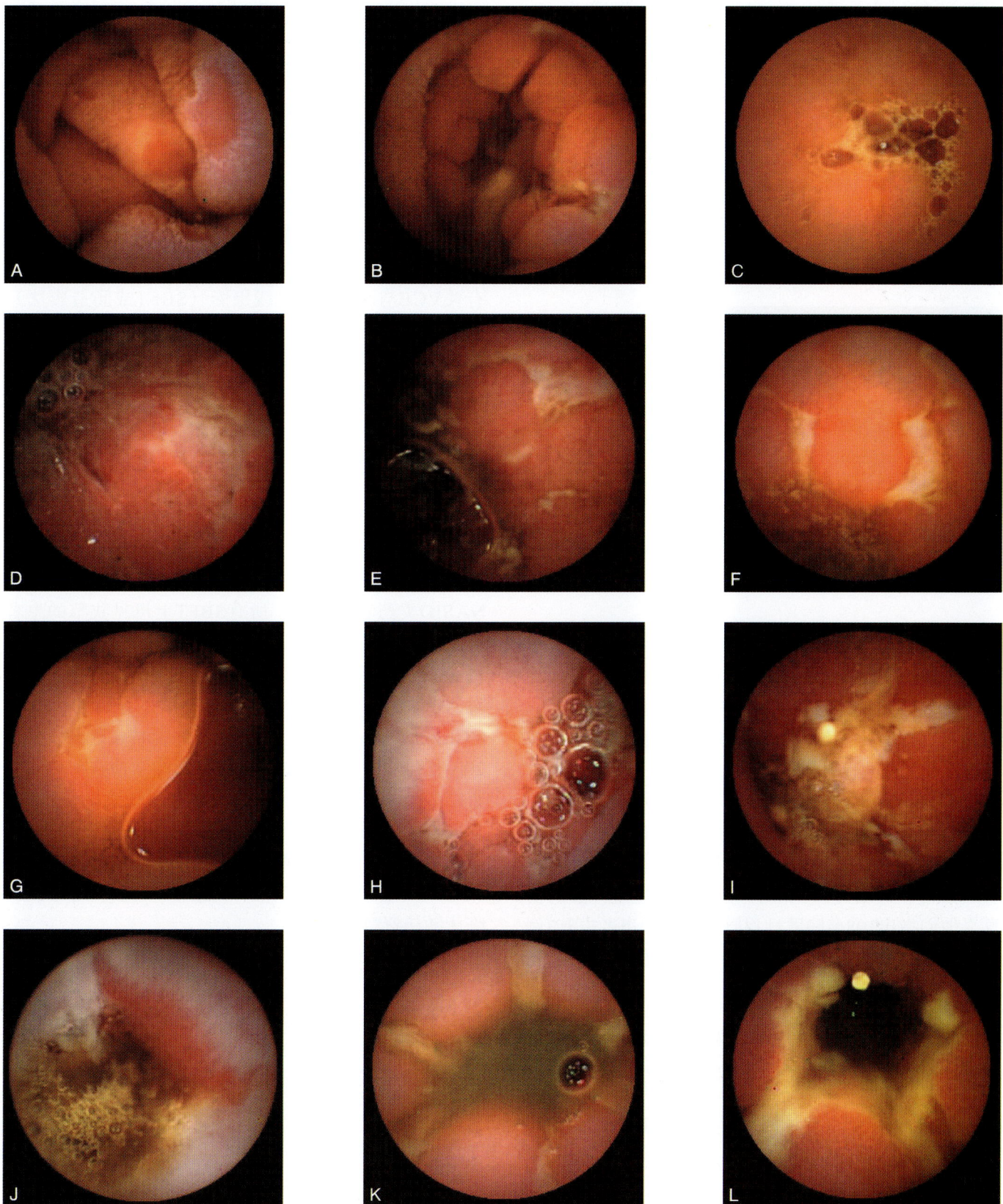

图13.1 Crohn病可疑或确诊患者的胶囊内镜图像谱。最小发现包括（a）局灶性绒毛状剥脱、（b）黏膜结节、（c,d）局灶性糜烂和黏膜颗粒。更严重的病变包括（e,f）匐行性溃疡、（g）星形溃疡和（h）线形溃疡，（i,j）融合性溃疡或环状溃疡或（k,l）溃疡伴相关肠腔狭窄。

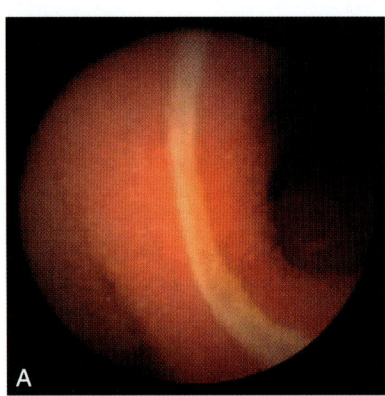
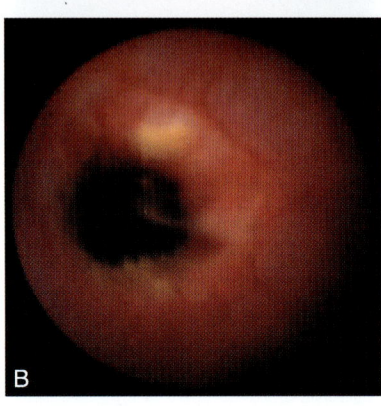

图13.2 NSAID所致肠病("横隔膜病")示例。(a)带状溃疡;(b)环状溃疡并缩窄。

肠病变疑似患者中的应用,其中Scapa等对13例上消化道内镜、结肠镜及SBFT检查正常的Crohn病疑似患者进行了研究。他们发现其中有6例(46%)与Crohn病相符。作者提到给予这6例患者药物治疗,但未提供临床结局信息。

Kalantzis等[9]作为希腊首位VCE应用者,近期发表了将VCE用于小肠疾病(包括22名Crohn病疑似患者)评估的经验。他们报道,其中有8名(36%)患者VCE检查诊断为Crohn病,但未提供更进一步的信息。他们指出108名隐匿性胃肠道出血的患者中有7例通过VCE检查最终诊断为Crohn病,32例慢性腹泻患者中有4例诊断为Crohn病,并且诊断的这11例Crohn病有4例得到了组织学印证。

VCE与其他诊断方法在Crohn病疑似患者的前瞻性研究

目前比较VCE与其他一种或多种诊断方法用于Crohn病疑似患者的前瞻性研究已发表了8篇。其中5篇为经同行评议的手稿,3篇为摘要形式。另有7篇是有关VCE与小肠钡剂X线摄影(SBFT或肠造影法)的比较性研究。4篇是VCE与回肠镜/结肠镜的对比研究,2篇是VCE与肠镜的对比研究,2篇是VCE与CT肠镜的对比研究,1篇是VCE与MR造影的对比研究。

胶囊内镜与小肠钡剂造影(表13.2)

Elinkim等[10]对35例临床上继发于腹泻(83%)、腹痛(89%)和(或)体重下降(69%)的Crohn病疑似患者进行了VCE与SBFT的对比研究。排除服用过NASID类药物的患者,所有SBFT上可见狭窄的患者也排除(无患者可见狭窄)。发现确定为医学上有显著意义或解释患者检查原因者,VCE 77%(27/35)对SBFT 23%(8/35),二者有显著的统计学差异。VCE发现36%有糜烂、22%有红斑、17%有小溃疡、20%有结节性淋巴样增生。对于影像学检查与VCE检查结果不相符者,进行结肠镜联合回肠镜检查,X线片阳性但VCE正常患者行回肠镜正常者也行结肠镜检查。然而,所有报道的VCE发现(如红斑和淋巴样组织增生)是否真正代表Crohn病尚不明确,也未提供临床随访资料。

近来,Chong等[11]对21例未服用过NASID类药物的

表13.2 Crohn病疑似患者的预计检出率:胶囊内镜对钡剂X线摄影

作者	参考文献	文献类型	n	钡剂X线摄影类型	VCE检出率	钡剂X线摄影检出率
Eliakim 等	10	手稿	35	SBFT	77%	23%
Chong 等	11	手稿	21	EC	9%	0%
Hara 等	12	手稿	8	SBFT	37.5%	12.5%
Costamagna 等	13	手稿	1	SBFT	0%	0%
Toth 等	14	摘要	29	SBFT	28%	10%
Dubcenco 等	15	摘要	8	SBFT	50%	12.5%

SBFT,口服法小肠造影;EC,插管法小肠造影。

Crohn病疑似患者（以及22例已诊断的Crohn病患者）进行了VCE与插管法小肠造影两种检查方法的对比研究。21例患者中有17例VCE盲肠完全显影，其余4名患者在近6个月内回肠镜检查无阳性发现。21例患者中有4例VCE检查下可见糜烂或者溃疡，而插管法小肠造影或SBFT却无与Crohn病一致的发现。然而，4名VCE检查中有阳性发现者中仅有2名（9%）被确诊为Crohn病，可见VCE与插管法小肠造影两种检查方法的差异无统计学意义。作者又联合临床内科医师进行了为期8.4个月的随访研究。内科医师报道21名患者中有14名改变了治疗计划，常假定为肠易激综合征进行治疗。21例患者中有8名，包括已经确诊为Crohn病的患者，症状有所改善。

Hara等[12]以8名疑似、4名确诊为Crohn病的患者为研究对象，进行了VCE与SBFT的对比研究。Crohn病疑似患者中有37.5%（3/8）VCE发现了与Crohn病相符的小肠溃疡及糜烂，而SBFT检查检出率为12.5%（1/8）。在一项评价VCE与SBFT在小肠疾病诊断中的价值的大型研究中，Costamagna等[13]评估了一例Crohn病疑似患者。他们报道VCE检查中可见扁平近端空肠黏膜，但该患者随后的内镜下活检却正常，SBFT检查也为阴性。

Toth等[14]在49例患者中（29名Crohn病疑似者，18名Crohn病患者）评估了VCE与SBFT。Crohn病疑似患者中，经VCE检查后发现与Crohn病一致病变（多发性糜烂、溃疡和\或狭窄）的检出率为28%（8/29），而SBFT的检出率为10%（3/29）（E. Toth，个人交流资料）。Dubceno等[15]报道Crohn病疑似患者中4/8在VCE有阳性发现，1/8在SBFT有阳性发现（E. Dubcenco，个人交流资料）。Bloom等[16]对19例Crohn病疑似患者或确诊患者的研究发现，VCE检出率（58%）高于SBFT（21%），但无亚组分析资料（表13.2中已经省略）。

胶囊内镜与回肠镜及结肠镜的对比研究

Hara等[12]也进行了VCE与回肠镜及结肠镜的对比研究，发现回肠镜有50%（4/8）的检出率，而VCE的检出率为37.5%（3/8）。有3篇摘要也进行了这方面的研究。Toth等[14]发现回肠镜检出Crohn病相符病变的检出率为21%（6/29），VCE的检出率为28%（8/29）（E.Toth，个人交流资料）。Dubceno及其同事[15]发现，8名患者中有2名回肠镜有阳性发现，4名VCE有阳性发现。随后，Bloom等[16]以19名Crohn病疑似患者和Crohn病患者为研究对象进行了研究，但却未提供亚组数据。在他们的研究中，回肠镜检出率（53%）与VCE（58%）相似。

胶囊内镜与其他诊断性检查的比较

有两篇报道对VCE与推进式肠镜检查进行了比较。因为Crohn病很少累及小肠近端，因此作者利用推进式肠镜作为进行其他内镜和/或影像学检查的辅助诊断方法，而非首要方法，用于Crohn病疑似患者的诊断。Chong等[11]发现21名患者行推进式肠镜检查后未发现Crohn病表现，而VCE检查却发现2例（9%）Crohn病。Toth等[14]发现VCE检出率为28%（8/29），推进式肠镜检出率为10%（3/29）（E.Toth，个人交流资料）。

CT小肠造影是一种CT薄层成像技术，采用口服阴性造影剂，可以最大限度显现小肠细节，对于检出Crohn病腔外发现和并发症优于SBFT[17-19]。Eliak等[10]就VCE与CT小肠造影在疑似Crohn病患者中的诊断价值进行了相关研究，发现CT小肠造影检出率为20%（7/35），VCE检出率为77%（27/35）。CT小肠造影检出率与SBFT相似，这可能反映了CT小肠造影对诊断黏膜损伤能力有限，虽然Crohn病在CT显示良好，但因本研究患者无Crohn病的进一步病变，因此不可能存在显著的腔外并发症。Hara[12]等也在小样本人群进行了这方面的研究，得出的结论是CT小肠造影检出率为25%（2/8），VCE检出率为32.5%（3/8）。

最后一篇报道对VCE与MR肠造影术进行了比较，MR肠造影术是另一新的诊断性成像检查方法。Golder等[20]近期发表了有关18名疑似和确诊为Crohn病患者的相关研究，其中16名为Crohn病确诊患者，2名为疑似患者。2名疑似患者中有1名间歇性腹泻，未经治疗好转，VCE检查有阳性发现，而MR肠造影术检查无阳性发现；另1名患者两种检查均无阳性发现，但最终却发展为难辨梭菌结肠炎。

胶囊内镜在Crohn病确诊患者中的应用

腹痛是Crohn病的共同表现。但对这类患者，有多种潜在病因可导致这种腹痛，尤其是合并肠功能紊乱的患者。无论是采用内科还是外科治疗，若腹痛进展或出现报警症状均应做内镜及影像学检查,以排查结肠Crohn病复发或扩展。对于标准检查未能揭示或在某些采用VCE作为最初诊断性检查的病例,研究者愈来愈乐于使用VCE来确定或推翻复发性小肠Crohn病的诊断。

在一项大型系列研究中,Mow等[7]研究了20名Crohn病确诊患者,利用VCE来确定有复发症状或症状进展患者的小肠病变范围。大部分患者行VCE前已经施行了SBFT检查,且无一例发生胶囊停滞。VCE检出率为40%(8/20)(弥散性溃疡或3处以上小肠溃疡),30%(6/20)发现可疑病变(3处溃疡),30%(6/20)未发现异常。14名Crohn病疑似或诊断患者通过VCE检查后12名给予了临床治疗,11名有临床改善。

近期Kalantzis等[9]对6名已诊断为Crohn病的患者采用VCE进行了进一步评估。其中5名(83%)VCE检出Crohn病表现,但未显示具体VCE阳性发现本质或随后的临床随访。

VCE与其他诊断性检查在Crohn病确诊患者中的前瞻性研究

有关这一问题已有10篇前瞻性试验发表,将VCE与一种或多种可选的诊断性检查对Crohn病确诊患者已知小肠疾病的复发或病变范围进行了评估。其中6篇是同行评议的手稿,另4篇仅是摘要。8篇比较了VCE与SBFT或插管法小肠造影术,3项比较了VCE与结肠镜\回肠镜,2篇比较了VCE与推进式肠镜,2篇比较了VCE与CT造影/插管法小肠造影,1篇是有关VCE与MR肠造影术的比较研究。

胶囊内镜与肠道钡剂灌肠检查(表13.3)

Chong等[10]对22名Crohn病复发疑似患者(11名孤立性小肠疾病,5名结肠疾病,4名为结肠/小肠疾病,1名肛周疾病,1名胃/盲肠疾病)进行了胶囊内镜与肠造影术的比较研究。VCE检出77%(17/22),肠造影术检出18%(4/22)有Crohn病黏膜病变,并且所有插管法小肠造影术检查有阳性发现者,VCE检查也为阳性。正如所料,绝大多数病变发生于小肠远端。根据VCE检查结果阳性或阴性,对22名患者中的16名调整了治疗,有9名患者随访发现症状改善。

Buchman等[21]研究了30名先前未行手术治疗且出现复发临床表现(腹痛、腹泻、贫血、周围关节痛)的Crohn病确诊患者。另12名因SBFT检查缩窄而被排除。设计一个评分系统(分1~3级)对SBFT和VCE检查结果进行评分。其中VCE检出率为70%(21/30),SBFT检出率为67%(20/30),两组差异无统计学意义。两种检查的分级评分结果显著相关(r=0.65)。SBFT检查正常的6名患者VCE检查也阳性,而VCE检查正常的5名患者SBFT检查却为阳性(1级)。尽管SBFT正常,却有两个胶囊滞留体内,最终需行狭窄成形术取除。本研究SBFT检出率高于根据文献的预期,这可能缘于图像由胃肠专业放射科医师阐述,或由于VCE正常或仅有轻度表现的患者SBFT检查为假阳性,因为评分系统在研究结果模棱两可时可能会偏向于评为SBFT检查1级,而不是报道为正常。由于这些患者未行手术治疗,因此SBFT发现的既往活动性Crohn病

表13.3 Crohn病疑似患者胶囊内镜与钡剂X线摄影的前瞻性或回顾性研究

作者	参考文献	研究类型	文献类型	钡剂X线摄影类型	n	VCE检出率	钡剂X线摄影检出率
Mow 等	7	回顾性	手稿	NA	20	70%	NA
Kalantzis 等	9	回顾性	手稿	NA	6	83%	NA
Chong 等	11	前瞻性	手稿	EC	22	77%	18%
Buchman 等	21	前瞻性	手稿	SBFT	30	70%	67%
Hara 等	12	前瞻性	手稿	SBFT	9	100%	33%
Costamagna 等	13	前瞻性	手稿	SBFT	2	100%	50%
Marmo 等	22	前瞻性	摘要	EC	19	74%	21%
Toth 等	13	前瞻性	摘要	SBFT	18	78%	17%
Dubcenco 等	14	前瞻性	摘要	SBFT	23	87%	17%

SBFT,口服法小肠造影;EC,插管法小肠造影。

遗留瘢痕不能予以排除。另外，本项研究未将服用过NASID类药物的患者列于排除标准。

Hara等[12]所做的系列研究对VCE和SBFT对9例Crohn病确诊患者复发性Crohn病的诊断进行了比较。VCE诊断率为100%（9/9），而SBFT诊断率为33%（3/9）。Costamagna等[13]对2名Crohn病复发疑似患者进行了研究。2名患者VCE均发现了符合Crohn病的小肠溃疡，而SBFT仅查出1名患者有Crohn病回肠结节表现，另一名患者检查正常。

近期许多摘要也对VCE和钡剂X线摄影在Crohn病中的应用进行了比较。Marmo及其同事[22]对19名先前做过VCE和肠造影术的新诊断的非狭窄性Crohn病患者进行了研究，发现VCE诊断率为74%（14/19），肠造影术诊断率为21%（4/19）。Toth等的系列研究[14]包括18例先前诊断的Crohn病患者，VCE小肠Crohn病的诊断率为78%（14/18），SBFT的诊断率为17%（3/18）（E. Toth，个人交流）。所有SBFT检查阳性者VCE检查也为阳性表现。Dubcenco等[15]也用VCE和SBFT检查对23例Crohn病患者复发性小肠病进行了评估，结果发现VCE检出率为87%（20/23），SBFT的检出率为17%（4/23）（E. Toth，个人交流）。Bloom等进行的系列研究[15]未提供亚组数据，前面已经讨论过。

胶囊内镜与结肠、回肠镜

Hara等[12]还在已确诊Crohn病和小肠疾病复发疑似患者中对结肠、回肠镜和VCE的检出率做了比较。VCE的检出率为100%（9/9患者），而回肠镜的检出率为78%（7/9患者），但其中1例患者回肠镜检查未成功。另有3篇摘要对VCE与回肠镜进行了检查。Toth等[14]在对18例患者的检查中，回肠镜发现14例（78%）患有Crohn病，而VCE检出了11例（61%）。回肠镜检查阳性的3例患者，因胶囊未能到达盲肠而致VCE检查阴性。Dubcenco等[15]报道在23例患者中，VCE和回肠镜分别检出20例（87%）和12例（52%），在回肠镜不能到达的小肠近端，VCE也有许多发现。Bloom等[16]的研究前已讨论。

胶囊内镜与其他诊断方法

有两项研究比较了VCE和CT小肠造影。Voderholzer等[23]对56例Crohn病确诊患者进行了VCE和CT小肠造影检查。16例患者已行回盲部或小肠切除术，并且无人应用NSAID。CT小肠造影发现其中15例患者的小肠有直径小于1cm的狭窄，而予以排除，其余41例（33例活动期Crohn病，8例静止期Crohn病）患者用于比较。对小肠病变（作者定义为空肠或回肠近端），VCE的检出率为61%（25/41），而CT小肠造影为29%（12/41），具有显著的统计学意义（$P=0.004$）。对回盲肠回肠区损害的检出率二者相似。Hara等[12]的小样本（n=9）研究发现，CT小肠造影和VCE的检出率分别为78%（7/9）和100%（9/9）。

另有两项研究在Crohn病确诊患者中比较了VCE和推进式小肠镜的检出率。Chong等[11]报道在22例患者中小肠镜检出率为14%（3/22），而VCE检出率为77%（17/22）。而在Toth等[14]的报道中，18例Crohn病患者小肠镜仅检出1例（6%），而VCE检出14例（78%）。如前所述，由于Crohn病在小肠近端发病率较低，导致推进式小肠镜在这种情况下的检出率也比较低。

Golder等[20]对16例Crohn病确诊患者进行了VCE和MR小肠造影检出率的比较。结果VCE和MR小肠造影分别检出12例（67%）和9例（50%）。对于小肠近端和中段损害，VCE较MR小肠造影检出率更高（$P=0.016$）。而对于小肠远端损害，二者检出率相同。作者报道，根据本研究的发现，患者治疗方案无需改变。

胶囊内镜在Crohn病疑似患者或Crohn病复发疑似患者的小结

VCE在小肠Crohn病疑似患者临床诊断中的价值正日益凸显。几乎所有研究均显示VCE是一种优于SBFT和结肠、回肠镜的诊断性检查工具。另有有限的少数研究发现，VCE可能也优于最新的横断面成像技术，但是这些研究的样本量都较小。我们最近对迄今可用的前瞻性研究进行了一项荟萃分析，比较了VCE与一种或多种诊断方法对Crohn病初发疑似或Crohn病小肠复发患者的检出率[24]。结果发现VCE对诊断小肠Crohn病比SBFT高出43%（95%CI=29%~56%），需要进一步用VCE检查的人数仅为2人。亚组分析发现在Crohn病初发疑似患者中，VCE和SBFT的检出率无显著差异[VCE检出率增加24%，95%CI=（-8%）~55%]，但对Crohn病小肠复发患者二者具有显著差异（VCE检出率增加53%，95%CI=33%~74%）。Crohn病初发疑似患者样本量和施行任一种检查方式的阳性结果都较少（患者总数为89例），并且各研究结果之间存在差异，因此，大样本量研究更能获得显著性差异（第二类错误）。VCE的检出率高于结肠、回肠镜（VCE检出率增加16%，95%CI=3%～30%）和CT小肠造影（VCE检出率增加32%，95%CI=3%-61%）。

尽管VCE与其他诊断性检查相比较优，但临床试验中的患者是高度选择性的，故不能充分代表一般临床实践中的患者人群。因此，为了最大限度发挥VCE检查的优点并避免胶囊内镜下临床意义较小的检查结果发生误诊，检查前鉴别Crohn病高度可疑患者的标准有所帮助。本章综述的临床研究中，用于识别患者的典型"报警"症状和体征包括腹痛并腹泻、体重下降、缺铁性贫血或活动性Crohn病的肠外症状。许多研究就慢性腹痛患者（无这些额外表现）VCE的检出率进行了研究，结果一致，均较差。Bardan及其同事[25]对20名无典型报警症状的慢性腹痛患者进行了VCE检查的相关研究，结果发现14名患者完全正常，另6名患者也仅有一些无临床意义的发现，故未进行治疗上的变动。Fireman等[26]对24名慢性腹痛或提示有肠易激综合征症状的患者进行了VCE检查的研究，仅4%（1/24）的患者VCE发现有临床意义，提示可能为Crohn病。Mele等[27]报道的慢性腹痛患者VCE检出率却高得多，为45%（9/20），但阳性发现包括暂时性异常表现、缺血性血管扩张和非特异性红斑损害。尽管非特异性红斑损害可能是Crohn病的早期损害，但若不进行长期随访，这种发现是毫无临床意义的。

我们研究组也对64名无报警症状且传统内镜及影像学检查阴性的患者（Rome II 慢性腹痛患者35例，病程超过6周的腹泻患者14例，前两种症状共存者15例）进行了VCE检查的回顾性研究[28]。81%（52/64）的患者VCE检查可见盲肠成像。9%（6/64）的患者VCE有阳性发现（3名有Crohn病表现，经活检或CT小肠造影证实；2名患有NASID引起的肠病；1名有黏膜下肿块，后证实为类癌）。VCE检出率在慢性腹痛患者最低（6%），在腹泻患者（14%）和腹痛并腹泻患者（13%）较高。2名患有NASID肠病的患者，尽管先前SBFT检查正常，但却发生了胶囊停滞现象。6名胶囊内镜检查有阳性发现的Crohn病患者经给予直接治疗后，症状均得以改善。尽管VCE总体检出率低，但由于存在慢性腹痛和（或）腹泻的患者数量大，故有阳性结果的研究所占的百分比有临床意义。

表13.4 临床怀疑Crohn病的报警标准

腹痛和（或）腹泻合并以下至少一个症状：
体重减轻
发热
肠外表现（关节痛、葡萄膜炎、结节性红斑等）
提示梗阻的症状
胃肠道出血
炎症性肠道疾病家族史
实验室检查异常
缺铁性贫血
血沉或C反应蛋白（CRP）升高
低白蛋白血症
白细胞增多症

然而这毕竟是小样本含量的研究，并且这些数据仍有回顾性研究的固有局限性。

鉴于在无预警症状的Crohn病疑似患者中，VCE的检出率明显下降，故主要用于有症状的患者或常规内镜和影像学检查阴性而实验室检查提示有器质性疾病者（表13.4）。这些标准也应用于Crohn病小肠复发疑似患者，尽管此类患者检查前Crohn病几率当然较高。有临床随访的前瞻性研究更需要坚持贯彻上述标准。基于上述原则，对小肠Crohn病疑似患者提出了下面的运作流程（见图13.3）。虽然对于Crohn病疑似患者，CT小肠造影优于SBFT，但是这项检查应用有

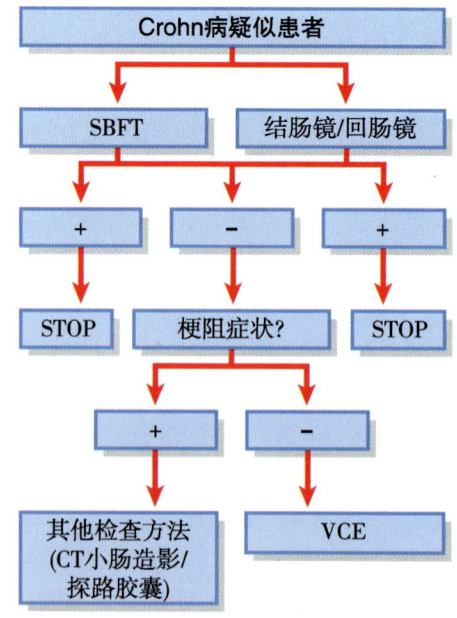

图13.3 评估小肠Crohn病疑似患者的推荐流程。

限，SBFT仍是普查的一线检查手段。由于胶囊可能卡在狭窄的肠腔，因此对于那些SBFT和结肠、回肠镜检查阴性而有梗阻症状的患者，下一步进行CT小肠造影或者探路胶囊可能是较好的选择。

最后，为了使VCE真正成为Crohn病的诊断方法，就必须证实VCE是一种对患者结局效果好又经济的介入方法。本章综述的初步资料表明，VCE改善了结局，因为对于那些发现有Crohn病损害的患者可以进行靶向药物治疗，而对于检查结果正常的患者可以改变治疗策略。这些数据很有前景，但尚需较大规模对照试验，而不是目前已经发表的文章，来证实VCE的这些有利作用。

Goldfarb等[29]最近发表了一篇经济效益分析文章，将VCE与传统诊断可疑小肠Crohn病的方法做了比较。基于文献中VCE的平均检出率为69.59%，而SBFT联合结肠、回肠镜的平均检出率为53.87%，该分析确定只要VCE检出率达到64.1%或更高，则VCE花费就较少。作者还报道，在这种情况下，VCE可以作为花费较少的一线检测方法。但是目前VCE和SBFT/结肠镜作为相互独立的策略，这些数据存在争论，还不能进入临床实践。此外，纳入的试验未经系统分析以评估研究的不均一性。

总之，许多小型研究表明VCE有望成为Crohn病疑似或确诊患者诊断和治疗的一种重要工具。然而，临床医师必须等待大规模对照研究，以提供充足的数据来巩固VCE在诊断医疗设备中的地位。

胶囊内镜在不确定性结肠炎的应用

不确定性结肠炎（Indeterminate colitis，IC）是一种局限于结肠的慢性炎症性肠病（inflammatory bowel disease，IBD），不具有Crohn病或溃疡性肠炎的内镜、X线或病理诊断特征。通常通过两次连续检查做出诊断，取自结肠不同节段（累及或未累及）的黏膜活检不能用于诊断IBD的任一类型。类似IBD的其他型结肠炎予以排除[30]。高达10%的IBD患者被分类为IC[31]。对大多数IC病例，通过鉴别小肠病变，可能致使诊断变为Crohn病，从而改变临床治疗。由于VCE具有对整个小肠黏膜进行评估的潜力，故许多早期研究评估了VCE在将IC的诊断重新归类为CD方面可能发挥的作用。

部分早期描述的病例中，Mow等[7]利用VCE评估了3例IC患者和19例诊为溃疡性结肠炎的患者，这些患者临床怀疑小肠已经受累。3例IC患者中，1例VCE下有多发性小肠溃疡，服用美沙拉秦好转，另2例正常。其他19例患者中，8例有病变而诊断为Crohn病，其中包括3例行前回肠肛门吻合术患者。5例随后行回肠镜组织学证实为Crohn病。诊断为Crohn病的8例患者中有7例服药后好转。

这些研究者中的一些人报道了在23例IC患者中应用VCE与血清学标志物诊断小肠Crohn病[32]。血清学标志物对于诊断IBD具有特异性（>90%），但敏感性低（50%~70%）[33]。在此报道中，52%（14/23）的患者通过VCE检出小肠病变（多发散在糜烂或溃疡）。在这些患者中，VCE比Crohn病样血清学标志物（ASCA或OMPC）敏感性高（61%对30%，$P<0.05$）。作者得出结论，VCE与血清学标志物可相互补充，联合起来可提高IC患者中Crohn病的确诊率。

Mascarenhas-Saraiva等[34]用VCE评估27例IC患者。6例（22%）诊断为Crohn病（多发性小肠溃疡），2例（7%）疑似诊断（=3处溃疡）。其中3例患者胶囊未到达盲肠。Hume等[35]研究了10例临床活动期IC患者（疼痛，腹泻，炎症指标升高），其中4例既往行直肠结肠切除术，所有患者均行非诊断性回肠镜检查。40%（4/10）患者经VCE证实为小肠Crohn病（多发匍行溃疡伴黏膜炎症）。5/10患者因小肠通过时间延长，致使小肠检查不完全，这可能反映存在潜在的炎症。

总之，VCE在诊断IC中起着重要作用。但是，目前数据有一定局限性，这些数据来自高选择性的三级转诊人群，许多患者被认为是药物难治性疾病，因此理应给予额外的评价。因此，在这组人群中小肠病变的检出率可能比一般临床实践中高。还不能确定这些患者在VCE看到的小肠病变一定代表Crohn病。诊断为溃疡性结肠炎的患者是否比一般人群更易发生小肠病变，还不清楚。目前，谨慎推荐VCE作为难治性IC患者的辅助诊断方法是合理的。热切期待关于这一主题的包括长期结局的前瞻性资料。

目前胶囊技术研究小肠Crohn病的局限性

尽管VCE是评估Crohn病患者的一项很有前途的

技术，但在人群中使用仍有一些担忧。一个显著问题是胶囊可能滞留在Crohn病相关狭窄的近端。在发表的不明原因消化道出血行VCE的最大规模的系列报道中，胶囊滞留率为0.75%（7/934），尽管6/7患者SBFT是阴性结果。所有患者均进行了手术切除，能解释患者症状的病理均在胶囊嵌塞部位发现（即所谓的"治疗并发症"）[36]。因为Crohn病有狭窄的特征，所以如果这些患者行VCE，预计胶囊滞留的发生率较高。本章综述的文献中，尽管几乎所有患者在行VCE前均进行了小肠造影，但胶囊滞留率仍波动于为0%～6.7%。

胶囊制造商通过生产"探路胶囊"来降低胶囊滞留的风险，对于管腔狭窄可疑患者在用标准胶囊前先使用"探路胶囊"。这个装置与标准胶囊尺寸相同，包含一个能被外部扫描仪检测到的射频转换器。如果不能完整排泄出来，胶囊可以在40～70小时内溶解成小片段，从而更容易通过狭窄处。

许多发表的摘要评估了这种"探路胶囊"（Given® Patency System, Given Imaging, Yoqneam, Israel）在临床中的使用。Spada等[37]评估了接受"探路胶囊"的85例患者，这些患者通过传统影像学疑似（5例）或证实（80例）存在小肠狭窄。其中39例存在狭窄的患者（49%）和疑似狭窄的所有5例患者均完整排泄胶囊。20例患者在检查中出现腹痛。33例完整排泄胶囊的患者参与了VCE的评价，无不良事件发生。虽然这些结果令人鼓舞，但是Gay等提出一些担忧[38]。他们评价了行"探路胶囊"的22例小肠狭窄疑似患者，有3例患者存在症状性肠梗阻，其中2例需要行急诊外科手术解除梗阻。他们认为目前"探路胶囊"的溶解速率太慢，不能安全用于极有可能发生梗阻的患者。关于这个问题有待更大规模的研究证实。同时，在临床实践中，对于大多数考虑行VCE评估的Crohn病疑似患者，尤其对于一些具有提示梗阻症状的患者，作者采用小肠成像法。

除了胶囊滞留风险，胶囊的第二个缺点是由于蓄电池寿命有限或碎屑模糊胶囊镜头，而有导致小肠黏膜显像不完全的可能。目前胶囊蓄电池的平均寿命约为8小时。但是Crohn病相关炎症可能延长通过时间。在Mow等[7]早期的研究中，VCE检查中仅有32/50（64%）的胶囊可以到达结肠。一项大型研究中，197例患者因为不同适应证进行了VCE检查，70%（138/197）的患者具有全小肠显像[39]。这可能导致远端回肠显像不完全，而远端回肠是小肠Crohn病疑似患者在胶囊检查中的关键性部位。

为了减少小肠碎屑和提高显像，最近一些研究评价了肠道准备或促动力药对于胶囊显像质量的效果。Viazis等研究中，将准备行VCE前使用2升聚乙二醇溶液（PEG）的40例患者与未行肠道准备的40例患者进行了比较[40]。双盲检测者对显像评分，使用PEG的患者90%评为"充分"，而对照组为60%（$P=0.004$）。重要的是，PEG患者的确诊率为65%，而对照组仅为30%（$P=0.003$）。另一研究也证实了这一发现，指出经4升PEG肠道准备的患者可以显著减少小肠通过时间，从而提高盲肠显像率（97%比76%）[41]。其他最近的研究表明，利用促动力药（如红霉素[42,43]或甲氧氯普胺[44]）可以缩短肠道通过时间。根据现有的研究数据，作者的医院目前在行VCE前使用2L PEG进行肠道准备。一篇综述将我们医院111例行肠道准备的VCE检查和同等数量未行肠道准备的VCE检查进行了比较，结果提示前者使阅片者的视野得到主观性改进，但是令人惊讶的是盲肠显像率（83.8%）相同。

这些安全性和技术性问题的进展对于作为Crohn病临床诊治工具的VCE的发展至关重要。然而，对于决定如何更好地应用这一新设备，对已报道的局限性的讨论也同样重要。一个明显问题是关于研究人群与临床实践的关联性。所有VCE与可选择的诊断方法之间的比较性研究为了避免胶囊嵌塞均排除了证实存在狭窄的患者，因而选择对象排除了用其他方法可能有阳性结果的患者。这就使研究结果的影响仅局限于一小部分无Crohn病狭窄的人群。

VCE在评估Crohn病最重要的问题可能是对观察到的病变不能进行病理验证。在临床研究中，宽泛的不同严重程度的各种病变已被描述为可能符合Crohn病诊断，因此VCE有阳性结果。Crohn病的诊断对于患者的心理、经济健康及身体健康有着长远的影响，基于细微的VCE发现做出诊断宜谨慎。对于应用VCE时在小肠偶然发现的黏膜病变的长远临床意义，目前还不清楚，尚需一些前瞻性研究来阐明这个问题。

目前应用VCE诊断Crohn病尚无统一的标准，因此对不同临床试验的VCE检出率无法进行充分的比较。正如前所述，简明标准术语（Minimum Standard Terminology，MST）系统虽然已经建立[2]，但尚未广泛应用于临床研究。Lewis最近也研制了一个VCE检查评分系统，该系统将MST系统和先前的Crohn病严重程度的内镜指数综合了起来，强调VCE发现的分布和严重程度（表13.5）[45]。不过，仅有这个标准仍不能确诊。

在无病理诊断金标准的情况下，用于诊断Crohn病的VCE所见病变（如黏膜损伤）的特异性尚不得而知。例如NSAID是引起小肠黏膜溃疡的常见原因。1985年活检的里程碑研究发现，NSAID服用者小肠黏膜溃疡发生率为8.4%，而未使用者则为0.6%[46]。新近2项用VCE评估健康人群对照组小肠病变发生率的研究对这一问题进行了新的重要探索。Graham等[47]用VCE研究了21例长期使用NSAID的患者和20例对照，发现NSAID使用者小肠损害发生率为71%，奇怪的是，在控制组也有10%的发生率（2/20）。然而，对照组一名患者的损害仅局限于红斑，另一名患者局限于较小的糜烂，而且样本量很小。另一较大型的研究用VCE评价了使用塞来昔布、萘普生加奥美拉唑和安慰剂对小肠黏膜的损害，Goldstein等[48]在基线和治疗2周时用VCE对422例健康人进行了前瞻性评估：有13.8%因基线VCE有小肠损伤而予以剔除，大多数损伤为黏膜损伤。2周后，安慰剂组有7%发现新的黏膜损伤，而萘普生组和塞来昔布组分别有55%和16%。鉴于北美Crohn病患病率介于每10万人中有26~198.5[49]，所以可以明确的是，并不是健康对照人群中发现的所有损害均不代表Crohn病。因此，这两项研究的结果显示，VCE下所见用于诊断Crohn病的单个黏膜损害其阳性预测值低。这些发现强调了VCE研究在评估Crohn病的挑战性，在回顾现有文献时，需要牢记这些问题。

胶囊内镜评价Crohn病的未来前景

研究者仅探索了VCE对Crohn病诊断和治疗的浅层次应用，其实VCE是很有潜力的。VCE可以解答有关Crohn病这一慢性疾病的遗传性、自然病程、治疗反应，并能对其术后病程进行预测。随着VCE对近端小肠病变的发现日益增加，可能需要对Crohn病损害分布进行重新评估，并对部位特异性治疗的真正益处进行批判性探索。新近许多研究已经开始致力于解答这些问题。

VCE是否可用于评估Crohn病源头病人的亲属是一个值得期待的问题。这些患者的小肠病变发生率是否高于一般人群？这些病变的存在是否将预测罹

表13.5 Lewis胶囊内镜评分表

	十二指肠数量	空肠分布模式	区域* 回肠近端病变纵向范围	远端回肠形状	尺寸（圆周）
红斑		局部，1 斑片，2 弥散，3	短节段，1 长节段，2 整个区域，3		
水肿		局部，1 斑片，2 弥散，3	短节段，1 长节段，2 整个区域，3		
结节	单个，1 少数，2 多个，3	局部，1 斑片，2 弥散，3	短节段，1 长节段，2 整个区域，3		
溃疡	单个，3 少数，5 多个，7	局部，3 斑片，5 弥散，7	短节段，3 长节段，5 长节段，7	环状，3 线性，5 不规则形，7	<1/4，3 1/4–1/2，5 >1/2，7
狭窄	无，0 单个，10 多个，20	横贯 10 未横贯，20	非溃疡性，5 溃疡，10		

*根据列出的要点进行区域评分

患Crohn病？患者早期诊断是否预示可进行临床前治疗？这些论题的核心是需要关于正常人群小肠病变发病率以及这种病变持续性的长期资料。

对于活动性Crohn病患者，VCE可检查出什么？以VCE的功能，可以作为证实治疗反应的工具吗？当前对Crohn病的治疗，更注重临床改善，而非内镜下痊愈，但这可能是因为传统检查方法小肠病变不可视，由此可能导致内镜表现和临床发现不一致。如果VCE在整个小肠都可见，则说明需要改变治疗策略。未来几年，可能有多项用VCE评估治疗后黏膜愈合情况的研究开展。

VCE研究的另一关注焦点是辅助需要手术干预的IBD患者进行术前计划，并预测术后复发。溃疡性结肠炎患者在行回肠肛门吻合术前是否可用VCE以确保无提示Crohn病的显著小肠异常？这种异常存在与否是否能预测存在术后隐窝炎或近端Crohn病的可能？对诸如此类问题的解答对IBD手术实施影响深远。

对于临床医生和研究者来说，胶囊内镜的问世带来了改善IBD患者诊治水平的非凡机会。尽管早期资料很有前景，但仍有大量工作要做，还存在很多临床问题有待解决。相信在不远的将来，胶囊检查技术本身及其在这些更具挑战性患者的应用将会取得进一步的进展。

参考文献

1. Lashner BA. Clinical features, laboratory findings, and course of Crohn's disease. In: Kirsner JB, ed. Inflammatory bowel disease, 5th edn. Saunders, Philadelphia, 2000, pp. 305–14.
2. Delvaux M, Friedman S, Cave DR, et al. Minimum standard terminology for capsule endoscopy (CE-MST): development and validation of a comprehensive thesaurus, based on the analysis of 766 procedures examining the small bowel. Gastrointest Endosc 2003;57:M1857.
3. Fireman Z, Mahajna E, Broide E, et al. Diagnosing small bowel Crohn's disease with wireless capsule endoscopy. Gut 2003;52:390–2.
4. Herrerias JM, Caunedo A, Rodriguez-Tellez M, Pellicer F, Herrerias JM Jr. Capsule endoscopy in patients with suspected Crohn's disease and negative endoscopy. Endoscopy 2003;35:564–8.
5. Arguelles-Arias F, Caunedo A, Romero J, et al. The value of capsule endoscopy in pediatric patients with a suspicion of Crohn's disease. Endoscopy 2004;36:869–73.
6. Ge Z-Z, Hu Y-B, Xiao S-D. Capsule endoscopy in diagnosis of small bowel Crohn's disease. World J Gastroenterol 2004;10:1349–52.
7. Mow WS, Lo SK, Targan ST, et al. Initial experience with wireless capsule enteroscopy in the diagnosis and management of inflammatory bowel disease. Clin Gastroenterol Hepatol 2004;2:31–40.
8. Scapa E, Jacob H, Lewkowicz S, et al. Initial experience of wireless-capsule endoscopy for evaluating occult gastrointestinal bleeding and suspected small bowel pathology. Am J Gastroenterol 2002;97:2776–9.
9. Kalantzis N, Papnikolaou IS, Giannakoulopoulou E, et al. Capsule endoscopy: the cumulative experience from its use in 193 patients with suspected small bowel disease. Hepatogastroenterology 2005;52:414–9.
10. Eliakim R, Suissa A, Yassin K, Katz D, Fischer D. Wireless capsule video endoscopy compared to barium follow-through and computerised tomography in patients with suspected Crohn's disease — final report. Dig Liver Dis 2004;36:519–22.
11. Chong AKH, Taylor A, Miller A, Hennessy O, Connell W, Desmond P. Capsule endoscopy vs. push enteroscopy and enteroclysis in suspected small-bowel Crohn's disease. Gastrointest Endosc 2005;61:255–61.
12. Hara AK, Leighton JA, Heigh RI, et al. Crohn's disease of the small bowel: preliminary comparison of CT enterography, capsule endoscopy, small-bowel follow-through and ileoscopy. Radiology 2006;238:128–34.
13. Costamagna G, Shah SK, Riccioni ME, Foschia F, Mutignani M, Perri V. A prospective trial comparing small bowel radiographs and video capsule endoscopy for suspected small bowel disease. Gastroenterology 2002;123:999–1005.
14. Toth E, Fork FT, Almqvist P, et al. Wireless capsule enteroscopy: A comparison with enterography, push enteroscopy and ileo-colonoscopy in the diagnosis of small bowel Crohn's disease. Gastrointest Endosc 2004;59(5, Suppl. S):AB 173.
15. Dubcenco E, Jeejeebhoy KN, Petroniene R, et al. Diagnosing Crohn's disease of the small bowel: Should capsule endoscopy be used? CE vs. other diagnostic modalities. Gastrointest Endosc 2004;59(5, Suppl. S):AB 174.
16. Bloom P, Rosenberg M, Klein S, et al. Wireless capsule endoscopy is more informative than ileoscopy and SBFT for the evaluation of the small intestine in patients with known or suspected Crohn's disease. International Conference on Capsule Endoscopy (abstract); 2003.
17. Raptopoulos V, Schwartz RK, McNicholas MM, Movson J, Pearlman J, Joffe N. Multiplanar helical CT enterography in patients with Crohn's disease. Am J Roentgenol 1997;169:1545–50.
18. Wills JS, Lobis IF, Denstman FJ. Crohn's disease: state of the art. Radiology 1997;202:597–610.
19. Pompili GG, Damiani G, Mariani P, Matacena G, Ardizzone S, Bianchi Porro G, Cornalba G. Computerized tomography in the diagnosis of Crohn's disease [Italian]. Radiol Med (Torino) 1994;88:44–8.
20. Golder SK, Schreyer AG, Endlicher E, et al. Comparison of capsule endoscopy and magnetic resonance (MR) enteroclysis in suspected small bowel disease. Int J Colorectal Dis 2006;21:97–104.

21. Buchman AL, Miller FH, Wallin A, Chowdhry AA, Ahn C. Videocapsule endoscopy versus barium contrast studies for the diagnosis of Crohn's disease recurrence involving the small intestine. Am J Gastroenterol 2004;99:2171–7.

22. Marmo R, Rotondano G, Bianco MA, Piscopo R, Cipolletta L. Wireless capsule endoscopy vs. small bowel enteroclysis in the detection of ileal involvement in Crohn's disease: A prospective controlled trial. Gastrointest Endosc 2004;59(5, Suppl. S):AB177.

23. Voderholzer WA, Beinhoelzl J, Rogalla P, et al. Small bowel involvement in Crohn's disease: A prospective comparison of wireless capsule endoscopy and computed tomography enteroclysis. Gut 2005;54:369–73.

24. Triester SL, Leighton JA, Leontiadis GI, et al. A meta-analysis of the yield of capsule endoscopy compared to other diagnostic modalities in patients with non-stricturing small bowel Crohn's disease. Am J Gastroenterol 2006;101:954–64.

25. Bardan E, Nadler M, Chowers Y, Fidder H, Bar-Meir S. Capsule endoscopy for the evaluation of patients with chronic abdominal pain. Endoscopy 2003;35:688–9.

26. Fireman Z, Eliakim R, Adler S, Scapa E. Capsule endoscopy in real life: a four-centre experience of 160 consecutive patients in Israel. Eur J Gastroenterol Hepatol 2004; 16:927–31.

27. Mele C, Infantolino A, Conn M, Kowalski T, Cohen S, DiMarino A. The diagnostic yield of wireless capsule endoscopy in patients with unexplained abdominal pain. Am J Gastroenterol 2003;98:S298.

28. Fry LC, Carey EJ, Shiff AD, et al. The yield of capsule endoscopy in patients with abdominal pain or diarrhea. Endoscopy 2006;38:498–502.

29. Goldfarb NI, Pizzi LT, Fuhr JP, et al. Diagnosing Crohn's disease: an economic analysis comparing wireless capsule endoscopy with traditional diagnostic procedures. Dis Manag 2004;7:292–304.

30. Domizio P. Pathology of chronic inflammatory bowel disease in children. Baillière's Clin Gastroenterol 1994; 8:35–63.

31. Sands BE. Crohn's disease. In: Feldman M, Friedman LS, Sleisenger MH, eds. Sleisenger & Fordtran's Gastrointestinal and liver disease, 7th edn. Saunders, Philadelphia, 2002, pp. 2005–38.

32. Lo SK, Zaidel O, Tabibzadeh S, et al. Utility of wireless capsule enteroscopy (WCE) and IBD serology in re-classifying indeterminate colitis (IC). Gastroenterology 2003;124:S1310.

33. Lo SK. Capsule endoscopy in the diagnosis and management of inflammatory bowel disease. Gastrointest Endosc Clin N Am 2004;14:179–93.

34. Mascarenhas-Saraiva M, Baldaque-Silva F, Villas-Boas G, Soares J. Capsule endoscopy: A valuable help for the differential diagnosis of indeterminate colitis? Gastroenterology 2003;124:M1888.

35. Hume G, Whittaker D, Radford-Smith G, Appleyard M. Can capsule endoscopy (CE) help differentiate the aetiology of indeterminate colitis (IC)? Conference proceedings of 3rd International Conference on Capsule Endoscopy, Miami, Florida, 2004; 38A.

36. Barkin JS, Friedman S. Wireless capsule endoscopy requiring surgical intervention: the world's experience. Am J Gastroenterol 2002;97:S298.

37. Spada C, Spera G, Riccioni ME, Biancone L, Pallone F, Costamagna G. Given(®) patency system is a new diagnostic tool for verifying functional patency of the small bowel. Conference proceedings of the 4th International Conference on Capsule Endoscopy, Miami, Florida, 2005; 38.

38. Gay G, Ben Soussan E, Laurent V, Lerebours E, Delvaux M. Clinical evaluation of the "M2A patency capsule" system before a capsule endoscopy procedure (VCE), in patients with suspected intestinal stenosis. Conference proceedings of the 4th International Conference on Capsule Endoscopy, Miami, Florida, 2005; 81.

39. Mergener K, Enns R, Bradabur JJ, Schembre DB, Smith M. Complications and problems with capsule endoscopy: results from two referral centers. Gastrointest Endosc 2004;57:AB 170.

40. Viazis N, Sgouros S, Papxoinis K, et al. Bowel preparation increases the diagnostic yield of capsule endoscopy: a prospective, randomized, controlled study. Gastrointest Endosc 2004;60:534–8.

41. Dai N, Gubler C, Hengstler P, Meyenberger C, Bauerfeind P. Improved capsule endoscopy after bowel preparation. Gastrointest Endosc 2005;61:28–31.

42. Fireman Z, Mahajna E, Fish L, Kopelman Y, Sternberg A, Scapa E. Effect of erythromycin on gastric and small bowel (SB) transit time of video capsule endoscopy (VCE). Gastrointest Endosc 2003;57:M1859.

43. Kim YS, Chun JH, Kim KO, et al. Effect of erythromycin on the transit time of capsule endoscope through small intestine. Gastrointest Endosc 2003;57:M1880.

44. Selby W. Complete small-bowel transit in patients undergoing capsule endoscopy: determining factors and improvement with metoclopramide. Gastrointest Endosc 2005;61:80–5.

45. Lewis B, Legnani P, Galnek I, Kornbluth A, Brennan M, Spiegel R. The Crohn's disease capsule endoscopic scoring index: a new disease activity scale. Gastroenterology 2004;126:880.

46. Langman MJ, Morgan L, Worrall A. Use of anti-inflammatory drugs by patients admitted with small or large bowel perforations and haemorrhage. BMJ 1985;290:347–9.

47. Graham DY, Opekun AR, Willingham FF, Qureshi WA. Visible small-intestinal mucosal injury in chronic NSAID users. Clin Gastroenterol Hepatol 2005;3:55–9.

48. Goldstein JL, Eisen GM, Lewis B, Gralnek IM, Zlotnick S, Fort JG. Video capsule endoscopy to prospectively assess small bowel injury with celecoxib, naproxen plus omeprazole, and placebo. Clin Gastroenterol Hepatol 2005;3:133–41.

49. Goldfarb NI, Pizzi LT, Fuhr JP, et al. Diagnosing Crohn's disease: An economic analysis comparing wireless capsule endoscopy with traditional diagnostic procedures. Dis Manag 2004;7:292–304.

第 14 章

NSAID相关性肠病、放射性肠病和小肠异物

Neal J Schamberg and Felice Schnoll-Sussman

要点

1. 总结NSAID相关性肠病的发病机制、临床表现、诊断和治疗。
2. 总结放射性肠病的发病机制、临床表现、诊断和治疗。
3. 胶囊内镜出现前这些疾病的影像诊断技术。
4. 讨论胶囊内镜在这些疾病诊断中的作用。
5. 胶囊内镜在明确摄入异物所在位置的作用。

引言

使用非甾体类抗炎药、放射治疗或摄入异物等均可能造成小肠损伤,在其诊断和治疗中胶囊内镜是很有用的。本章将总结NSAID相关性肠病、放射性肠病的发病机制、临床表现、诊断和治疗,讨论其他成像技术,并说明胶囊内镜所发挥的作用。

NSAID和小肠

非甾体类抗炎药(NSAID)因为其在急慢性疼痛和炎症治疗中的显著作用而被广泛应用,然而,NSAID可能造成胃肠道损伤而危及生命。目前多关注NSAID药物对胃十二指肠黏膜的不利影响,其可导致消化性溃疡或炎症,临床表现为不明原因消化道出血、消化道穿孔或死亡[1]。然而,NSAID药物对消化道的潜在影响远远超出胃十二指肠。在一项对使用NSAID药物者进行的尸检研究中,虽然21.7%的患者发现胃和十二指肠的溃疡,但也有8.4%的患者发现小肠非特异性溃疡。小肠溃疡的发生率接近3倍于未使用NSAID者。这些患者中有3例因溃疡部位穿孔而死亡。而且除小肠溃疡外,NSAID相关性肠病还应包括这样一组临床综合征,可以表现为溃疡、狭窄、低白蛋白症、吸收障碍、回肠功能障碍和出血[3, 4]。Bjarnason等对NSAID对小肠及大肠作用的综述发现,接近60%~70%的NSAID使用者存在无症状性肠病[3]。Tibble等发现NSAID对于小肠的影响与服药的品种和剂量无关[4]。

NSAID相关性肠病的发病机制

NSAID药物可引起小肠黏膜肠上皮细胞线粒体的特异性损伤。服用NSAID药物数小时后,即可造成肠上皮细胞ATP贮备的耗竭。

细胞间连接主要靠ATP依赖性过程来维持，ATP贮备的丧失使细胞间链接的完整性丧失，黏膜通透性增加[3]，导致胆汁酸、蛋白水解酶和细菌进入肠壁。这些物质吸引中性粒细胞局部聚集，触发炎症级联反应，这些过程已在NSAID相关性肠病患者中得到证实[3, 5, 6]。使用镭标记的红细胞和白细胞可以显示与吸收障碍、溃疡、狭窄和出血区域相对应的黏膜炎症部位[5, 7]，表明肠道黏膜炎症反应介导了NSAID相关性肠病的相应临床表现。

NSAID相关性肠病的临床表现

小肠出血

对NSAID相关性小肠出血的出血量及出血部位进行估计是很困难的。出血速度通常缓慢，不会迅速表现出来[3]。估计NSAID相关性黏膜糜烂及溃疡所致出血为每日2～10ml，而正常是每日不到1ml，这种出血粪便中是看不到的[3]。因此，NSAID相关性小肠出血常表现为慢性缺铁性贫血，实验室检查方能发现，而不是肉眼可见的显性出血。大多数研究来自于长期接受NSAID治疗的类风湿性关节炎病例，虽然许多类风湿性关节炎患者合并慢性病性贫血，但相当一部分患者存在慢性隐性失血相关的缺铁性贫血。一项研究中发现类风湿性关节炎患者中缺铁性贫血所占比例高达50%[8]。

诊断NSAID相关性小肠出血的另一挑战是出血部位的确定，因为常规内镜常常不能明确出血来源，即上消化道内镜及结肠镜检查。仅有45%的贫血DSAIDS使用者通过上消化道内镜检查查明出血部位，相当一部分出血部位位于胃十二指肠以下的消化道[9]。很大一部分表现为消化道出血的NSAID使用者通过上消化道内镜及结肠镜检查不能明确出血原因，而称为"隐匿性"或"不明原因"胃肠道出血[10]。

NSAID相关性溃疡所致显性小肠出血急需一种有效的办法与其他原因导致的小肠出血相鉴别（表14.1），根据出血原因确定相应的治疗方法。一旦明确NSAID使用为出血原因，应停用NSAID药物或加用黏膜保护剂如米索前列醇，但治疗效果报道差别较大[3]。胶囊内镜问世前较可靠的检查方法包括：小肠镜、术中内镜、小肠气钡造影、血管造影和标记红细胞扫描（闪烁造影法）。血管造影和闪烁造影

表14.1　隐匿性消化道出血病因

血管发育不良	70%～80%
其他	10%～25%
药物（主要为NSAID）	
放射性肠病	
感染（结核）	
Crohn病	
慢性肠系膜缺血	
Zollinger-Ellison综合征	
血管炎	
Meckel憩室	
空肠憩室	
肿瘤	5%～10%

法只有在出血速度较快（0.5～6ml/min）时，才能检查出出血，这一出血速度高于NSAID相关性小肠出血的出血速度，故对NSAID相关性小肠出血的诊断价值有限[11]。术中内镜对NSAID相关性小肠出血有很高的诊断率，但这种方法需要在剖腹手术中进行[11]；而NSAID相关性溃疡在停止NSAID药物治疗会自行愈合，因此术中内镜也不是理想的办法。20世纪90年代出现的小肠镜及推进式小肠镜（镜身约250cm），可以越过近端消化管到达小肠，但由于解剖学的原因，这种内镜仅可以达到小肠的50～150cm[11]。相继出现了各种不同的进镜方法和内镜设备以提高诊断水平，但操作时间和患者的舒适度差别很大，小肠内镜优于其他方法在于可以通过内镜使用注射针和电凝同时进行止血治疗[11]。劣势在于小肠内镜操作需要使用镇静药。

一些病例报道和文献综述证明，推进式内镜在不明原因消化道出血的诊断率可达35%～70%[9-13]。在这些研究中，内镜的诊断率受到适应证选择的影响，对于NSAID相关的典型小黏膜缺陷诊断率低，而对于其他影像学方法发现的大的病变诊断率高[13]。NSAID使用者合并慢性消化道失血的病例研究表明，约40%～66%的NSAID相关性消化道隐性失血用上消化道内镜和结肠镜未能明确出血部位，而小肠内镜检查发现了出血部位[9, 10]。Morris等报道了大剂量服用NSAID患者小肠内镜确定出血部位的成功率，但平均操作时间需6小时，而且1/3的小肠腔为盲区[9]。

普通的小肠口服造影诊断不明原因消化道出血部位很难[14]。小肠双重对比造影锁定出血部位优

于单纯造影[11]，然而这种方法的诊断率也仅有14%～20%[15-16]。特殊设计的双气囊内镜可以做到全小肠检查，这种方法诊断小肠出血较常规方法更有效，但是在美国还未广泛使用。

近年来，随着胶囊内镜的出现，对小肠黏膜微小病变的观察能力及发现遗漏病变的能力大大提高。与之前的检查技术相比，胶囊内镜是观察全部小肠黏膜的唯一非侵入性手段。美国食品药品管理局于2001年批准胶囊内镜用于评估不明原因消化道出血（图14.1）。

多项研究比较了胶囊内镜和之前常用的诊断技术对小肠病变的诊断价值[17-19]。有两项研究指出，胶囊内镜对消化道慢性隐性失血出血部位的诊断优于推进式小肠镜[18,19]。他们的结果相似，胶囊内镜对出血部位的检出率分别为66%和68%，而推进式小肠镜分别为28%和32%。在这两项研究中，也包括一些接受NSAID药物治疗的患者，对于小的小肠溃疡，胶囊内镜优于推进式小肠镜[18]。

慢性消化道出血部位的诊断胶囊内镜也优于小肠造影检查。Eli等[18]比较胶囊内镜和推进式内镜的研究中每个患者均行小肠钡造影检查，但结果均为阴性。Hara等研究证明胶囊内镜诊断小肠疾病的诊断率为48%～66%，其中大部分病例为不明原因消化道出血[19]。在这项研究中，口服法小肠造影、插管法小肠造影及CT的诊断率分别为3%、0%及21%。另一项研究中，40位患者大部分有缺铁性贫血、所有患者小肠造影未发现病变，但44%的患者胶囊内镜检查发现了小肠溃疡[20]。这些研究证明小肠对比造影诊断的局限性，及通过胶囊内镜检查克服这些局限性的可能（图14.2和图14.3）。

最近，一项前瞻性随机对照研究通过分别服用萘普生+质子泵抑制剂、COX-2特异性抑制剂西乐葆及安慰剂的健康志愿者全面评价了胶囊内镜对小肠黏膜损伤的诊断价值（图14.4）[21]。质子泵抑制剂用于降低非特异性NSAID导致消化道溃疡危险与萘普生同时服用。在服药前进行的胶囊内镜检查中，有趣的是，未服用任何小肠毒性药物的健康志愿者有13.8%发现存在小肠黏膜损伤，将其从试验中剔除。356例随机分入西乐葆、萘普生+奥美拉唑、安慰剂组接受2周的药物治疗，随后进行第2次胶囊内镜检查，萘普生/奥美拉唑、西乐葆、安慰剂组分别有55%、16%、7%发现小肠黏膜损伤，三组中平均每个受试者有4.18、0.50和0.14个黏膜破损。三组中分别有7%、8%和1%在小肠肠腔中发现血迹，这些结果有显著的统计学意义。然而，没有患者出现NSAID相关性肠病的症状如出血和腹痛。西乐葆组和萘普生/奥美拉唑组在小肠黏膜损伤检出率及每位受试者黏膜破损数目两方面均有统计学差异，西乐葆组和安慰剂组差异很小，但有统计学意义[21]。

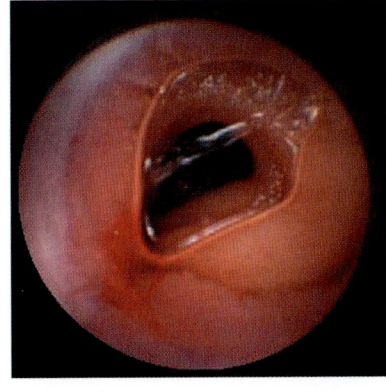

图14.2 71岁老人，3年中反复出现严重缺铁性贫血，需输血治疗。之前所有检查均为阴性结果，长期服用NSAID可能是狭窄的原因。(Permission for use granted by Given® Imaging.)

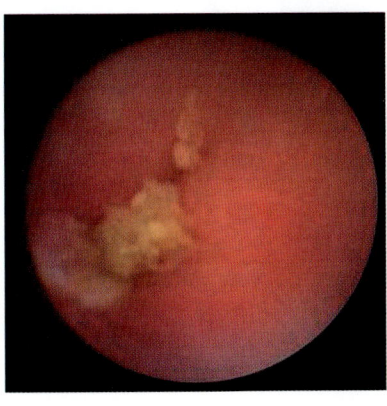

图14.1 NSAID相关小肠溃疡。(Permission for use granted by Given® Imaging.)

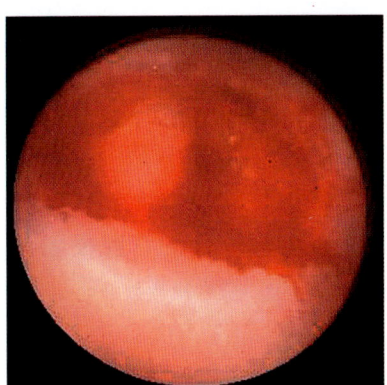

图14.3 NSAID相关性狭窄及出血。(Permission for use granted by Given® Imaging.)

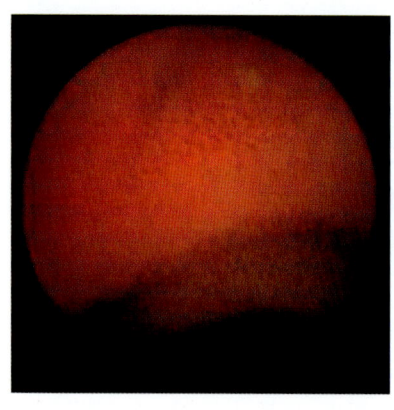

图14.4 COX-2抑制剂服用者小肠黏膜微小糜烂，无任何症状。（Permission for use granted by Given® Imaging.）

Goldstein等[21]的研究其价值因研究期短、缺乏胶囊内镜检查结果与临床相关指标（如病例中贫血者的比例等）的一致性研究而受到局限。考虑到治疗前健康志愿者中相当高的比例在胶囊内镜检查时发现了小肠黏膜破损，可能提示胶囊内镜对小肠损伤诊断敏感性高，但同时也增加了对其诊断特异性低的担忧，在一些没有临床证据的病例也发现了小肠黏膜破损。虽然胶囊内镜诊断NSAID相关性肠病的敏感性和特异性尚未最后确定，Pennazio等[22]报道了一个关于胶囊内镜诊断不明原因消化道出血的前瞻性研究，在他的研究中，100个患者进行了包括上消化道内镜、结肠镜、推进式小肠镜、小肠造影检查，结果均为阴性，患者中92.3%正在显性出血、12.9%既往显性出血、44.2%潜血实验阳性且合并缺铁性贫血。结果86.9%的患者通过胶囊内镜检查明确了出血部位，从而得到相应治疗，消化道出血停止。本研究中，胶囊内镜的敏感性、特异性、阳性预测值、阴性预测值分别为88.9%、95%、97%和82.6%。其中一些患者服用NSAID，但大多数患者未服用；然而，这也说明胶囊内镜对小肠出血的黏膜病变诊断特异性和敏感性均高。

NSAID引起的小肠狭窄

像先前讨论的，NSAID所致小肠黏膜炎症可导致溃疡和随后的出血，但它也可导致黏膜下纤维化，突向腔内导致狭窄（图14.1和14.5）[3, 23-25]。这种情况相对少见，仅限于个案报道，而没有大型研究和大宗病例报道。患者常表现为周期性的管腔梗阻，这很难与30%～40%NSAID使用者的非特异性腹部症状鉴别[25]。"隔膜疾病"特指NSAID相关性小肠狭窄，其标志为狭窄性损害互相连接致管腔变窄[3, 24-26]。这种狭窄特发于长期NSAID治疗患者的中段小肠，可能被误诊为Crohn病所导致的小肠狭窄。这种狭窄通常通过小肠对比造影及推进式肠镜诊断。首先停止NSAID治疗，一部分患者症状消失，而另一部分患者则需手术切除病变小肠段[24, 25]。

因为胶囊内镜潜在的并发症是胶囊潴留体内需要手术取出，所以怀疑有狭窄的患者慎行胶囊内镜检查。有趣的是，一位小肠造影检查未提示NSAID相关性狭窄的患者通过胶囊内镜明确了诊断[26]。胶囊内镜发现了狭窄部位，但胶囊不能通过狭窄段，通过手术不但切除狭窄肠段，而且取出胶囊，随访一年未发现后遗症。最近，Agile探路胶囊，一种和视频胶囊同样大小的可自融胶囊上市，摄入40～80小时后即自融。胶囊不能通过是视频胶囊检查的禁忌证，怀疑小肠狭窄病例须首先选择探路胶囊检查。

NSAID相关性肠病的其他表现

消化道蛋白丢失致低蛋白血症、回肠功能障碍致腹泻和维生素B_{12}缺乏，临床并不普遍，但较易诊断，检查血清白蛋白或维生素B_{12}水平即可诊断。胶囊内镜在这方面的价值尚不清楚。

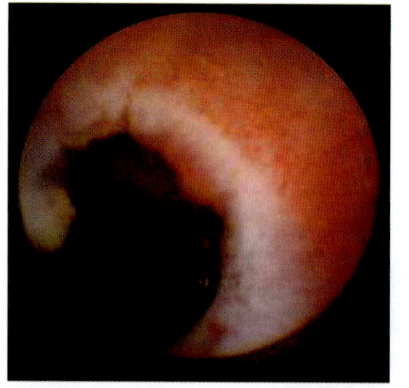

图14.5 NSAID所致小肠狭窄。（Permission for use granted by Given® Imaging.）

放射性肠炎或放射性肠病

发病率

放射性治疗在腹部和盆腔肿瘤（包括泌尿系统、妇科、结直肠、肛门癌）治疗中起到重要作用。小肠损伤发生与放射剂量相关，4000cGy或更小的放射剂量很少出现小肠损伤，4500cGy~5000cGy即可出现有临床意义的小肠损伤。放射剂量越高，发生小肠损伤可能性越大[27-31]。放射线对小肠的损伤包括急性和慢性改变。急性改变多发，但常为一过性[28]。慢性射线损伤称之为"放射性肠病"或"放射性肠炎"。文献报道放射性肠炎的发生率在0.5%~16.9%不等[28]。估计4500cGy放射剂量照射有5%的患者会发生放射性肠炎，而6500cGy会引起50%的患者出现相应临床表现[30]。

发病机制和临床特征

急性放射性改变取决于放射频率及总的放射时间。放射线对小肠黏膜的急性作用是抑制小肠上皮隐窝的细胞增殖，从而使小肠上皮细胞的新陈代谢不能进行，导致小肠上皮剥脱，绒毛缩短，上皮的吸收面积减少[28-32]。伴随上皮表面的受损，细菌和肠液中其他刺激物会进入黏膜层，触发一系列的炎症级联反应，多形核白细胞和浆细胞聚集，隐窝可见脓肿形成[28-32]。炎症和小肠黏膜上皮剥脱导致电解质、水分和蛋白的丢失[31]，引起小肠通过时间改变而表现为腹泻。伴随症状可以表现为腹痛、恶心和呕吐[28]。这些症状发生在放射治疗过程中，但通常放射照射后72小时内即可观察到上皮细胞修复和临床症状缓解[28]。全部症状可能于放射治疗结束后几周内消失。接受急性大剂量放射线照射的患者发生慢性放射性肠炎的风险更高。然而，即使患者没有任何急性放射线损伤的症状，仍然可能发生放射性肠炎[31]。

远期放射线损伤发生较少，但更严重。对小肠黏膜的影响并不是直接效应，常常继发于进行性的闭塞性血管炎和弥漫性胶原沉积引起的黏膜下层纤维化。供应黏膜的动脉血管管腔闭塞，导致黏膜表面缺血。长段肠管发生弥漫性狭窄、向心性纤维化、黏膜下水肿和纤维化，导致吸收障碍、狭窄、梗阻、穿孔或瘘管形成。溃疡是常见的病理改变，可以导致瘘管或穿孔，可能破坏血管管壁而导致大出血或慢性失血[28,29]。

慢性放射性肠炎的症状和体征可能出现在放射治疗后6个月至40年后，平均2~3年[28,29,31]。放射性肠炎的易患因素[29,31]包括腹盆腔手术后局部肠管粘连导致局部肠管受到过度照射。瘦长体型患者和老年人大部分肠管在盆腔接受大剂量照射的风险大。炎症性肠病及高血压、动脉硬化、糖尿病患者肠道血供减少，发生放射性肠炎风险较高。放射治疗后化疗也增加了发病危险。许多方法被用来减少放射性肠炎的发生，包括切除肿瘤时会阴重建，使肠管在盆腔以外，服用放射保护药物，放疗前提高腹部肠管的影像识别，但效果不等[32-35]。

放射性肠炎的治疗及预后

放射性肠炎患者的死亡常常归于恶性肿瘤的复发或放射线的迟发作用，这些患者的5年生存率为40%~60%[28,31]。临床上放射性肠炎治疗很不成功。然而，如果可能，最初表现为恶心、呕吐、腹痛或出血的放射性肠炎患者常常采取保守治疗[28]。据估计1/3的放射性肠炎患者需要手术治疗[30]，其中许多患者因为小肠吸收障碍而致营养缺乏，存在较高的围术期风险[28,30,31]。治疗放射性肠炎有很多术式，手术方式不是本章讨论的问题。手术后的发病率和死亡率都很显著，常取决于放射并发症的性质。与狭窄和出血的治疗相比，穿孔和瘘管常提示广泛的小肠病变，预示术后预后较差，完全解除症状的可能性较小[36]。手术致残率高达30%[28]，术后并发症死亡率约5%~18%[28,36]。术后患者有23%~39%的可能出现新的放射并发症，提示为进行性病变，治疗困难[28]。

放射性肠炎的影像诊断和胶囊内镜的作用

诊断慢性放射性肠炎是很困难的，因为症状常常出现在放射治疗后多年且为非特异性。实验室检查血清维生素B_{12}和粪便脂肪含量可以提示吸收障碍的原因和存在，但这些实验室检查改变也常出现在与回肠功能失调和小肠吸收障碍有关的疾病中。小肠造影检查发现常不特异，但对诊断还是有帮助的。特征性改变包括小肠节段性锯齿样外观、末端回肠钡剂聚集及管腔狭窄；但是这些表现也可以是正常的，小肠造影诊断的敏感性和特异性还不清楚[28]。另外，小肠钡剂检查有助于术前狭窄和瘘管定位[28, 36]。推进式小肠镜诊断放射性肠炎的研究报道较少。Willis等[37]在11位小肠造影检查表现为小肠改变的患者中诊断了2例放射性肠炎，但这些患者的最初症状没有进行提及。

胶囊内镜诊断和治疗放射性肠炎的实验还很有限。因其无创性，胶囊内镜是有放射线暴露史患者早期发现小肠放射相关病变的很有希望的全小肠检查技术。病变部位表现为节段性红斑水肿，可能伴有纤维化，导致狭窄（图14.6）。

Lee等[38]报道了他们使用胶囊内镜诊断放射性肠炎的经验，该患者临床表现为消化道出血，10年前有颈部肿瘤放射治疗史。小肠造影检查正常，胶囊内镜检查发现出血位于结肠镜达不到的末端回肠，但胶囊内镜不能通过末端回肠狭窄部分。术中见狭窄存在于溃疡合并出血部位，未发现其他小肠病变，手术切除了回肠病变肠段。病理证实为放射性肠炎，术后完全恢复，长期随访未发现远期并发症。这个病例指出了在类似病例中胶囊内镜滞留体内的潜在危险，但也指出其他诊断方法的局限性。为了防止滞留，疑诊放射性肠炎或腹部接受放射线照射的患者应先进行探路胶囊试验后，再行视频胶囊检查。

众所周知，择期手术临床结局要远远好于急诊手术[30]，出现临床表现的患者进行迅速而安全的检查明确诊断非常重要。

胶囊内镜诊断小肠异物

小肠异物是引起不明原因消化道出血和腹痛的少

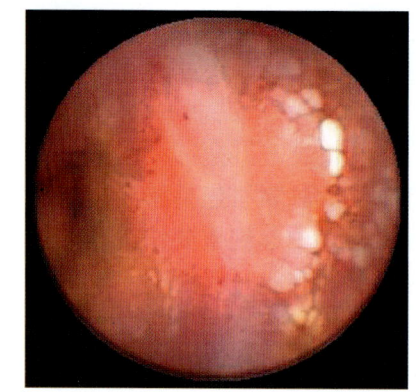

图14.6 空肠局部充血、纤维化、新生血管形成。患者既往有放射治疗病史。（Permission for use granted by Given® Imaging.）

见原因。通过胶囊内镜诊断小肠异物的报道很少。Ali等报道100例不明原因腹痛或消化道出血患者通过胶囊内镜检查发现3例小肠异物[39]。第一例是70岁的白人女性，憩室炎穿孔5年后反复腹痛，胶囊内镜发现18cm长鼻胃管部分向后穿出十二指肠球部而后进入空肠（图14.7），去除异物后，症状完全消失。第二个病例是一位82岁的白人男性，主要表现为上腹部疼痛，胶囊内镜发现空肠局部充血狭窄，一根4cm长的薄木条通过推进式小肠镜从病变部位取出。胶囊内镜在第三例中起到重要作用，胶囊内镜检查发现空肠肠壁内的金属针导致血肿和肠套叠，这个患者最初表现为剧烈脐周痛及贫血。

这些病例证明，胶囊内镜对表现为腹痛和出血的患者诊断小肠异物是很有价值的方法。

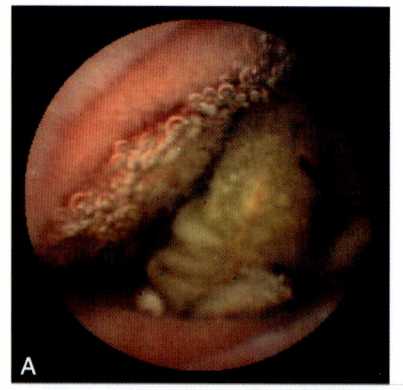 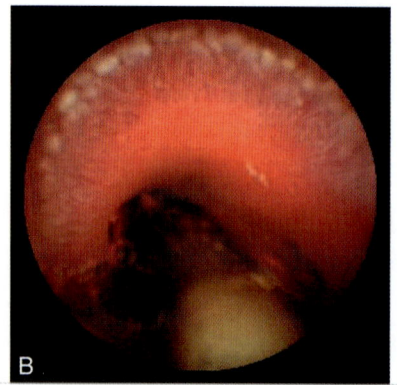 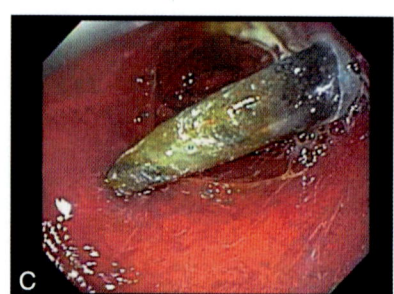

图14.7 小肠异物。70岁的白人女性，憩室炎穿孔5年后反复腹痛，胶囊内镜发现18cm长鼻胃管部分向后穿出十二指肠球部，而后进入空肠。去除异物后，症状完全消失。（a，b）小肠肠腔内鼻胃管胶囊内镜图像；（c）十二指肠内鼻胃管内镜图像。（Permission for use granted by Dr David R Cave.）

参考文献

1. Lewis JD, Bilker WB, Brensinger C, et al. Hospitalization and mortality rates from peptic ulcer disease and GI bleeding in the 1990s: relationship to sales of nonsteroidal anti-inflammatory drugs and acid suppression medications. Am J Gastroenterol 2002;97:2540–9.

2. Allison MC, Howatson AG, Torrance CJ, et al. Gastrointestinal damage associated with the use of nonsteroidal antiinflammatory drugs. N Engl J Med 1992;327:749–54.

3. Bjarnason I, Hayllar J, Macpherson AJ, et al. Side effects of nonsteroidal anti-inflammatory drugs on the small and large intestine in humans. Gastroenterology 1993;104:1832–47.

4. Tibble JA, Sigthorsson G, Foster R, et al. High prevalence of NSAID enteropathy as shown by a simple faecal test. Gut 1999;45:362–6.

5. Sigthorsson G, Tibble J, Hayllar J, et al. Intestinal permeability and inflammation in patients on NSAIDs. Gut 1998;43:506–11.

6. Bjarnason I, Zanelli G, Smith T, et al. Nonsteroidal anti-inflammatory drug-induced intestinal inflammation in humans. Gastroenterology 1987;93:480–9.

7. Bjarnason I, Zanelli G, Prouse P, et al. Blood and protein loss via small intestinal inflammation induced by nonsteroidal anti-inflammatory drugs. Lancet 1987;2:711–4.

8. Vreugdenhil G, Wognum AW, van Eijk HG, et al. Anaemia in rheumatoid arthritis: the role of iron, vitamin B12, and folic acid deficiency, and erythropoietin responsiveness. Ann Rheum Dis 1990;49:93–8.

9. Morris AJ, Madhok R, Sturrock RD, et al. Enteroscopic diagnosis of small bowel ulceration in patients receiving non-steroidal anti-inflammatory drugs. Lancet 1991;337:520.

10. Morris AJ, Wasson LA, Mackenzie JF. Small bowel enteroscopy in undiagnosed gastrointestinal blood loss. Gut 1992;33:887–9.

11. Van Gossum A. Obscure digestive bleeding. Best Pract Res Clin Gastroenterol 2001;15:155–74.

12. Hayat M, Axon A, O'Mahony S. Diagnostic yield and effect on clinical outcomes of push enteroscopy in suspected small-bowel bleeding. Endoscopy 2000;32:369–72.

13. Landi B, Tkoub M, Gaudric M, et al. Diagnostic yield of push-enteroscopy in relation to indication. Gut 1998;42:421–425.

14. Rabe R, Becker G, Begozzi, M. Efficacy study of the small-bowel examination. Radiology 1981;140:47–50.

15. Rex D, Lappas J, Maglinte, D. Enteroclysis in the evaluation of suspected small intestinal bleeding. Gastroenterology 1989;97:58–60.

16. Antes G, Neher M, Hiemeyer V. Gastrointestinal bleeding of obscure origin: role of enteroclysis. Eur Radiol 1996;6:851–4.

17. Mylonaki M, Fritscher-Ravens A, Swain P. Wireless capsule endoscopy: a comparison with push enteroscopy in patients with gastroscopy and colonoscopy negative gastrointestinal bleeding. Gut 2003;52:1122–6.

18. Eli C, Remke S, May A, et al. The first prospective controlled trial comparing wireless capsule endoscopy with push enteroscopy in chronic gastrointestinal bleeding. Endoscopy 2002;34:685–9.

19. Hara AK, Leighton JA, Sharma VK, et al. Small bowel: Preliminary comparison of capsule endoscopy with barium study and CT. Radiology 2004;230:260–4.

20. Liangpunsakul S, Chadalawada V, Rex DK, et al. Wireless capsule endoscopy detects small bowel ulcers in patients with normal results from state of the art enteroclysis. Am J Gastroenterol 2003;98:1295–8.

21. Goldstein JL, Eisen GM, Lewis B, et al. Video capsule endoscopy to prospectively assess small bowel injury with celecoxib, naproxen plus omeprazole, and placebo. Clin Gastroenterol Hepatol 2005;3:133–41.

22. Pennazio M, Santucci R, Rondonotti E, et al. Outcome of patients with obscure gastrointestinal bleeding after capsule endoscopy: Report of 100 consecutive cases. Gastroenterology 2004;126:643–53.

23. Levi BS, de Lacey G, Price AB, et al. "Diaphragm-like" strictures of the small bowel in patients treated with non-steroidal anti-inflammatory drugs. Br J Radiol 1990;63:186–9.

24. Bjarnason I, Price AB, Zanelli G, et al. Clinicopathological features of nonsteroidal antiinflammatory drug-induced small intestinal strictures. Gastroenterology 1988;94:1070–4.

25. Smale S, Tibble J, Sigthorsson G, et al. Epidemiology and differential diagnosis of NSAID-induced injury to the mucosa of the small intestine. Best Pract Res Clin Gastroenterol 2001;15:723–38.

26. Yousfi MM, De Petris G, Leighton JA, et al. Diaphragm disease after use of nonsteroidal anti-inflammatory agents: first report of diagnosis with capsule endoscopy. J Clin Gastroenterol 2004;38:686–91.

27. Sher BA, Bauer J. Radiation-induced enteropathy. Am J Gastroenterol 1990;85:121–8.

28. Kao MS. Intestinal complications of radiotherapy in gynecologic malignancy — clinical presentation and management. Int J Gynaecol Obstet 1995;49:S69–S75.

29. Regimbeau JM, Panis Y, Gouzi JL, et al. Operative and long term results after surgery for chronic radiation enteritis. Am J Surg 2001;182:237–42.

30. Galland RB, Spencer J. Natural history and surgical management of radiation enteritis. Br J Surg 1987;74:742–7.

31. Macnaughton WK. Review article: new insights into the pathogenesis of radiation-induced intestinal dysfunction. Aliment Pharmacol Ther 2000;14:523–8.

32. Waddell BE, Rodriguez-Bigas MA, Lee RJ, et al. Prevention of chronic radiation enteritis. J Am Coll Surg 1999;189:611–24.

33. Green N. The avoidance of small intestine injury in gynecologic cancer. Int J Radiol Oncol Biol Phys 1983;9:1385–90.

34. Green N, Iba G, Smith WR. Measures to minimize small intestine injury in the irradiated pelvis. Cancer 1975;35:1633–40.

35. Galland RB, Spencer J. The natural history of clinically established radiation enteritis. Lancet 1985;325:1257–8.

36. Mendelson RM, Nolan DJ. The radiologic features of chronic radiation enteritis. Clin Radiol 1985;36:141–8.

37. Willis JR, Chokshi HR, Zuckerman GR, et al. Enteroscopy-enteroclysis: experience with a combined endoscopic-radiographic technique. Gastrointest Endosc 1997; 45:163–7.
38. Lee DWH, Poon, AOS, Chan ACW. Diagnosis of small bowel radiation enteritis by capsule endoscopy. Hong Kong Med J 2004;10:419–21.
39. Ali T, Cave DR. Foreign bodies in the small bowel detected by capsule endoscopy. Am J Gastroenterol 2004; 99:S61–S62.

第 3 部分　小肠疾病

第 15 章

小肠血管畸形

Warwick Selby

要点

1. 小肠血管畸形是原因不明消化道出血的常见原因。
2. 小肠血管畸形常为先天性或获得性。
3. 小肠血管畸形表现为不明原因消化道出血。检查困难，胶囊内镜有助于确定诊断。
4. 胶囊内镜诊断血管畸形诊断率是推进式小肠镜的2倍，与术中内镜相同。
5. 血管扩张是最常见的获得性血管畸形，单发或多发，通常为特征性的樱桃红色，大小自几根毛细血管到10mm或更大，常表现为蜘蛛痣。
6. 一旦发现，血管畸形可以通过内镜、放疗、手术和药物治疗。
7. 血管畸形的诊断对患者来说有非常重要的临床意义。
8. 先天性异常：遗传性出血性毛细血管扩张见于80%的有症状患者。胶囊内镜下可见于小肠任何部位，表现为小的红色血管网，常多发。蓝色橡皮痣是蓝色软结节，常多发，大小从很小到几个厘米。
9. 获得性疾病：
   - Dieulafoy病可发生于小肠，但比胃少见，常因活动性出血而在胶囊内镜检查时诊断，但出血点多不清楚。
   - 小肠静脉曲张是出血的少见原因，表现为匍行或结节状静脉，有或无蓝色外观。
   - 小肠缺血可为急性或慢性。前者多为溃疡出血，后者常为隐匿性出血。
   - 静脉扩张表现为小肠大范围扁平蓝色区域，临床意义不确定，多偶然发现。
   - 血管瘤是一个少见的大的血管性肿瘤，空回肠发现多于十二指肠，多于60岁左右发病，表现为红色小结节到大的蓝色血管团。

引言

不明原因消化道出血是一个重大临床挑战，因为怀疑小肠出血时检查小肠是非常困难的。不明原因消化道出血常规内镜、结肠镜检查仍不能确定出血原因的持续或间断消化道出血，可表现为显性出血，黑便、血便或隐匿性出血，缺铁性贫血、便潜血阳性[1]。不明原因消化道出血在消化道出血患者中占接近5%[2, 3]。胶囊内镜的出现证明血管畸形是不明原因消化道出血的常见原因。因为病变常较小和扁平，故常规小肠钡剂检查很难发现。只有当出血速度快时，才可通过核素扫描和血管造影发现。推进式内镜仅限于部分小肠，双气囊小肠镜可以进行全小肠疾病的诊断和治疗，使许多患者避免了不必要的手术治疗。

血管畸形分类（表15.1）

先天性疾病

遗传性出血性毛细血管扩张

遗传性出血性毛细血管扩张（HHT，Osler–Rendu–Weber 综合征）是常染色体显性遗传疾病，以实性器官中多发动静脉畸形（AVM）和皮肤黏膜表面毛细血管扩张为特征[4]。发病率为1:10 000或更高，有很广泛的种族和地理分布。大多数病例为两个基因中一个基因突变造成，9号染色体上的*ENG*基因和12号染色体上的激活素受体样激酶基因（*ALK1*）。组织学表现为小动脉和扩张的毛细血管后静脉相连，伴有淋巴细胞的血管壁周围浸润[5]。病变可以很小（如血管扩张），也可以很大（如AVM）。AVM常见于肺、中枢神经系统、上消化道和/或肝。小的毛细血管扩张常见于皮肤，特别是嘴唇、鼻子、手指和口腔黏膜（图15.1）。毛细血管扩张见于80%以上

表15.1 小肠血管畸形分类

先天性
　　遗传性出血性毛细血管扩张（Osler–Rendu–Weber综合征）
　　蓝色橡皮疱样痣综合征

获得性
　　血管扩张
　　Dieulafoy病变
　　小肠静脉曲张
　　静脉扩张
　　血管瘤

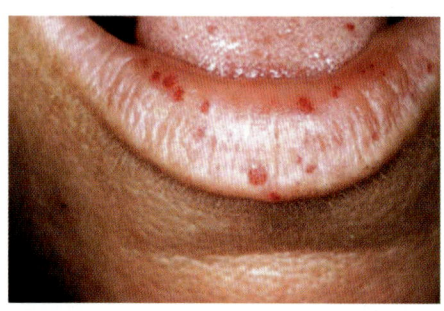

图15.1 遗传性出血性毛细血管扩张患者口唇多发的毛细血管扩张。（From Braverman IM. Skin signs of gastrointestinal disease. Gastroenterology 2003; 124: 1595–614, with permission of Elsevier.）

症状性患者的消化道[5]。尽管食管中少见，但不仅见于胃中，还可见于整个小肠。内镜在胃和十二指肠中发现的数目与空回肠的发现数目直接相关[6]。虽然部位和数目个体差异很大，但常为多发（图15.2）。

HHT的诊断应符合下列项目中的任意3项：

- 自发的反复鼻出血
- 皮肤黏膜的毛细血管扩张，特别是舌、嘴唇、嘴、手指、鼻
- 体内的AVM（肺、大脑、肝、胃肠道、脊柱）
- HHT患者的一级亲属

尽管鼻出血是HTT的最常见表现，但消化道出血可发生于25%的患者，多于50~60岁发病。出血严重程度似乎随年龄增长而升高[7]。一旦出血可能成为严重的临床问题，死亡率很高。消化道出血可为显性或隐性。显然，出血患者中毛细血管扩张的数量越多，血红蛋白值越低，也越可能需要输血治疗[6]。

因为消化道的病变常为多发，故发现和治疗活动性出血很困难，并且易复发。内镜下尝试止血治疗常不成功，如再次出血，大多可通过激素或其他药物治疗使出血停止[8]。

蓝色橡皮疱样痣综合征

蓝色橡皮疱样痣综合征很少见，以多发的皮肤和消化道静脉畸形为特征[9-11]。后者常引起显性消化道出血。患者常在出生和幼儿时发病，但成人也有报道。大多为散发，但常染色体显性序列已检出。

蓝色橡皮疱样痣综合征表现为静脉血管发育不良，内皮扁平且血管壁变薄[11]，呈柔软、蓝色结节，很容易被压扁。皮肤病变常多发，可以很小或几厘米，大小随年龄变化，多发于上肢、躯干和会阴。除皮肤外，还多见于小肠，偶见于上消化道和结肠。因此，蓝色橡皮疱样痣综合征患者常表现为不明原因消化道出血，不管显性还是贫血，均诊断困难，因为它超出常规内镜的检查范围，除非很大，在造影检查中也不能发现。但推进式内镜可以发现，胶囊内镜可以很容易地显示（图15.3）[12,13]。一旦发现活动性出血病变，可通过内镜治疗，如硬化疗法、套扎或电凝，有时需手术[14]。

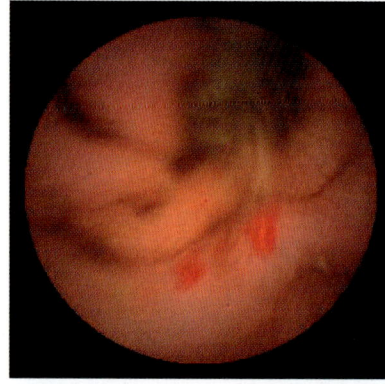

图15.2 遗传性出血性毛细血管扩张患者胶囊内镜下空肠的两处毛细血管扩张。（Courtesy of Dr. Gregor Brown and Dr. Brian Saunders, Wolfson Unit for Endoscopy, St Mark's Hospital, Harrow, London, UK.）

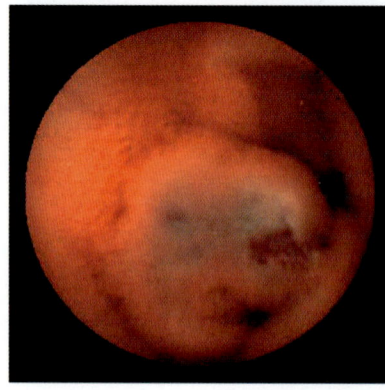

图15.3 蓝色橡皮疱样痣综合征。胶囊内镜下比较大的典型病变，患者为22岁女性，每2~4周须输血。胶囊内镜确定病变范围后，术中内镜下将多发病变分别切除或凝固。（Courtesy of Drs Gregor Brown and Brian Saunders, Wolfson Unit for Endoscopy, St Mark's Hospital, Harrow, London, UK.）

获得性疾病

血管扩张

血管扩张在小肠获得性血管畸形中最常见，也称为血管发育不良、AVM和毛细血管扩张。然而，后者严格来讲并不是很正确，因为没有发育异常的血管，而且动静脉之间没有直捷通路。血管扩张最初为黏膜下正常静脉血管扩张，而后表现为表面黏膜的小静脉和毛细血管扩张（图15.4）。如果毛细血管前括约肌顺应性消失，会形成动静脉短路[15,16]。肉眼观察呈樱桃红色和羊齿样外观。大小从几个扩张的毛细血管至10mm甚至更大（图15.5-15.8）。大的病变更容易出血，小的病变可能没有临床意义[15]。

血管扩张可见于消化道任何部位，单发或多发（图15.9）。常无症状，65岁以上老年人有高达3%的个体可于检查时意外发现[17]。大多数资料为结肠血管扩张，约占消化道出血的2.6%~6.2%[16]，多发于右半结肠。然而，随着小肠有效检查技术的出现，特别是胶囊内镜的引用，小肠发病率远远超过以前认为的。

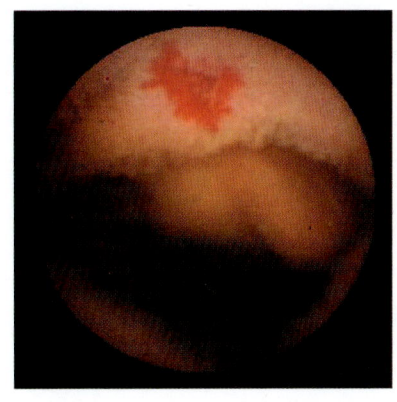

图15.6 胶囊内镜下大的空肠血管扩张。71岁女性，间断贫血。病变于推进式小肠镜用热探头凝固治疗。随访2年，无复发。

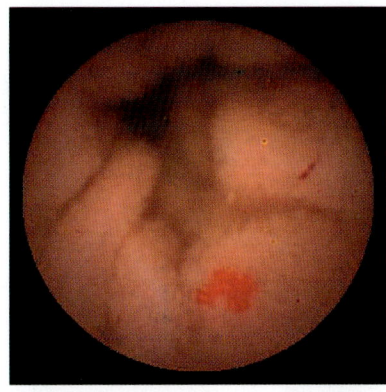

图15.7 回肠血管扩张。59岁男性，缺铁性贫血。铁剂治疗后缓解，病变未做进一步治疗。

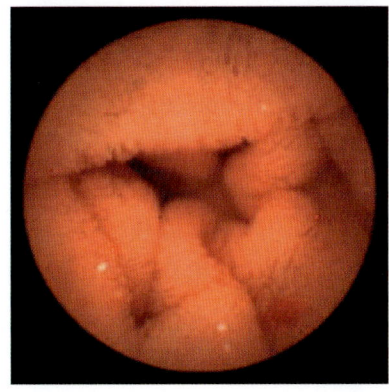

图15.8 胶囊内镜下十二指肠血管扩张。82岁男性，贫血3年余，病变临近Vater壶腹，但既往两次上消化道内镜均未发现。推进式小肠镜APC治疗。

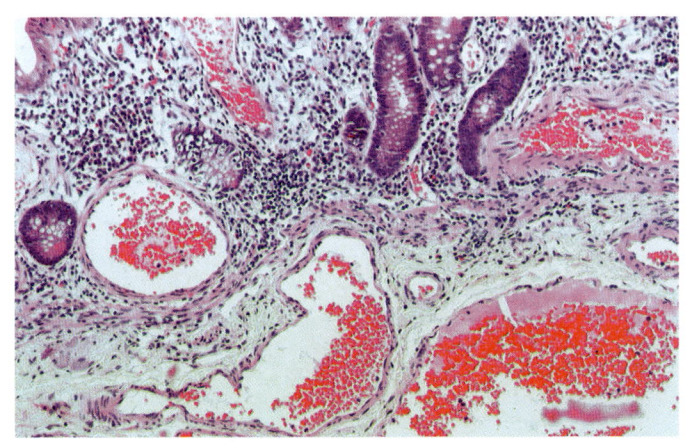

图15.4 血管扩张典型表现：扩张的黏膜下和黏膜血管。

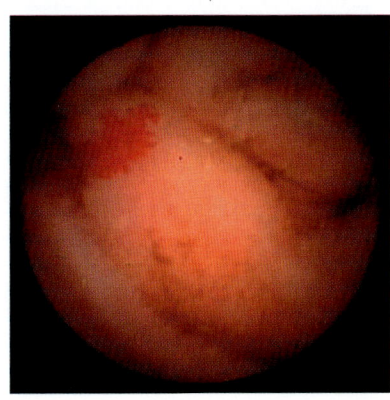

图15.5 大的羊齿样血管扩张。72岁男性，持续缺铁性贫血。另外可见胃血管扩张，两处病变均内镜下治疗。

获得性血管扩张的病因尚不明确，大多认为是退行性改变。发病率随年龄而升高，老年血管扩张患者更易发生出血。与主动脉瓣狭窄（Heyde综合征）[18]、慢性肾衰竭[19]和Von Willebrand[20]病之间的关系已有描述。主动脉瓣狭窄患者发生消化道出血常常原因不明，推测可能小肠出血较上消化道和结肠更常见（图15.10）[21]。这也就可以解释上下消化道内镜检查的前瞻性研究不能发现主动脉瓣狭窄患者血管扩张发病率增加的原因[22]。与主动脉瓣疾病的关系显示，是由于血管假性血友病因子高分子量多聚体的丢失，造成受

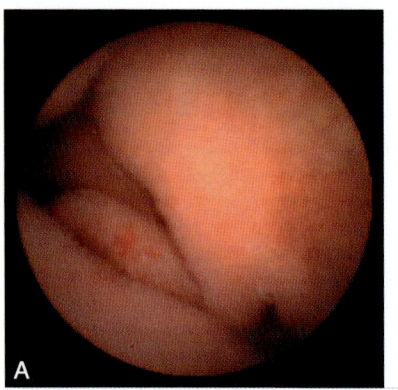 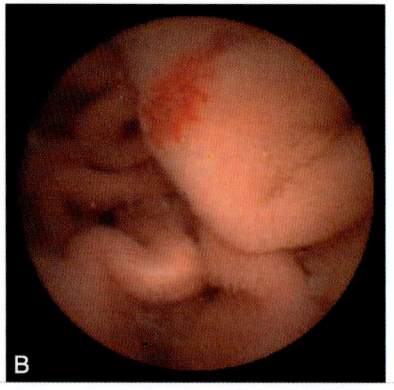 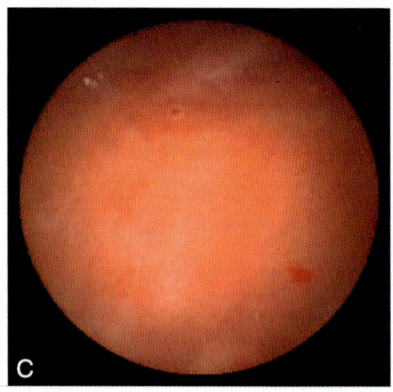

图15.9 多发的血管扩张。75岁慢性贫血男性。(a) 小的十二指肠血管扩张；(b) 大的空肠病变；(c) 回肠小的血管扩张。

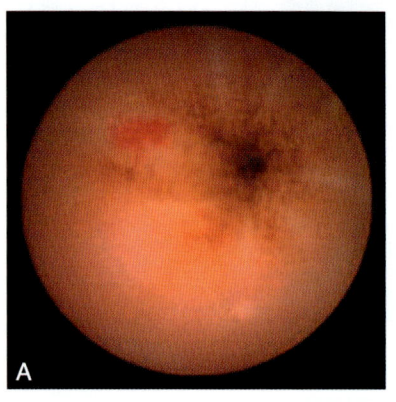 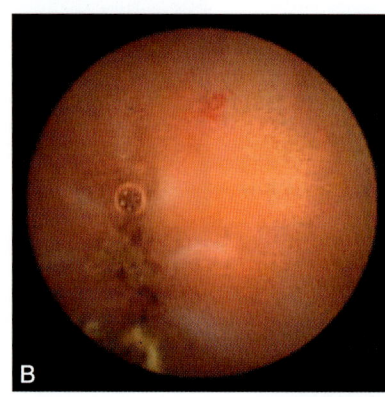

图15.10 81岁女性，贫血须输血治疗。胶囊内镜下小肠多发血管扩张，包括空肠两处（a）和（b）。内镜治疗未能成功止血。检查发现无症状主动脉瓣狭窄，未做瓣膜置换治疗。

损瓣膜的剪切压力增高[16, 18]。Vincentelli报道了严重主动脉瓣狭窄患者21%出现皮肤和黏膜出血（4个是胃肠道出血）[18]。这些患者具有血管假性血友病因子功能的缺失，后者与瓣膜狭窄的严重程度成比例。瓣膜置换术后血管假性血友病因子功能重新恢复。尽管主动脉瓣置换术后胃肠道出血停止的无对照长期随访研究已有报道，但远期效果尚须进一步研究[23]。

Dieulafoy病变

Dieulafoy病变是消化道出血的少见原因。表现为小的黏膜下缺损，其基底部纤维素样坏死，表面可见粗大、弯曲的黏膜肌层"恒腔"动脉[24, 25]。动脉血管内膜下纤维化，黏膜缺陷边缘无炎症表现，组织学检查常为正常（图15.11）。黏膜缺陷很小且无溃疡表现，如果当时没有活动性出血，内镜下很难发现Dieulafoy病变。迄今为止，大多数Dieulafoy病变发生于胃，然而近年来表明消化道的其他部分也有发现，包括小肠[24-27]。在一项大型系列研究中，20%的Dieulafoy病变发生在小肠中[26]，即便这样还可能低于

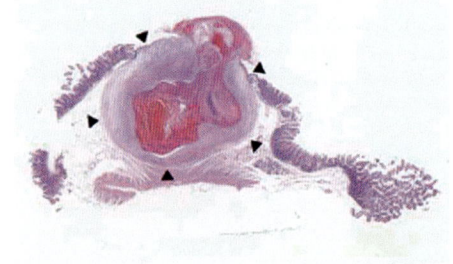

图15.11 Dieulafoy病变组织学改变：大的黏膜下动脉血管穿透黏膜层。(From Ueno N, Tada S, Nakamura T, et al. Bleeding jejunal Dieulafoy lesion. Gastrointest Endosc 2002; 55:558, with permission of Elsevier.)

真正的发病率。

Dieulafoy病变出血非常严重，而且呈间歇性，诊断困难。如果内镜检查时没有活动性出血，则很难发现，重复检查很必要。甚至正在出血时，因为血液遮挡也可能漏诊。因为检查手段的问题，小肠Dieulafoy病变的诊断更加困难。胶囊内镜被证实为Dieulafoy病变的特异性检查方法，特别是急性出血时（图15.12）。

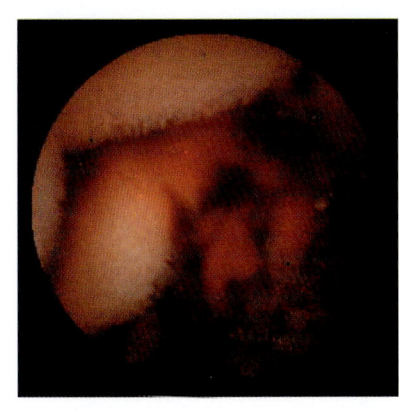

图15.12 活动性出血的空肠 Dieulafoy 病变。之前的推进式小肠镜检查未发现异常。进行了手术治疗。

小肠静脉曲张

食管-胃之外的静脉曲张是消化道出血的少见原因，可发现于小肠或结肠。小肠静脉曲张可以是门脉高压改变的一部分，或发生于有门脉高压基础的患者腹部手术小肠吻合口或与手术粘连有关，其门脉高压可继发于肠系膜上静脉血栓或为自发性[28]。肝病患者出现不明原因消化道出血应考虑小肠静脉曲张的可能，尽管已有探针式[29]或推进式[30]小肠镜诊断小肠静脉曲张的报道，但总的来说诊断困难。胶囊内镜有助于诊断，空回肠静脉曲张均有报道（图15.13）[28,31-33]。表现为典型的匍行或结节状，表面有或无蓝色。治疗与其他静脉曲张一样：尽可能采取局部内镜治疗，或者减压手术，包括TIPS或分流术。

小肠缺血

小肠缺血可为急性或慢性。急性缺血常是治疗性或自发性的一支或更多的肠系膜动脉、腹腔干或肠系膜上动脉栓塞或血栓形成[34]，表现为急性腹痛、出血和腹泻。严重病例可出现急腹症或穿孔。慢性缺血大多无疼痛，常发生于动脉粥样硬化狭窄的内脏血管一支或两支剩余供血血管闭塞时。多见于中老年人，并伴有其他心血管疾病风险因素。典型的三联征是餐后痛、体重减轻和畏食。腹泻和便秘也可以发生。诊断依赖于通过多普勒超声、强化CT、血管造影发现血管狭窄。内镜下可见溃疡或出血，长时间缺血可出现肠腔狭窄（图15.14）。

静脉扩张

不明原因消化道出血进行胶囊内镜检查时常发现静脉扩张，其临床意义尚不明确，但可能不是主要的出血原因。表现为扁平蓝色区域，既不像小肠静脉曲张隆起，也不像蓝色橡皮痣静脉（图15.15）。胶囊内镜比推进式内镜发现率更高，可能因为前者注气更少。静脉扩张在小肠具有更为明显病理改变的患者中也并不少见（图15.16）。即便是多发的静脉曲张，也无治疗指征。

血管瘤

血管瘤是消化道中少见的血管畸形，是先天性的错构瘤，还是良性肿瘤，目前还不清楚[35]。血管瘤占小肠良性肿瘤的5%～10%、在所有消化道肿瘤中不

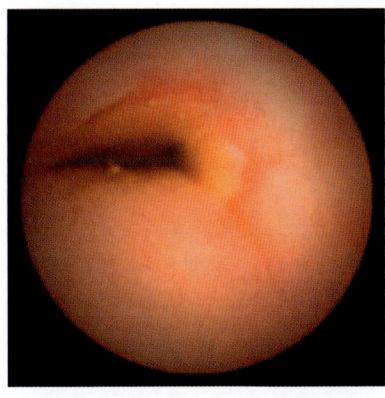

图15.14 回肠缺血性狭窄。44岁男性Down综合征，即往腹腔镜结肠和小肠切除，可能继发于扭转。

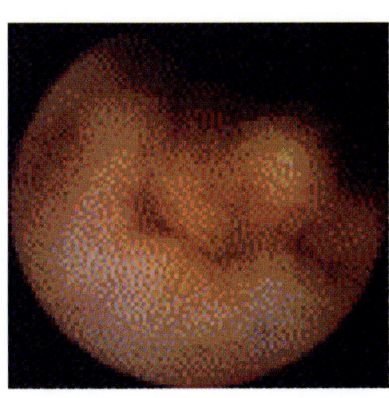

图15.13 肠系膜血栓形成患者匍行的小肠静脉曲张。（From Tang SJ, Zanati S, Dubcenco E, et al. Diagnosis of small-bowel varices by capsule endoscopy. Gastrointest Endosc 2004;60:129–35, with permission of Elsevier.）

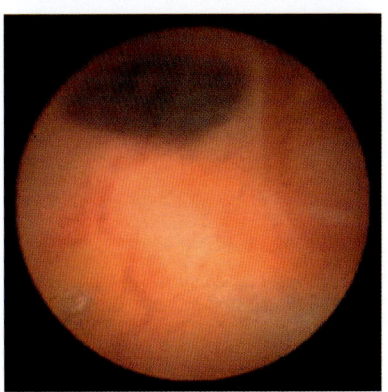

图15.15 80岁男性，胶囊内镜可见大的静脉扩张，其他未见异常。

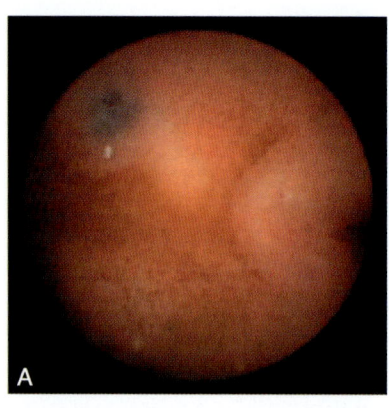

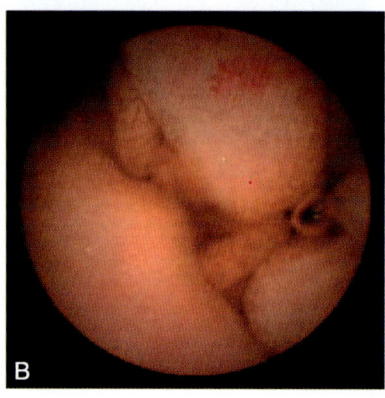

图15.16 84岁男性,一年中4次出现黑便,意外发现静脉扩张(a),另外发现至少6处较大的血管扩张,包括空肠近段一处(b)。血管扩张于推进式小肠镜下消融治疗。

到0.5%[36]。空肠和回肠的发病率相等,但十二指肠少见。多发于青年男女,尤其是20~30岁。

血管瘤表现为2种组织学类型:毛细血管瘤和海绵状血管瘤。毛细血管瘤由毛细血管大小的管腔组成,由增生的血管内皮连接。海绵状血管瘤由大的薄壁血管构成,同样有增生的内皮。混合型的也有发生[37, 38]。几种类型在小肠中均有发现,可单发或多发,大小不等。

血管瘤可无症状,如果出现症状,常表现为不明原因消化道出血。毛细血管瘤常表现为隐匿性出血,海绵状血管瘤型常表现为显性出血。如果血管瘤很大,可表现为肠套叠或小肠梗阻。

因为部位的原因,诊断困难,所以血管瘤作为不明原因消化道出血的重要病因大多被漏诊了。因病变较小,故小肠造影常不能发现。如果出血量大,血管造影可以显示出血部位。但现在胶囊内镜可以很容易地发现小肠血管瘤,其检查时不注气使这些异常更容易被发现[35]。血管瘤可以表现为从小的红色结节到大的蓝色血管区(图15.17)。

治疗大多采取手术切除,内镜下切除是很危险的。严重并发症为大出血和穿孔。

临床特征

小肠的血管异常表现为不明原因消化道出血,显性或者隐匿性。出血的严重程度因人而异。显性出血多为间歇性,但贫血长期存在,多无其他伴随症状,如腹痛和体重下降等。对医生来说,这些患者在临床上是个挑战,常常反复住院,多次输血,平均发病时间为24个月,至少50%的患者在病程中需要输血。研究发现,平均每个患者进行2次上消化道内镜检查和结肠镜检查,并且常常超过以上统计[39, 40]。口服法小肠造影、插管法小肠造影、CT扫描、^{99}锝红细胞扫描、Meckel扫描、血管造影,甚至手术,都是在未明确诊断时实施的。

如上所述,血管畸形引起的不明原因消化道出血应当在专门的临床机构治疗,包括有主动脉瓣狭窄、慢性肾衰和Willebrand病患者。皮肤或黏膜的血管扩张应警惕HHT,特别是有鼻出血、其他器官出血史或HHT家族史者。皮肤的蓝色橡皮痣少见。肝病患者常合并静脉曲张,特别是曾有腹部手术史的患者。

诊断

小肠的血管病变是不明原因消化道出血的常见原因,不管是显性还是隐匿性出血。小肠X线检查、放射性核素扫描和血管造影诊断小肠出血的特异性差。推进式内镜是诊断手段的显著进步,胶囊内镜是诊断小肠血管疾病的革命性进展。

小肠造影

口服法小肠钡剂造影对于小肠出血的诊断率在0.5%~6%。插管法小肠造影具有稍高的诊断率,接近10%~21%。然而,任何一种都需要血管扩张或其他血管病变很大时,才可以发现。在一项研究中,插管法小肠造影仅在128名研究者中发现了2%的血管扩张[41]。

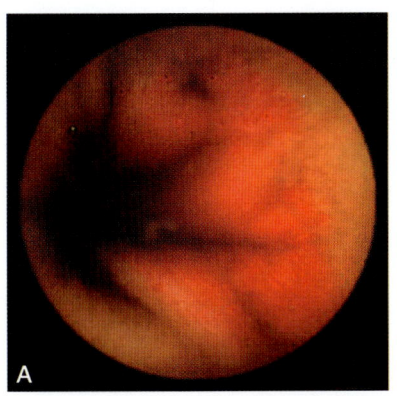
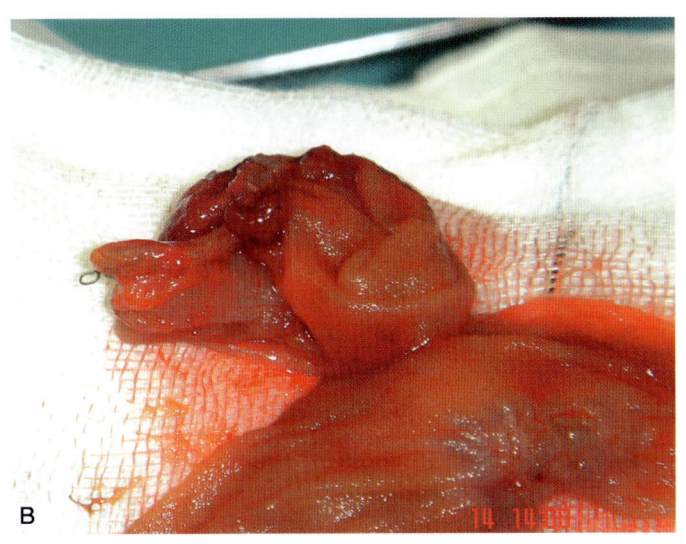
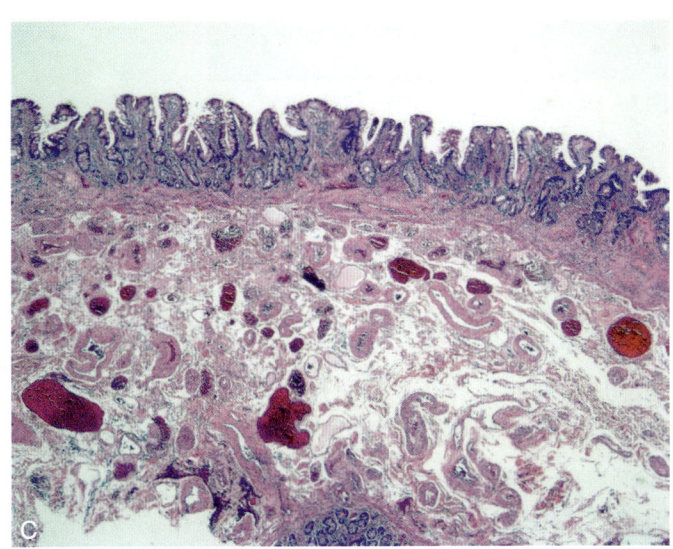

图15.17 胶囊内镜下大的血管瘤（a）。62岁患者缺铁性贫血7年。手术切除（b），组织学检查确定诊断（c）。(Courtesy of Dr Shehan Abey.)

CT或MRI小肠造影对于提高小肠疾病可疑患者的放射诊断很有前景。然而，这些技术诊断血管异常的局限性与其他放射学方法是一样的[42,43]。

红细胞扫描

使用[99]锝标记红细胞的核素扫描常常用于急性快速出血的患者。仅可以在出血速度至少0.1~0.4ml/min才可以发现出血，因此敏感性较差[44]。最重要的表现是即时扫描后放射性元素的外溢（图15.18）。延迟扫描常常在12~24小时后进行，但没有指导意义，因为大量出血在出血部位远端积聚。红细胞扫描的经验多来自急性下消化道出血，在这些选择的病例中诊断率可达45%[45]。总的来说，红细胞扫描应用受限于假阴性和假阳性结果。当然，红细胞扫描不是消化道出血的常规检查。如果红细胞扫描为阳性，常作为血管造影的术前检查。

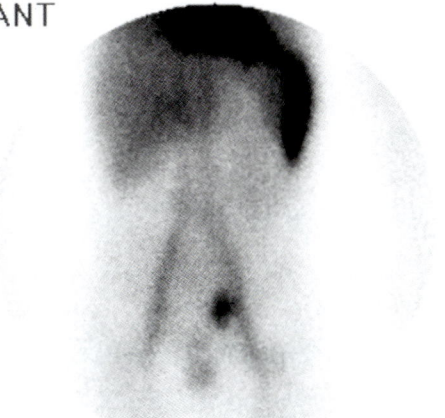

图15.18 活动性出血患者[99]Tc-红细胞扫描阳性，4.5分钟后发现出血。

血管造影

肠系膜造影可以通过两个途径诊断小肠出血：如

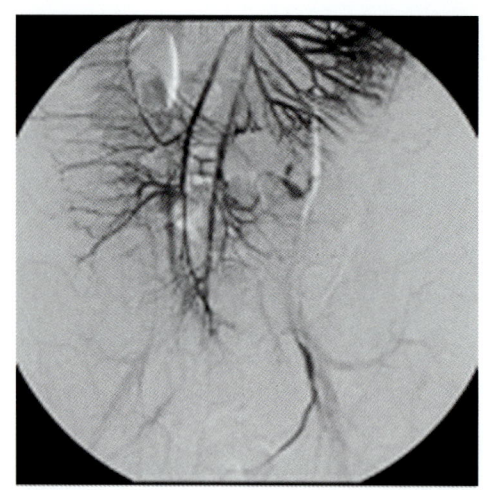

图15.19 血管造影发现活动性出血。18岁男性Ehlers-Danlos综合征患者。栓塞治疗成功止血。随后的胶囊内镜检查未见异常。(Courtesy of Dr. Richard Waugh.)

果出血速度大于0.5ml/min，可以显示造影剂外渗（图15.19）；即使没有活动性出血也可以发现早充盈及特征性的动静脉短路。在高选择病例中，不明原因消化道出血的诊断率可达40%～50%[46-48]。常用于大量出血造成血流动力学不稳定的患者，一旦发现出血部位，可以采用注射血管加压素、奥曲肽等药物或栓塞供血血管的方法治疗。

推进式肠镜

推进式肠镜的发明是小肠疾病诊断的显著进步，特别是不明原因消化道出血患者[1, 49-51]。更早出现的探针式小肠镜镜身更长，但无法精细操作、不能镜下治疗、操作时间长等缺陷限制了其临床应用[52]。虽然报道中插入长度差异很大，但大多数推进式内镜仍可插入至Treitz韧带以下，长达160cm[1, 53-54]。外套管常用来增加插入深度，但不是必需的。

已发表的文章中推进式肠镜的诊断率为38%～75%。不明原因消化道出血患者最常见的小肠病变是血管扩张，占8%～45%。其他血管畸形，像蓝色橡皮疱样痣综合征，很少见。虽然未获得共识，但推进式肠镜无论用于显性出血，还是用于隐性出血[12, 55]，其发现出血原因的几率相近[56]。在我们的病例中，347名不明原因消化道出血患者进行了推进式肠镜检查，发现小肠病变101例（29%）。55/139（36%）显著出血者发现小肠异常，贫血者51/208（25%）发现异常。在异常发现中，89%是血管疾病，除了2个病例外均是单发或多发的血管扩张。另2例是蓝色橡皮疱样痣综合征。上消化道内镜检查范围内诊断病例占17%，与其他报道相同[50, 53, 54, 56, 57]。

推进式肠镜常常需要镇静和监护，并发症很少发生，但有黏膜撕裂和穿孔的危险，特别是应用外套管时。

术中内镜

术中内镜被认为是研究小肠疾病，包括不明原因消化道出血的金标准。在胶囊内镜出现前，其是检查全小肠的唯一方法。通过术中内镜，55%～75%的不明原因消化道出血患者可以发现出血原因[56,58,59]。然而，需要行剖腹术以及其风险收益比使这项技术仅应用于有生命危险或反复大量出血的患者。

胶囊内镜

胶囊内镜第一次使全小肠检查变得简单又安全，迅速成为不明原因消化道出血患者诊断的选择，而且是检查的主要指征[42, 60-65]。报道在52%～97%的患者中可发现出血原因或可能的出血原因，总发现率在55%～75%之间（表15.2）。发现的主要疾病为血管畸形，大约占总病例的30%～50%，占所发现病例的40%～80%。小肠溃疡和肿瘤发现率稍低。

血管扩张是最常见的血管畸形。可单发，但常多发，可见于小肠任何部位。其他血管异常，如Dieulafoy病变、蓝色橡皮疱样痣、小肠静脉曲张也偶尔发现。SBI帮助下，这些原因引起的活动性出血很容易看到，但如果出血量很大，视野模糊，也不能找出确切的出血点。这种情况下，最可能是血管扩张或Dieulafoy病变（图15.20）。

血管扩张常无症状而被偶然发现，所以即使胶囊内镜发现明确的血管扩张，也应该仔细观察有无其他异常（图15.21）。

据报道，西甲硅油可最大限度消除肠腔内的气泡[75]。胶囊内镜前常需要口服泻药来清洁小肠，虽然其减少肠腔内容物的作用尚未被证实。促动力药物如甲氧氯普胺等可以加速胶囊内镜通过整个小肠，到达结肠[76]。这些技术是否可提高诊断率有待评估。

表15.2　不明原因消化道出血胶囊内镜检查小肠血管病变和其他病变发现率

病例数	阳性发现（%）	小肠血管病变数量（%发现率）	小肠血管病变占所发现病变的比率（%）	溃疡（%）	肿瘤（%）	其他（%）	参考文献
32	21（66%）	17（53%）	81%	2（6%）	2（6%）	7（22%）	Ell 等，2002[62]
20	11（55%）	9（45%）	81%	1（5%）	1（5%）	0	Lewis & Swain, 2002[61]
20	15（75%）	8（40%）	53%	n/a	n/a	n/a	Scapa等，2002a[60]
47	32（68%）	21（45%）	66%	1（2%）	4（9%）	6（13%）	Chong等，2003a[65]
33	25（76%）	15（45%）	60%	7（21%）	1	2	Hartmann等，2003[66]
50	34（68%）	24（48%）	71%	5（10%）	2（4%）	3（6%）	Mylonaki等，2003[64]
58	40（69%）	30（52%）	75%	8（14%）	2（3%）	0	Saurin等，2003[31]
21	12（57%）	3（14%）	25%	0	1（5%）	8（38%）	Van Gossum等，2003[32]
20	14（70%）	11（55%）	79%	2（10%）	0	0	Adler等，2004[67]
78	45（58%）	26（33%）	58%	11（24%）	0	8（18%）	Fireman等，2004a[68]
15	8（53%）	2（13%）	25%	3（20%）	2（13%）	1（7%）	Magnano等，2004[69]
42	31（74%）	21（50%）	68%	7（17%）	2（5%）	1（2%）	Mata等，2004[70]
100	62（62%）	41（41%）	66%	13（13%）	2（2%）	6（6%）	Pennazio等，2004[39]
92	60（65%）	47（51%）	78%	3（3%）	6（7%）	4（4%）	Selby，2004[40]
12	10（83%）	5（42%）	50%	1（8%）	3（25%）	1（8%）	Sriram，2004a[71]
64	40（63%）	18（28%）	45%	18（28%）	23（36%）	0	Bresci等，2005[72]
108	56（52%）	46（43%）b	82%	n/a	n/a	n/a	Kalantzis等，2005a[73]
70	68（97%）	26（36%）	38%	17（28%）	2（3%）	0	Napierkowski等，2005[74]

a 数据来源于较大样本的可疑小肠疾病研究
b 仅为血管扩张，其他血管异常未列出
n/a，报道中未提供数据

胶囊内镜检查时机在诊断不明原因消化道出血患者时非常重要，正在发生显性出血患者的诊断率更高[39, 40, 73, 77]。Pennazio在一组23个患者中发现21个有病变[39]。18个异常是血管疾病：13个血管扩张、2个Dieulafoy病变、2个空肠静脉曲张和1个黏膜出血。类似的，与术中内镜比较，Hartmann等在正在出血的11位患者中都发现了小肠异常，最多的仍然是血管扩张[68]。正在住院治疗出血的患者应用胶囊内镜检查发现病变的几率也很大，9/10发现病变，其中8个为正在出血患者[40]。在另外一项研究中，不明原因消化道出血15天内进行胶囊内镜检查诊断率可达91%，但15天后进行检查诊断率仅34%[72]。这就支持消化道显

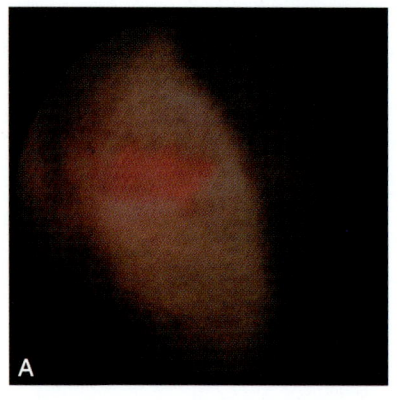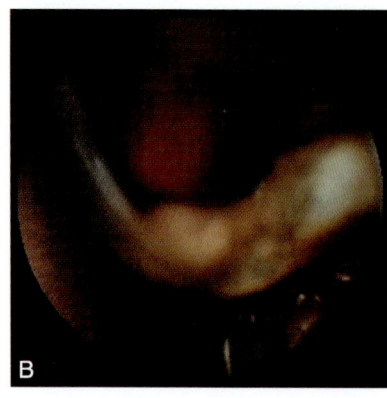

图15.20 （a）不明原因消化道出血患者中段小肠意外发现的大的血管扩张；（b）血管扩张无活动性出血，但在其下发现黏膜肿瘤伴活动性出血。（Courtesy of Dr Henry Debinski.）

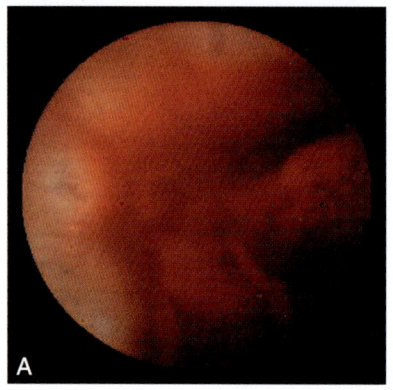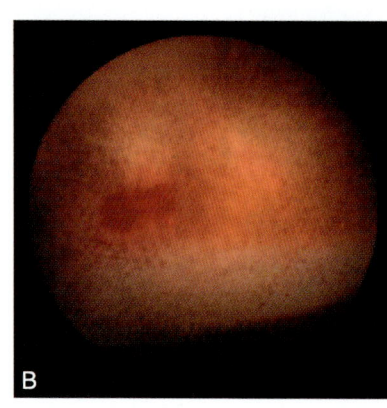

图15.21 71岁女性临床表现为黑便。（a）胶囊内镜下见活动性出血，胶囊通过缓慢。2小时后发现伴活动性出血的血管扩张（b）。

性出血患者应早期进行胶囊内镜检查，尤其是继续出血者。

既往显性或隐性出血患者胶囊内镜诊断率低，Pennazio等发现显性出血后10天到1年进行胶囊内镜检查，诊断出血原因的几率仅仅12.9%[39]。不同的是，Hartmann等在一组患类似者中发现率为67%，与隐性出血组相同[77]。第三项研究也没有发现既往显性或隐性出血患者诊断病变率的区别。其他人口统计学资料和临床特征也不能预测胶囊内镜发现小肠血管病变或其他异常的几率[40]。

现在有很多比较胶囊内镜和其他诊断技术应用于小肠疾病的研究，特别是不明原因消化道出血患者。临床实践证实，小肠对比造影，不论是口服法或插管法，很少可以发现血管异常。大多数比较胶囊内镜和推进式内镜的研究，之前常规进行小肠放射学检查，检查阴性才能进行。不过这些研究的诊断率仍然很高（表15.3）[61,63,70]。在一项研究中，88例小肠造影正常的不明原因消化道出血患者进行胶囊内镜检查，

51%的患者可以发现血管异常[40]。直接比较胶囊内镜和放射学方法的研究病例数较少，第一项研究中，22例患者进行口服法小肠造影或胶囊内镜检查，其中13例为隐性出血患者[42]。8例血管异常（均为血管扩张）没有一例是通过放射学方法诊断的。Hara等对40例患者进行口服法小肠造影（36）或插管法小肠造影检查（4），大部分为不明原因消化道出血[43]。胶囊内镜在22例（55%）中发现病变，仅有一个放射学检查异常，提示回肠溃疡。没有一例血管扩张在X线下诊断。增强CT在3例患者中诊断团块，但没有血管疾病。与CT小肠造影比较，Voderholzer等应用胶囊内镜在8例不明原因消化道出血患者中明确诊断4例（2例血管扩张），仅仅1例通过CT诊断（可疑空肠血管瘤）[78]。核磁小肠造影作为新技术尚未充分研究，但像其他放射学方法一样，诊断炎症性肠病比血管病变更有效[79]。这些研究证明胶囊内镜不仅诊断小肠血管病变有明显优势，在所有小肠病变上也一样。

在不明原因消化道出血患者，胶囊内镜可以发现

表15.3 胶囊内镜和推进式小肠镜诊断不明原因消化道出血的比较性研究的总诊断率和血管病变诊断率

病例数	总诊断率（%）		小肠血管病变（%）		参考文献
	VCE	PE	VCE	PE	
20	11（55%）	6（30%）	9（45%）	6（30%）	*Lewis & Swain, 2002[61]
32	21（66%）	9（28%）	17（53%）	7（22%）	Ell等，2002[62]
20	14（70%）	9（45%）	12（60%）	7（35%）	*Selby & Shackell, 2002[63]
33	25（76%）	7（21%）	15（45%）	5（5%）	Hartmann等，2003[66]
50	34（68%）	16（32%）	24（48%）	15（30%）	Mylonaki等，2003[64]
58	40（69%）	22（38%）	30（52%）	17（29%）	Saurin等，2003[31]
21	12（57%）	15（71%）	4（19%）	4（19%）	Van Gossum等，2003[32]
20	14（70%）	5（25%）	11（55%）	3（15%）	Adler等，2004[67]
42	31（74%）	8（19%）	21（50%）	7（17%）	*Mata等，2004[70]

* 此三项研究中，首先进行的小肠钡剂造影均正常

推进式内镜2倍以上的病变（表15.3）。胶囊内镜的诊断优势在仅有血管异常时也同样存在。对345例小肠血管病变致不明原因消化道出血患者临床资料的分析说明，胶囊内镜优于推进式内镜。这些疾病仅通过胶囊内镜发现的占66.4%，胶囊内镜及推进式内镜共同发现的占26.7%，单纯推进式内镜发现的仅占7%[80]。

尽管上述研究证明了胶囊内镜相对于标准诊断性检查的显著优势，但能达到术中内镜的金标准地位吗？在一项里程碑研究中，Hartmann等在47例患者进行胶囊内镜检查1周内进行了术中内镜检查[77]。其中11例正在出血，24例既往显性出血，12例隐性出血。胶囊内镜之前进行的上消化道内镜检查、结肠镜及推进式内镜均未能诊断。胶囊内镜在74%的患者发现出血原因，包括所有正在显性出血的患者，67%其他组患者。血管扩张是最常见的病变，有22例（46.8%）。多发血管扩张的患者，更多是在术中内镜发现。由非特异性黏膜下病变引起的活动性出血在2例中发现，术中内镜未发现。较少见的病变包括溃疡、糜烂、静脉曲张和憩室出血发现率两种方法相同。该研究表明

胶囊内镜诊断敏感性95%、诊断特异性75%，阳性预测值95%、阴性预测值86%。

双气囊内镜（DBE）是一个新技术，使小肠的内镜检查更深入，可经口侧顺行、经肛侧逆行检查[81, 82]。其利用200cm的内镜和一个外套管，其头端各有一个气囊。虽然不一定需要，但推-拉法可以在45%～86%的患者完成全小肠检查[81, 83, 84]。虽然每次过程约需要75分钟，但可以在镇静条件下进行。最大型的两项研究中，发现了54%和66%的不明原因消化道出血原因[83, 84]。血管扩张仍然是最常见的发现。可以通过APC或其他方式进行内镜下治疗。虽然现在尚无诊断小肠血管病变的DBE和胶囊内镜的直接比较性研究，但发表的文献表明两者诊断率相同[83-85]。DBE在小肠血管异常患者中似乎可以替代术中内镜，其应用已日益广泛。

儿科应用胶囊内镜的试验很有限，但既往资料显示儿童和成人一样有用[86]。在4个可能血管异常引起的不明原因消化道出血儿童中，发现1例蓝色橡皮疱样痣综合征，2例静脉曲张[87]。

治疗

总的来说，小肠血管病变的治疗是可靠的。治疗方法取决于病变的形态和数目、小肠中的部位、出血的速度、隐匿病变的存在。方法包括内镜治疗、介入治疗、手术或药物治疗。

内镜治疗

血管扩张可在内镜下通过对消化道血管疾病所采用的任何办法来进行治疗。如果病变位于十二指肠或近段空肠，可以通过推进式内镜到达病变处，或通过双气囊内镜经口侧入或肛侧进入。回肠接近回盲瓣的病变也可以通过结肠镜到达。最常用的方法是热极、双极电凝或APC（图15.22，图15.23）[12,88,89]。黏膜注射治疗和Nd:YAG激光治疗很大程度上被其他技术替代[90]。多发的血管扩张治疗难度增加。如果是活动性出血，诊断这些特征性疾病很简单。然而，大多数血管扩张进行内镜及胶囊内镜检查时没有出血，出血的确切原因很难确定。在这种情况下，所有可见的病变均应被切除，并且远期再出血率较高。

小肠血管扩张的内镜下治疗已经证实可以使患者受益，可减少远期出血及输血的需要。Askin和Lewis使用电凝治疗了55例小肠血管扩张的出血患者[88]。同没有进行电凝治疗的患者比较，1年后的收益，内镜治疗组需要输血率明显下降，两组间存在显著差异。热探头治疗效果相同[12,89]。

内镜或结肠镜能到达的Dieulafoy病变的治疗可以通过注射肾上腺素、热凝固术、套扎法或血管夹法而获得成功[24]。然而，大多数研究报道的是十二指肠疾病的治疗。许多小肠Dieulafoy病变需要手术治疗[25]。如果通过血管造影诊断，栓塞供血血管是可行的。

介入治疗

如果小肠血管疾病出血迅速、不可控制，而内镜无法进行，又不适合手术，可以通过注射药物，如血管加压素或奥曲肽；或使用止血颗粒、钢圈栓塞出血血管（图15.24）[91]。虽然报道的研究例数较小，这种治疗办法很成功，必须在有显著活动性出血或典型血管异常时应用。使用血管加压素有心血管疾病的风险，包括心律失常、心梗以及大动脉栓塞[92]。现在已经被更安全的奥曲肽替代。栓塞的并发症常见肠节段性供血血管血流中断，引起缺血和栓塞或者产生瘘管。据说这些并发症发生率小肠比结肠低[91]。

小肠静脉曲张的治疗办法包括：手术切除、栓塞或经颈静脉肝内门体分流术（TIPS）[28,30,33]。

手术

在推进式内镜和胶囊内镜的出现前，术中内镜一直是临床不明原因消化道出血的最后办法，内镜可以在接近90%的患者完成，并有55%～75%的患者发现出血原因。任何血管病变可以得到理想的处理[58,59,93-95]。最好的结果是患者仅有孤立的血管疾

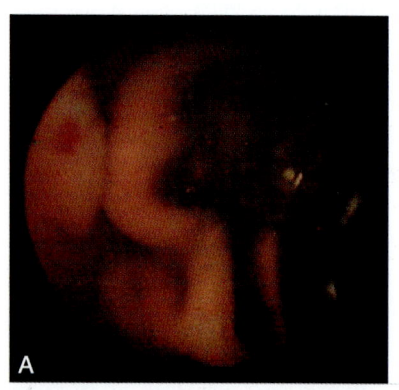 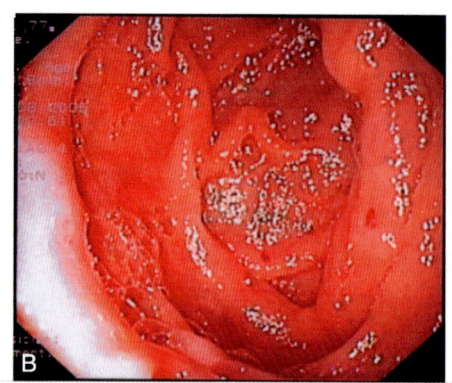 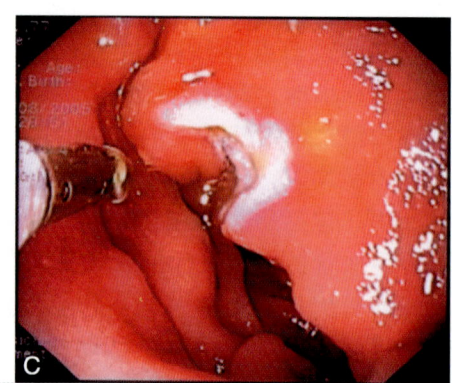

图15.22 71岁男性，缺铁性贫血病史18个月。（a）胶囊内镜发现空肠血管扩张；（b）小肠镜下发现两处小的血管扩张，热探头凝固治疗（c）。

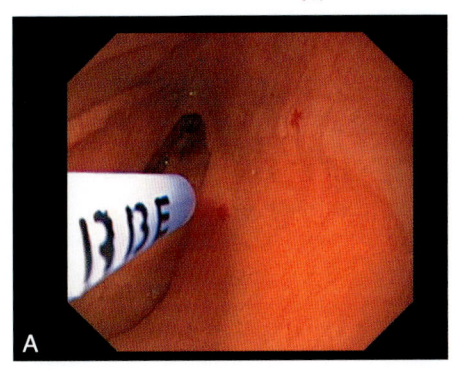
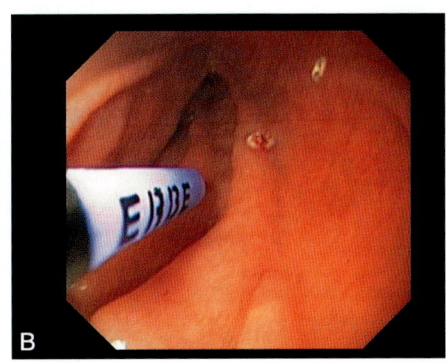

图15.23 遗传性出血性毛细血管扩张，空肠发现两处病变。双气囊小肠镜下APC前（a）和后（b）。（Courtesy of Dr. Arthur Kaffes.）

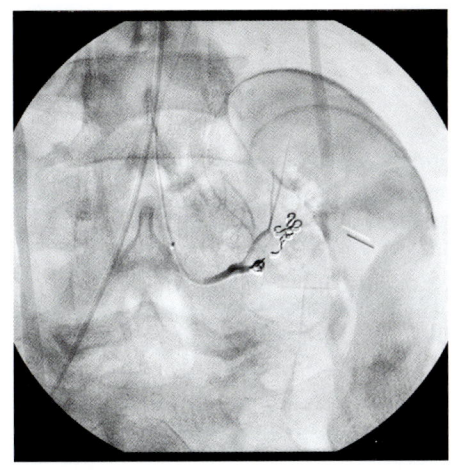

图15.24 图15.19的同一患者。钢圈置入供血血管，出血停止。（Courtesy of Dr. Richard Waugh.）

病。然而，30%的患者出血术后再次出血，大多数原因是多发的血管扩张。内镜存在同样的问题[93, 96]。因为这个原因，术前一定要明确出血原因。因为术后显著的并发症，包括肠梗阻危险，故手术不能作为首选。

幸运的是，双气囊内镜的发明意味着手术主要适用于内镜和介入治疗失败的血管异常活动性大量出血者。

药物治疗

很多药物被应用于小肠血管扩张活动性出血患者，特别是伴综合征（如HTT）患者。药物治疗多用于血管异常多发以及在小肠分布广泛、内镜和/或手术治疗失败者、单纯铁剂治疗贫血失败者，也可用于有合并症而不能采用其他治疗方法者[97]。当其他形式的治疗并发症显著时，也可给药。单用雌激素或与孕激素合用，是最常用的。无对照的研究报道其在慢性肾衰、HTT、Willebrand病患者中已成功使用[1, 8, 98, 99]。一项安慰剂对照研究发现，在10名血管异常出血患者应用炔雌醇0.05mg和炔诺酮1mg 6个月，输血需要显著下降[100]。然而，最近的试验在72例相似患者使用1~2年低剂量炔雌醇（0.01mg）和炔诺酮（2mg）未证实有益处，这似乎说明大剂量雌激素是必需的[101]。激素治疗对于HTT比获得性血管扩张更有效[101]。这种治疗也并非没有风险：存在深静脉血栓、子宫出血、男性乳腺发育、心衰等可能的副作用，但在临床研究中发生率很低。

其他方法包括皮下注射奥曲肽[103, 104]、生长抑素[105]、达那唑[106]和氨基己酸[107]。然而，这些报道样本量小，尚未做过大型临床试验。

胶囊内镜对临床结局的影响

胶囊内镜不仅提高了不明原因消化道出血的诊断率，而且改善患者结局，特别是血管畸形的诊断及治疗。在第一个关于这方面的研究中，Pennazio等对100例不明原因消化道出血进行胶囊内镜检查的患者中91例平均随访了18个月[39]。23例活动性出血患者接受内镜、手术或药物治疗，其中20例无再次出血，包括11/13血管扩张，2例Dieulafoy病变，1例活动性黏膜出血，1/2空肠静脉曲张。在既往不明原因消化道出血患者，1例动静脉短路患者继续出血，1例Dieulafoy病变治疗后患者也再次出血。在隐匿性出血组中，6/10血管扩张患者贫血改善，但仅有1例进行内镜下治疗。在一项小样本研究中，Moreno等治疗了67%已明确原因的OSGB患者[108]，6/9贫血改善。

胶囊内镜明确诊断，减少了其他不必要的检查，降低了治疗费用。

在胶囊内镜对不明原因消化道出血的研究中仍有许多未解答的问题。特别重要的是高度怀疑活动性出血的阴性结果、肿瘤和严重炎症性疾病的鉴别。这是假阴性，还是真阴性检查？胶囊内镜是否漏掉了一个Dieulafoy病变或小的血管扩张？这个患者是否需要重复胃镜、结肠镜、推进式内镜、双气囊内镜检查，还是再行胶囊内镜检查？应给予经验性激素治疗吗？只有临床实践和有足够随访期的进一步研究可以解决这些问题。患者因不明原因消化道出血而需要重复胶囊内镜检查的报道很少，但在13例近期出血患者的研究中，血管畸形仅在少数患者中发现[109]。在另一项研究中，10位缺铁性贫血患者胶囊内镜检查阴性，2例发现AVM[110]。

结论

胶囊内镜的发展已经证实小肠血管畸形是不明原因消化道出血的最常见原因。胶囊内镜诊断率明显高于除术中内镜外的其他任何一种检查技术。一旦发现，这些疾病可以很容易通过内镜、手术或药物治疗。治疗选择依赖于病变形态和临床情况。患者的结局因胶囊内镜的出现而得到明显改善，生存率提高，特别是出血性血管疾病，特殊出血综合征（如HTT和蓝色橡皮疱样痣综合征）的治疗得到了胶囊内镜的强有力支持。

参考文献

1. Zuckerman G, Prakash C, Askin M, et al. AGA technical review on the evaluation and management of occult and obscure gastrointestinal bleeding. Gastroenterology 2000;118:201–21.
2. Lewis B. Small intestinal bleeding. Gastroenterol Clin N Am 1994;23:67–91.
3. Rockey DC. Occult gastrointestinal bleeding. N Engl J Med 1999;341:38–46.
4. Bayrak-Toydemir P, Mao R, Lewin S, et al. Hereditary hemorrhagic telangiectasia: an overview of diagnosis and management in the molecular era for clinicians. Genet Med 2004;6:175–91.
5. Longacre AV, Gross CP, Gallitelli M, et al. Diagnosis and management of gastrointestinal bleeding in patients with hereditary hemorrhagic telangiectasia. Am J Gastroenterol 2003;98:59–65.
6. Ingrosso M, Sabba C, Pisani A, et al. Evidence of small-bowel involvement in hereditary hemorrhagic telangiectasia: a capsule-endoscopic study. Endoscopy 2004;36:1074–9.
7. Kjeldsen AD, Kjeldsen J. Gastrointestinal bleeding in patients with hereditary hemorrhagic telangiectasia. Am J Gastroenterol 2000;95:415–8.
8. Proctor DD, Henderson KJ, Dziura JD, et al. Enteroscopic evaluation of the gastrointestinal tract in symptomatic patients with hereditary hemorrhagic telangiectasia. J Clin Gastroenterol 2005;39:115–9.
9. Oranje AP. Blue rubber bleb nevus syndrome. Pediatr Dermatol 1986;3:304–10.
10. Moodley M, Ramdial P. Blue rubber bleb nevus syndrome: case report and review of the literature. Pediatrics 1993;92:160–2.
11. Ertem D, Acar Y, Kotiloglu E, et al. Blue rubber bleb nevus syndrome. Pediatrics 2001;107:418–20.
12. Shackel NA, Bowen DG, Selby WS. Video push enteroscopy in the investigation of small bowel disease: defining clinical indications and outcomes. Aust NZ J Med 1998;28:198–203.
13. Fish L, Fireman Z, Kopelman Y, et al. Blue rubber bleb nevus syndrome: small-bowel lesions diagnosed by capsule endoscopy. Endoscopy 2004;36:836.
14. Fishman SJ, Smithers CJ, Folkman J, et al. Blue rubber bleb nevus syndrome: surgical eradication of gastrointestinal bleeding. Ann Surg 2005;241:523–8.
15. Small intestine. In: Morson BC, Dawson IMP, Day DW, et al, eds. Morson & Dawson's Gastrointestinal pathology. Blackwell Scientific Publications, Oxford, 1990, pp. 334–50.
16. Veyradier A, Balian A, Wolf M, et al. Abnormal von Willebrand factor in bleeding angiodysplasias of the digestive tract. Gastroenterology 2001;120:346–53.
17. Foutch PG. Angiodysplasia of the gastrointestinal tract. Am J Gastroenterol 1993;88:807–18.
18. Vincentelli A, Susen S, Le Tourneau T, et al. Acquired von Willebrand syndrome in aortic stenosis. N Engl J Med 2003;349:343–9.
19. Navab F, Masters P, Subramani R, et al. Angiodysplasia in patients with renal insufficiency. Am J Gastroenterol 1989;84:1297–301.
20. Fressinaud E, Meyer D. International survey of patients with von Willebrand disease and angiodysplasia. Thromb Haemost 1993;70:546.
21. Shindler DM. Aortic stenosis and gastrointestinal bleeding. Arch Intern Med 2004;164:103–4.
22. Bhutani MS, Gupta SC, Markert RJ, et al. A prospective controlled evaluation of endoscopic detection of angiodysplasia and its association with aortic valve disease. Gastrointest Endosc 1995;42:398–402.
23. Warkentin TE, Moore JC, Morgan DG. Gastrointestinal angiodysplasia and aortic stenosis. N Engl J Med 2002;347:858–9.
24. Schmulewitz N, Baillie J. Dieulafoy lesions: a review of 6 years of experience at a tertiary referral center. Am J Gastroenterol 2001;96:1688–94.

25. Blecker D, Bansal M, Zimmerman RL, et al. Dieulafoy's lesion of the small bowel causing massive gastrointestinal bleeding: two case reports and literature review. Am J Gastroenterol 2001;96:902–5.

26. Norton ID, Petersen BT, Sorbi D, et al. Management and long-term prognosis of Dieulafoy lesion. Gastrointest Endosc 1999;50:762–7.

27. Ueno N, Tada S, Nakamura T, et al. Bleeding jejunal Dieulafoy lesion. Gastrointest Endosc 2002;55:558.

28. Tang SJ, Zanati S, Dubcenco E, et al. Diagnosis of small-bowel varices by capsule endoscopy. Gastrointest Endosc 2004;60:129–35.

29. Lopez MJ, Cooley JS, Petros JG, et al. Complete intraoperative small-bowel endoscopy in the evaluation of occult gastrointestinal bleeding using the sonde enteroscope. Arch Surg 1996;131:272–7.

30. Tang SJ, Jutabha R, Jensen DM. Push enteroscopy for recurrent gastrointestinal hemorrhage due to jejunal anastomotic varices: a case report and review of the literature. Endoscopy 2002;34:735–7.

31. Saurin JC, Delvaux M, Gaudin JL, et al. Diagnostic value of endoscopic capsule in patients with obscure digestive bleeding: blinded comparison with video push-enteroscopy. Endoscopy 2003;35:576–84.

32. Van Gossum A, Hittelet A, Schmit A, et al. A prospective comparative study of push and wireless-capsule enteroscopy in patients with obscure digestive bleeding. Acta Gastroenterol Belg 2003;66:199–205.

33. Joo YE, Kim HS, Choi SK, et al. Massive gastrointestinal bleeding from jejunal varices. J Gastroenterol 2000;35:775–8.

34. Peters J, Reilly P, Merine D, et al. Vascular insufficiency. In: Yamada T, Alpers D, Owyang C, et al, eds. Textbook of gastroenterology. JB Lippincott, Philadephia, 1991, pp. 2188–217.

35. Clouse RE. Vascular ectasias, tumors and malformations. In: Yamada T, Alpers D, Owyang C, et al, eds. Textbook of gastroenterology. JB Lippincott, Philadephia, 1991, pp. 2180–2.

36. Non-epithelial tumours. In: Morson BC, Dawson IMP, Day DW, eds. Morson & Dawson's Gastrointestinal pathology. Blackwell Scientific Publications, Oxford, 1990, pp. 382–3.

37. Kim YS, Chun HJ, Jeen YT, et al. Small bowel capillary hemangioma. Gastrointest Endosc 2004;60:599.

38. Khurana V, Dala R, Barkin JS. Small bowel cavernous hemangioma. Gastrointest Endosc 2004;60:96.

39. Pennazio M, Santucci R, Rondonotti E, et al. Outcome of patients with obscure gastrointestinal bleeding after capsule endoscopy: report of 100 consecutive cases. Gastroenterology 2004;126:643–53.

40. Selby W. Can clinical features predict the likelihood of finding abnormalities when using capsule endoscopy in patients with GI bleeding of obscure origin? Gastrointest Endosc 2004;59:782–7.

41. Moch A, Herlinger H, Kochman ML, et al. Enteroclysis in the evaluation of obscure gastrointestinal bleeding. Am J Roentgenol 1994;163:1381–4.

42. Costamagna G, Shah SK, Riccioni ME, et al. A prospective trial comparing small bowel radiographs and video capsule endoscopy for suspected small bowel disease. Gastroenterology 2002;123:999–1005.

43. Hara AK, Leighton JA, Sharma VK, et al. Small bowel: preliminary comparison of capsule endoscopy with barium study and CT. Radiology 2004;230:260–5.

44. Smith R, Copely DJ, Bolen FH. 99mTc RBC scintigraphy: correlation of gastrointestinal bleeding rates with scintigraphic findings. Am J Roentgenol 1987;148:869–74.

45. Zuckerman GR, Prakash C. Acute lower intestinal bleeding: part I: clinical presentation and diagnosis. Gastrointest Endosc 1998;48:606–17.

46. Boley SJ, Sprayregen S, Sammartano RJ, et al. The pathophysiologic basis for the angiographic signs of vascular ectasias of the colon. Radiology 1977;125:615–21.

47. Fiorito JJ, Brandt LJ, Kozicky O, et al. The diagnostic yield of superior mesenteric angiography: correlation with the pattern of gastrointestinal bleeding. Am J Gastroenterol 1989;84:878–81.

48. Lau WY, Ngan H, Chu KW, et al. Repeat selective visceral angiography in patients with gastrointestinal bleeding of obscure origin. Br J Surg 1989;76:226–9.

49. Lewis BS, Waye JD. Small bowel enteroscopy in 1988: pros and cons. Am J Gastroenterol 1988;83:799–802.

50. Harris A, Dabezies MA, Catalano MF, et al. Early experience with a video push enteroscope. Gastrointest Endosc 1994;40:62–4.

51. Barkin JS, Chong J, Reiner DK. First-generation video enteroscope: fourth-generation push-type small bowel enteroscopy utilizing an overtube. Gastrointest Endosc 1994;40:743–7.

52. Gostout CJ. Sonde enteroscopy. Technique, depth of insertion, and yield of lesions. Gastrointest Endosc Clin N Am 1996;6:777–92.

53. Chong J, Tagle M, Barkin JS, et al. Small bowel push-type fiberoptic enteroscopy for patients with occult gastrointestinal bleeding or suspected small bowel pathology. Am J Gastroenterol 1994;89:2143–6.

54. Barkin JS, Lewis BS, Reiner DK, et al. Diagnostic and therapeutic jejunoscopy with a new, longer enteroscope. Gastrointest Endosc 1992;38:55–8.

55. Chak A, Koehler MK, Sundaram SN, et al. Diagnostic and therapeutic impact of push enteroscopy: analysis of factors associated with positive findings. Gastrointest Endosc 1998;47:18–22.

56. Zaman A, Katon RM. Push enteroscopy for obscure gastrointestinal bleeding yields a high incidence of proximal lesions within reach of a standard endoscope. Gastrointest Endosc 1998;47:372–6.

57. Schmit A, Gay F, Adler M, et al. Diagnostic efficacy of push-enteroscopy and long-term follow-up of patients with small bowel angiodysplasias. Dig Dis Sci 1996;41:2348–52.

58. Cave DR, Cooley JS. Intraoperative enteroscopy. Indications and techniques. Gastrointest Endosc Clin N Am 1996;6:793–802.

59. Flickinger EG, Stanforth AC, Sinar DR, et al. Intraoperative video panendoscopy for diagnosing sites of chronic intestinal bleeding. Am J Surg 1989;157:137–44.

60. Scapa E, Jacob H, Lewkowicz S, et al. Initial experience of wireless-capsule endoscopy for evaluating occult gastrointestinal bleeding and suspected small bowel pathology. Am J Gastroenterol 2002;97:2776–9.

61. Lewis BS, Swain P. Capsule endoscopy in the evaluation of patients with suspected small intestinal bleeding: Results of a pilot study. Gastrointest Endosc 2002;56:349-53.
62. Ell C, Remke S, May A, et al. The first prospective controlled trial comparing wireless capsule endoscopy with push enteroscopy in chronic gastrointestinal bleeding. Endoscopy 2002;34:685-9.
63. Selby W, Shackell N. A prospective comparison between the M2A capsule and push enteroscopy for the investigation of obscure gastrointestinal bleeding. A final report. J Gastroenterol Hepatol 2002;17:A137.
64. Mylonaki M, Fritscher-Ravens A, Swain P. Wireless capsule endoscopy: a comparison with push enteroscopy in patients with gastroscopy and colonoscopy negative gastrointestinal bleeding. Gut 2003;52:1122-6.
65. Chong AKK, Taylor ACF, Miller AM, et al. Initial experience with capsule endoscopy at a major referral hospital. Med J Aust 2003;178:537-40.
66. Hartmann D, Schilling D, Bolz G, et al. Capsule endoscopy versus push enteroscopy in patients with occult gastrointestinal bleeding. Z Gastroenterol 2003;41:377-82.
67. Adler D, Knipschield M, Gostout C. A prospective comparison of capsule endoscopy and push enteroscopy in patients with GI bleeding of obscure origin. Gastrointest Endosc 2004;59:492-8.
68. Fireman Z, Eliakim R, Adler S, et al. Capsule endoscopy in real life: a four-centre experience of 160 consecutive patients in Israel. Eur J Gastroenterol Hepatol 2004;16:927-31.
69. Magnano A, Privitera A, Calogero G, et al. The role of capsule endoscopy in the work-up of obscure gastrointestinal bleeding. Eur J Gastroenterol Hepatol 2004;16:403-6.
70. Mata A, Bordas JM, Feu F, et al. Wireless capsule endoscopy in patients with obscure gastrointestinal bleeding: a comparative study with push enteroscopy. Aliment Pharmacol Ther 2004;20:189-94.
71. Sriram PV. Wireless capsule endoscopy: Experience in a tropical country. J Gastroenterol Hepatol 2004;19:63-7.
72. Bresci G, Parisi G, Bertoni M, et al. The role of video capsule endoscopy for evaluating obscure gastrointestinal bleeding: usefulness of early use. J Gastroenterol 2005;40:256-9.
73. Kalantzis N, Papanikolaou IS, Giannakoulopoulou E, et al. Capsule endoscopy; the cumulative experience from its use in 193 patients with suspected small bowel disease. Hepatogastroenterology 2005;52:414-9.
74. Napierkowski JJ, Maydonovitch CL, Belle LS, et al. Wireless capsule endoscopy in a community gastroenterology practice. J Clin Gastroenterol 2005;39:36-41.
75. Albert J, Gobel CM, Lesske J, et al. Simethicone for small bowel preparation for capsule endoscopy: A systematic, single-blinded, controlled study. Gastrointest Endosc 2004;59:487-91.
76. Selby W. Complete small-bowel transit in patients undergoing capsule endoscopy: determining factors and improvement with metoclopramide. Gastrointest Endosc 2005;61:80-5.
77. Hartmann D, Schmidt H, Bolz G, et al. A prospective two-center study comparing wireless capsule endoscopy with intraoperative enteroscopy in patients with obscure GI bleeding. Gastrointest Endosc 2005;61:826-832.
78. Voderholzer WA, Ortner M, Rogalla P, et al. Diagnostic yield of wireless capsule enteroscopy in comparison with computed tomography enteroclysis. Endoscopy 2003;35:1009-14.
79. Schreyer AG, Golder S, Seitz J, et al. New diagnostic avenues in inflammatory bowel diseases. Capsule endoscopy, magnetic resonance imaging and virtual enteroscopy. Dig Dis 2003;21:129-37.
80. Friedman S. Comparison of capsule endoscopy to other modalities in small bowel. Gastrointest Endosc Clin N Am 2004;14:51-60.
81. Yamamoto H, Sekine Y, Sato Y, et al. Total enteroscopy with a nonsurgical steerable double-balloon method. Gastrointest Endosc 2001;53:216-20.
82. Gerson LB. Double-balloon enteroscopy: the new gold standard for small-bowel imaging? Gastrointest Endosc 2005;62:71-5.
83. Yamamoto H, Kita H, Sunada K, et al. Clinical outcomes of double-balloon endoscopy for the diagnosis and treatment of small-intestinal diseases. Clin Gastroenterol Hepatol 2004;2:1010-6.
84. May A, Nachbar L, Ell C. Double-balloon enteroscopy (push-and-pull enteroscopy) of the small bowel: feasibility and diagnostic and therapeutic yield in patients with suspected small bowel disease. Gastrointest Endosc 2005;62:62-70.
85. Matsumoto T, Esaki M, Moriyama T, et al. Comparison of capsule endoscopy and enteroscopy with the double-balloon method in patients with obscure bleeding and polyposis. Endoscopy 2005;37:827-32.
86. Seidman EG, Sant'Anna AM, Dirks MH. Potential applications of wireless capsule endoscopy in the pediatric age group. Gastrointest Endosc Clin N Am 2004;14:207-17.
87. Guilhon de Araujo Sant'Anna AM, Dubois J, Miron MC, et al. Wireless capsule endoscopy for obscure small-bowel disorders: final results of the first pediatric controlled trial. Clin Gastroenterol Hepatol 2005;3:264-70.
88. Askin MP, Lewis BS. Push enteroscopic cauterization: long-term follow-up of 83 patients with bleeding small intestinal angiodysplasia. Gastrointest Endosc 1996;43:580-3.
89. Morris AJ, Mokhashi M, Straiton M, et al. Push enteroscopy and heater probe therapy for small bowel bleeding. Gastrointest Endosc 1996;44:394-7.
90. Sargeant IR, Loizou LA, Rampton D, et al. Laser ablation of upper gastrointestinal vascular ectasias: long term results. Gut 1993;34:470-5.
91. Rosen RJ, Sanchez G. Angiographic diagnosis and management of gastrointestinal hemorrhage. Current concepts. Radiol Clin N Am 1994;32:951-67.
92. Gomes AS, Lois JF, McCoy RD. Angiographic treatment of gastrointestinal hemorrhage: comparison of vasopressin infusion and embolization. Am J Roentgenol 1986;146:1031-7.
93. Desa LA, Ohri SK, Hutton KA, et al. Role of intraoperative enteroscopy in obscure gastrointestinal bleeding of small bowel origin. Br J Surg 1991;78:192-5.

94. Lewis BS, Wenger JS, Waye JD. Small bowel enteroscopy and intraoperative enteroscopy for obscure gastrointestinal bleeding. Am J Gastroenterol 1991;86:171–4.
95. Ress AM, Benacci JC, Sarr MG. Efficacy of intraoperative enteroscopy in diagnosis and prevention of recurrent, occult gastrointestinal bleeding. Am J Surg 1992;163:94–8.
96. Szold A, Katz LB, Lewis BS. Surgical approach to occult gastrointestinal bleeding. Am J Surg 1992;163:90–2.
97. Barkin JS, Ross BS. Medical therapy for chronic gastrointestinal bleeding of obscure origin. Am J Gastroenterol 1998;93:1250–4.
98. Bronner MH, Pate MB, Cunningham JT, et al. Estrogen-progesterone therapy for bleeding gastrointestinal telangiectasias in chronic renal failure. An uncontrolled trial. Ann Intern Med 1986;105:371–4.
99. Van Cutsem E, Piessevaux H. Pharmacologic therapy of arteriovenous malformations. Gastrointest Endosc Clin N Am 1996;6:819–32.
100. Van Cutsem E, Rutgeerts P, Vantrappen G. Treatment of bleeding gastrointestinal vascular malformations with oestrogen-progesterone. Lancet 1990;335:953–5.
101. Junquera F, Feu F, Papo M, et al. A multicenter, randomized, clinical trial of hormonal therapy in the prevention of rebleeding from gastrointestinal angiodysplasia. Gastroenterology 2001;121:1073–9.
102. Madanick RD, Barkin JS. Hormonal therapy in angiodysplasia: should we completely abandon its use? Gastroenterology 2002;123:2156–7.
103. Orsi P, Guatti-Zuliani C, Okolicsanyi L. Long-acting octreotide is effective in controlling rebleeding angiodysplasia of the gastrointestinal tract. Dig Liver Dis 2001;33:330–4.
104. Rossini FP, Arrigoni A, Pennazio M. Octreotide in the treatment of bleeding due to angiodysplasia of the small intestine. Am J Gastroenterol 1993;88:1424–7.
105. Andersen MR, Aaseby J. Somatostatin in the treatment of gastrointestinal bleeding caused by angiodysplasia. Scand J Gastroenterol 1996;31:1037–9.
106. Haq AU, Glass J, Netchvolodoff CV, et al. Hereditary hemorrhagic telangiectasia and danazol. Ann Intern Med 1988;109:171.
107. Saba HI, Morelli GA, Logrono LA. Brief report: treatment of bleeding in hereditary hemorrhagic telangiectasia with aminocaproic acid. N Engl J Med 1994;330:1789–90.
108. Moreno C, Arvanitakis M, Deviere J, et al. Capsule endoscopy examination of patients with obscure gastrointestinal bleeding: evaluation of clinical impact. Acta Gastroenterol Belg 2005;68:10–14.
109. Jones BH, Fleischer DE, Sharma VK, et al. Yield of repeat wireless video capsule endoscopy in patients with obscure gastrointestinal bleeding. Am J Gastroenterol 2005;100:1058–64.
110. Bar-Meir S, Eliakim R, Nadler M, et al. Second capsule endoscopy for patients with severe iron deficiency anemia. Gastrointest Endosc 2004;60:711–13.

第 3 部分　小肠疾病

第 16 章

小肠肿瘤

Blair S Lewis

要点

1. 小肠肿瘤发病率较低，在美国每年诊断小肠肿瘤约5000例，每年约1000例死亡。

2. 因为缺乏有效的检查手段，小肠肿瘤常被漏诊，小肠肿瘤的诊断和定位是临床挑战之一。

3. 迄今，小肠病变的诊断模式仍不理想。因此，总的来说，小肠肿瘤预后较差；采用新的检查手段早期诊断可改善小肠肿瘤的预后。

4. 小肠肿瘤是不明原因消化道出血的重要原因，尤其在较年轻患者；胶囊内镜是检出率最高的诊断性检查手段。

引言

小肠往往是肿瘤少发部位，大多数内科医师提及小肠疾病时，经常考虑到血管疾病或炎性疾病，如Crohn病或者乳糜泻。小肠肿瘤占消化道肿瘤的5%，大多数是良性的。以往小肠恶性肿瘤经常被延误诊断，因此预后较差。在1980年，Herbesman等报道，小肠腺癌患者的存活时间很少超过6个月[1]。2006年估计新发病例5420例，其中1070例死亡[2]。已证明早期诊断可以改善其预后。Szold等报道，在71例不明原因消化道出血患者中，通过小肠镜早期诊断19例小肠肿瘤[3]，其中13例长期存活，另外6例死于肿瘤转移。在一项回顾性调查中，144例原发小肠肿瘤患者的5年总生存率是57%，中位生存时间为52个月[4]。不足为奇，早期诊断、完全切除，小肠肿瘤患者生存率最高。

小肠肿瘤不能早期诊断主要有两方面的原因，一方面是由于医师并未考虑到小肠肿瘤是患者症状的病因。肿瘤的早期症状多隐匿，并且缺乏阳性体征。88%的患者表现为贫血。消化道出血往往是小肠肿瘤的唯一首发症状，诊断常被忽略。在小肠肿瘤中25%～53%的患者首先表现为消化道大量出血，小肠肿瘤仅次于血管病变，是小肠出血的第二位原因[5, 6]，占小肠出血的5%～10%[7, 8]。小肠肿瘤患者发病年龄常小于血管病变患者，两者平均发病年龄分别为51岁与69岁[9]。在1987年，Thompson等报道了37例不明原因消化道出血[10]，其中15例患者在50岁以下，并且其中14例被确认为小肠肿瘤出血。作者提出对于不明原因消化道出血的年轻患者应早期手术。Berner等的病例报道也说明对年轻患者更应该警惕小肠肿瘤[11]，这些小肠肿瘤患者的平均年龄在51岁。血管扩张症虽可发生于各个年龄组，但多见于年龄较大的人群。此外，患有小肠肿瘤的年轻人很少输血，可能是因为他们能够耐受贫血。因此，应该对不明原因消化道出血年轻患者重点筛查小肠肿瘤，即使这对患者生活质量的影响似乎很小。Lewis 报道的13例小肠肿瘤患者中，62%表现为大量出血，38%为粪便隐血实验阳性[9]。根据Lewis的报道，出血类型无论是消化道大量出血还是便潜血阳性，均无法判定病因是血管扩张，还是小肠肿瘤[9]。随着疾病进展，患者可以出现不同症状，最常见为腹痛、体重下降、恶心、呕吐、出血、黄疸和恶液质[12]。16%的患者表现为腹痛，12%的患者有肠套叠表现。良性肿瘤倾向于引起小肠梗阻和肠套叠，而恶性肿瘤往往导致疼痛综合征，这些表现对小肠肿瘤诊断并不特异。令人遗憾的是，当恶性肿瘤明确诊断时，往往已到了肿瘤晚期。

小肠肿瘤不能早期诊断的第二个原因是，迄今为止，小肠病变诊断方法尚不成熟。由于常规的检查方法诊断价值较低，小肠肿瘤的诊断和定位一直是临床上的一个挑战。小肠造影，一直被认为是小肠疾病的主要诊断方法。然而，资料表明在不明原因消化道出血和缺铁性贫血诊断中，小肠造影诊断的阳性率非常低。据估计小肠造影对出血部位的诊断率只有5%。Rabe等报道了在不明原因消化道出血患者中，215例小肠造影的诊断率仅为5.6%[13]。Fried等对28例患者无一诊断[14]。Gorden等应用小肠口服造影在46例缺铁性贫血的患者发现了3例阳性病例，其诊断率为6.5%[15]，其中包括一例空肠溃疡，2例回肠末端异常。Rockey和Cello对29例缺铁性贫血且上消化道内镜及结肠镜均无阳性发现的患者，小肠气钡双重造影26例，小肠口服造影3例，均未发现阳性病灶[16]。无创性的钡剂造影检查对不明原因消化道出血的诊断率很低。尽管优于小肠口服造影，小肠气钡双重造影的诊断率也只有10%～20%[17]。血管造影和核素扫描尽管优于钡剂检查，但需在活动性出血时才能够发现病灶。CT检查诊断小肠肿瘤原发灶和转移病灶均有用，但对空腔内的小病灶和黏膜层病灶作用有限，诊断率仅20%[18]。内镜检查目前被认为是小肠肿瘤最好的诊断手段，将在下文讨论。

间质瘤

胃肠间质细胞瘤（gastrointestinal stromal cell tumor，GIST）可发生于小肠的任一部位，目前认为GIST起源于平滑肌层的起搏细胞。免疫组化法C-kit蛋白染色阳性，后者是GIST比较敏感的标记物。GIST是消化道肿瘤出血比较常见的原因，当肿瘤的中心部分坏死，其表面黏膜出现溃疡，就会发生消化道出血（图16.1）。由于GIST血运丰富，^{99}锝扫描可为阳性。据报道血管造影86%的病灶出现肿瘤染色。GIST无性别差异，50～70岁的人群多发。慢性出血还可见于其他小肠肿瘤，如类癌、腺癌和淋巴瘤等。GIST大小不一，差别较大，内镜下无法明确肿瘤黏膜下生长的部分。

腺瘤和腺癌

腺瘤样息肉及腺癌常发生于肠道近端，90%的病灶发生于十二指肠和空肠近端20cm内。管状腺瘤、管状绒毛腺瘤和绒毛腺瘤均可在小肠中见到（图16.2）。因多发生于小肠近端，故推进式小肠镜即可发现这些病变，推荐内镜下活检，即使扁平病灶也可于内镜行息肉切除。一项治疗指南认为它与盲肠有相似之处，与消化道其他部位比较，肠壁均很薄，内镜切除时容易发生穿孔。小肠腺瘤息肉往往与家族性息

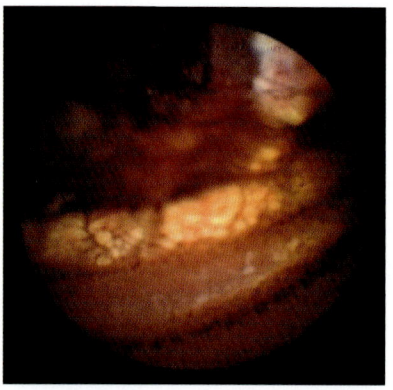

图16.1 间质细胞瘤中心坏死及溃疡。

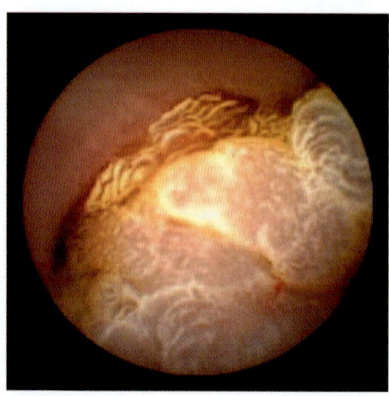

图16.2 小肠管状腺瘤。

肉病和Gardner综合征有关，高达90%的患者存在十二指肠息肉[19]。十二指肠乳头旁腺瘤和腺癌在Gardner综合征中更为典型。很多专家认为，应该联合推进式肠镜和十二指肠镜（用侧视内镜）进行随访[19]。小肠腺癌在小肠Crohn病和乳糜泻患者中亦比较常见（图16.3）。

小肠腺癌常环形外向生长，有着与结肠癌相似的苹果核表现，如果在十二指肠内发现癌肿，应该与浸润性胰腺癌相鉴别。由于食物在小肠内的流体特性，肿瘤的进展速度要快于肠梗阻症状的出现。晚期诊断导致了较差结局，其5年生存率低于25%。

非新生物性息肉

增生性息肉与错构瘤性息肉在全小肠均可发生，与大多无蒂的腺瘤性息肉相比，这些息肉多有蒂。可单独生长，也可与一些息肉综合征有关，如Peutz-Jeghers综合征（图16.4）。对这些有蒂的病灶，内镜下息肉切除术很容易实施。

脂肪瘤通常也可见于小肠，多发生于黏膜下层，表面呈黄色，内镜下以活检钳触之柔软，顺应性好（图16.5）。当以活检钳触碰瘤体时，瘤体表面很容易凹陷下去，即所谓的枕头征（"pillow sign"）。脂肪瘤多无临床症状，除非体积比较大。脂肪瘤是成人肠套叠中最常见的原因，肿瘤表面形成溃疡导致出血，大的脂肪瘤可以导致肠梗阻。由于穿孔及圈套器卡入脂肪组织的风险高，故脂肪瘤通常不做内镜下切除，但有症状者除外。

类癌

类癌是起源于黏膜下层的肿瘤，含有突触素及嗜铬粒蛋白A等神经源性标记物染色阳性的细胞。尽管不是真正的癌，但类癌仍会转移，出现类癌综合征。小肠仅次于阑尾，是类癌最好发的部位，常见于小肠远端，回肠为其高发部位。

肿瘤大小是提示类癌转移潜力的重要指标，小于1cm的病灶通常不发生转移，类癌表现为脐形凹陷的黏膜下结节（图16.6）。随着肿瘤的生长，发生溃疡，随之出现消化道出血。

淋巴瘤

小肠原发性淋巴瘤在美国及发达国家通常表现为孤立的肿瘤，常发生于远端空肠及回肠（图16.7）。小肠溃疡型淋巴瘤并不常见，且与乳糜泻及HIV感染有关。乳糜泻与T细胞淋巴瘤有关，而HIV相关性淋

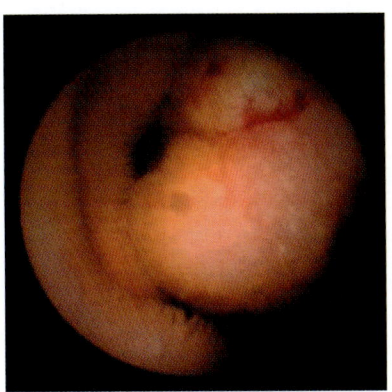

图16.3 小肠腺癌。

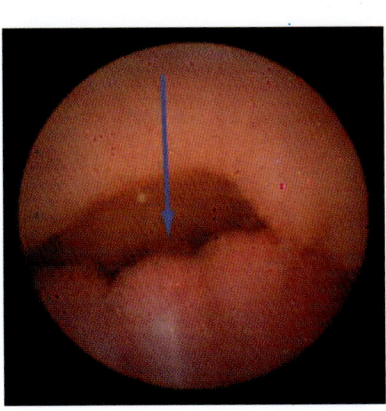

图16.4 有蒂的错构瘤性息肉的边缘。

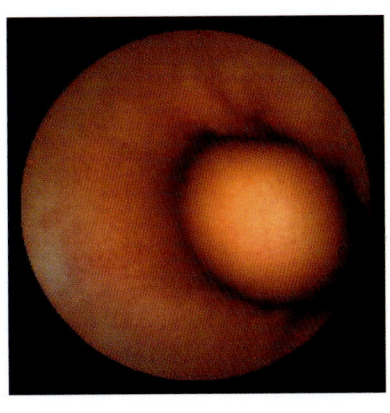

图16.5 小肠脂肪瘤。

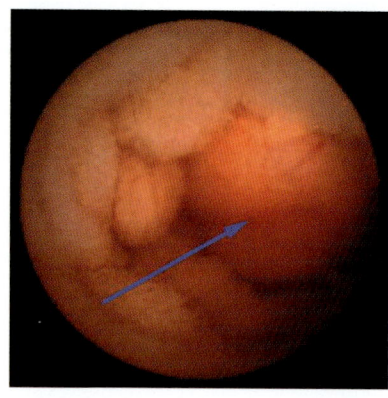

图16.6 回肠类癌呈脐形凹陷。

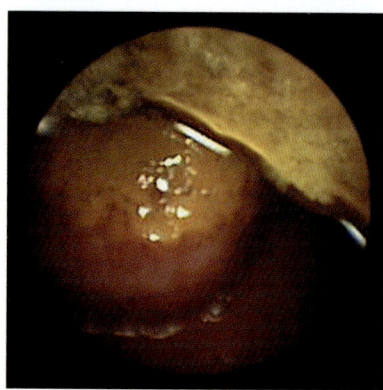

图16.7 溃疡型淋巴瘤。

巴瘤大多是B细胞淋巴瘤，常出现在结外，25%或更多的病例发生于消化道。大多数与乳糜泻无关的原发性小肠淋巴瘤为B细胞淋巴瘤，已命名为黏膜相关淋巴组织（MALT）淋巴瘤。

在发展中国家，易发生一种弥漫的小肠原发性淋巴瘤，称免疫增生性小肠疾病（immunoproliferative small intestinal disease，IPSID），亦称地中海淋巴瘤或α链疾病。其特征是小肠固有层大量淋巴细胞、浆细胞浸润以及广泛的淋巴滤泡样增生，若干年后，出现明显症状的淋巴瘤。感染在IPSID的进展中发挥重要作用，早期阶段应用抗生素可使病情逆转。

淋巴瘤有几种不同表现，按大体形态可分为结节型、浸润型及溃疡型[20]。Halphen等回顾了120例原发性小肠淋巴瘤，发现浸润型淋巴瘤黏膜较僵硬，蠕动差，最具淋巴瘤特点[21]。其他类型则与乳糜泻及放射性肠炎类似。尽管在原发性小肠淋巴瘤，小肠受累区通常局限而散在，但IPSID小肠受累广泛。

转移性肿瘤

转移瘤亦可转移到小肠，黑色素瘤、乳腺癌和肺癌均是小肠常见的转移性肿瘤[22]。临床常表现为消化道溃疡出血、肠套叠，甚至肠梗阻。转移性黑色素瘤常因本身的颜色而被疑诊，但并非绝对，无黑色素性恶性黑素瘤也有报道（图16.8）。在胃中发现的牛眼征很少见于小肠。其他可以转移到小肠的肿瘤还有诸如结肠癌、肾细胞癌、骨肉瘤、皮肤Meckel细胞癌和生殖细胞癌等。除了上述肿瘤，胰腺癌可以直接侵犯十二指肠，表现为消化道出血或肠梗阻。

内镜诊断

使用小肠内镜诊断小肠肿瘤是较新的检查方法。1980年，Martin等报道了25例小肠肿瘤的诊断[23]。所有患者均接受了上消化道内镜与结肠镜检查，均未明确诊断。这些患者没有进行小肠镜检查。这组小肠肿瘤病例包括9例小肠肉瘤、7例腺癌、5例平滑肌瘤、1例淋巴瘤、2例错构瘤及1例腺瘤性息肉。钡剂检查56%的患者有阳性发现，其中13例以小肠造影诊断，1例以插管法小肠造影诊断。另外44%的患者钡剂检查未发现病变，通过血管造影发现6例病变，剖腹探查诊断了另外的5例。

1982年，小肠镜第一次用于小肠肿瘤的诊断。Shinya和Mcsherry报道了首次应用探针式小肠镜和电子小肠镜发现了1例十二指肠腺癌及1例空肠血管瘤[24]。此后，小肠镜在小肠肿瘤的诊断应用逐渐推

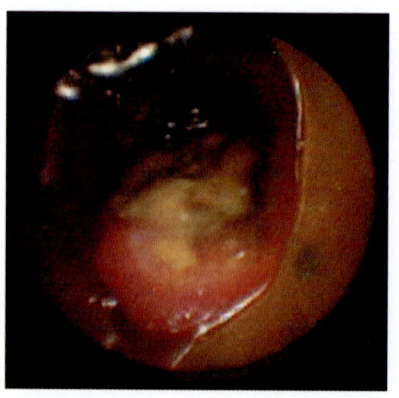

图16.8 溃疡型的黑色素瘤转移。

广，通常是其他方法发现小肠肿瘤，最后由小肠镜证实。Parker 和Agayoff等报道了一例发生在空肠近段的较大神经纤维瘤[25]。Hashmi等报道了临床表现为黑便的22岁年轻女性[26]，血管造影疑诊平滑肌瘤，推进式小肠镜及小肠造影证实。Shigematsu 等报道了3例小肠淋巴管瘤病例，由小肠造影发现，推进式小肠镜确诊。1989年，Watatani等报道了一例73岁表现为恶心呕吐的女性，通过小肠造影诊断为十二指肠远端病变[27]。推进式小肠镜不仅证实了诊断，而且活检提示为腺瘤。

同时，小肠镜也应用于不明原因消化道出血的诊断。在这种情况下，小肠镜诊断小肠肿瘤不需提前做其他的诊断性检查。Foutch 报道了一例不明原因消化道出血的65岁老年女性所患为空肠平滑肌瘤[29]。患者曾做过血管造影检查及小肠造影，均未明确诊断，最后通过推进式小肠镜发现了病变。Hall等在一例乳糜泻患者使用推进式小肠镜发现了十二指肠水平段的腺癌[30]，其上消化道造影及腹部CT均未发现异常。Lewis等[9]联合应用探针式和推进式小肠镜在258例不明原因消化道出血患者中检出了13例小肠肿瘤，其中包括4例淋巴瘤、3例腺癌、2例平滑肌瘤、2例脂肪瘤、1例平滑肌肉瘤和1例类癌。这13例患者均行了钡剂造影检查，结果均为阴性，其中4例患者共进行6次插管法小肠造影检查，也未能发现病变；7例患者血管造影检查为阴性。推进式小肠镜发现了5例病灶，探针式小肠镜发现了8例病灶。

推进式小肠镜可以有效鉴别小肠肿瘤和其他原因导致的消化道出血。已经有几组病例报道评价了推进式小肠镜在不明原因消化道出血中的诊断价值，诊断率从13%～38%不等[29, 31, 32]。Messer报道在52例不明原因消化道出血患者中，经小肠镜检查发现了20例（38%）的出血部位[11]，其中55%是肿瘤，包括4例平滑肌瘤、4例腺癌、1例脂肪瘤、1例淋巴管瘤和1例黑色素瘤。Foutch[29]也报道了应用推进式小肠镜检查39例不明原因消化道出血患者，诊断率为38%。其中发现3例是由于肿瘤引起出血，占所发现病变的15%。包括1例平滑肌瘤、1例转移性肺癌和1例较大的脂肪瘤，之前的钡剂检查均未发现这些病变。

通过推进式小肠镜检查也可以进行内镜治疗，实施小肠腺瘤或炎性息肉的切除。推进式小肠镜检查也可以进行家族性息肉病综合征患者的随访，进行较大病灶的活检和切除。Iida等报道应用推进式小肠镜检查10名家族性息肉病综合征患者，其中90%发现了空肠腺瘤[19]。

推进式小肠镜检查也可在插管法小肠造影中应用，二者结合起来诊断小肠肿瘤。应用推进式小肠镜，采用Seldinger技术可以放置鼻空肠管[33]。首先把电子小肠镜插入空肠，然后通过小肠镜的钳道放进导丝，退出小肠镜，将导丝留在原位，通过导丝置入小肠造影管[31, 34, 35]。Cohen联合应用推进式小肠镜和插管法小肠造影技术，对4例患者进行检查[34]，其中3名患者检查正常，第4名患者通过推进式小肠镜发现了转移性错构瘤，并且插管法小肠造影发现了其他转移病灶。

双气囊内镜是在推进式小肠镜基础上发展出来的新方法，可以在小肠中插得更远。设计原理类似术中内镜，外科医生帮助将小肠尽可能套在镜身上那样。双气囊小肠镜包括镜身和外套管，二者头端均安装了气囊，插入小肠后，气囊充气，将内视镜和外套管一起往回拉，将小肠套在镜身上。May等报道应用双气囊内镜检查了137例患者[36]，诊断27例小肠肿瘤，包括胃肠道间质瘤、错构瘤及原发的小肠腺癌。

术中内镜在小肠肿瘤的诊断中亦起到了重要作用。人们往往认为，在探查手术中，小肠肿瘤易被发现，至少可以被外科医师触到，但小肿瘤和息肉往往被遗漏。Bracke等报道了一例67岁的表现为消化道出血的空肠错构瘤患者[37]。术前小肠气钡造影提示空肠病变，而探查术中未能找到病灶，最后通过术中内镜定位。Webb报道了家族性息肉病患者术中内镜发现较小的小肠息肉[38]。Takehara 等报道对1例患有P-J综合征的18岁女性应用了同样的技术，并且术中内镜下进行息肉切除[39]。Mathus-vliengan也报道了对P-J综合征患者做了术中小肠内镜下息肉切除[40]。

无线胶囊内镜在对小肠的检查中是一项比较新的手段，被认为是小肠疾病检查中的一种划时代技术[41]。很明显，胶囊内镜可以对其他检查方法都未能检出的肿瘤作早期诊断。最早应用胶囊内镜诊断小肠肿瘤的病例报道中，130名患者（3.8%）为原发小肠肿瘤[42]。通过总结5例原发小肠肿瘤的诊断，Mascarehas等认为胶囊内镜在诊断的精确性方面似乎要优于其他方法。许多病例报道亦证实了胶囊内镜对小肠肿瘤的诊断价值[42-46]。Cobrin等报道说小肠肿瘤的发生率可能高于前胶囊时代[47]。他们的数据表明在不明原因消化道出血中9%是由小肠肿瘤造成的。在不明原因消化道出血中诊断一例小肠肿瘤所需的胶囊内镜检查数量为12。一项纳入24项研究的荟萃分析包括了530个病例，其中310个病例是不明原因消化道出血[48]。这些患者在诊断明确之前接受了平均7.4次的诊断检查。胶囊内镜发现的1349处病变中，86处（6.4%）为小肠肿瘤。Schwartz和Barkin等报道的另外一组荟萃分析，都是通过胶囊内镜最终诊断的[49]。所报道的89例患者中，87例为小肠肿瘤，1例盲肠癌，1例胃癌。明确诊断之前平均接受的4.6次检查均为阴性，这些检查包括40例小肠造影、24例CT扫描、26例推进式小肠镜及6例血管造影；恶性肿瘤在这些明确诊断的病例中占61%。胶囊内镜也可用于息肉综合征患者，如家族性腺瘤病和P-J综合征[50-52]。而且，这种情况下，胶囊内镜要优于小肠造影及MR小肠造影。

小肠肿瘤的镜下表现

小肠肿瘤的镜下表现经常会使内镜医师感到困惑，小肠肿瘤镜下表现的多样性是胃和结肠的病变所不能比拟的。即使是经验丰富的内镜医师，也只能说发现小肠肿瘤的存在，而不能判定它的具体类型。并且，许多小肠肿瘤生长在黏膜下，这就更增加了内镜诊断甚至内镜活检的难度。黏膜下肿瘤包括平滑肌瘤、类癌、脂肪瘤以及转移性肿瘤。由于小肠肠腔狭小而且肿瘤往往较大，内镜下常常不能发现黏膜下肿瘤的典型表现。通常，内镜医师发现的表面正常的黏膜和血管形态提示黏膜下肿瘤，桥形皱襞有利于肿瘤的识别。在小肠里，肿块表面黏膜可能会被牵拉，使得表面的黏膜透明，成为标志性改变。胃肠间质瘤的大小不一，腔外生长型内镜只能观察到一部分，有时会出现中心溃疡或者脐样凹陷。淋巴瘤有许多不同的表现，分为结节型、浸润型和溃疡型。Halphen等在回顾120例小肠原发性淋巴瘤患者中，发现浸润型肿瘤小肠黏膜僵硬、蠕动消失，其他类型则与乳糜泻或者放射性肠炎类似。腺癌多呈环形生长，类似大肠癌。转移性黑色素瘤因其典型的色素而被临床医师考虑。类癌往往表现为黏膜下小结节。

小结

随着内镜设备和内镜技术的不断进步，使得无创地进行全小肠检查成为可能，胶囊内镜的出现对小肠疾病的诊断起到了革命性作用，许多小肠肿瘤能够得以早期诊断，从而改善了患者的治疗，减少了不必要的检查，及时接受手术，有希望挽救患者生命。

参考文献

1. Herbsman H, Wetstein L, Rosen Y, et al. Tumors of the small intestine. Curr Probl Surg 1980;17:121.
2. American Cancer Society; New York, 2006 Cancer Facts and Figures 2005, p. 4.
3. Szold A, Katz LB, Lewis BS. Surgical approach to occult gastrointestinal bleeding. Am J Surg 1992;163:90–2.
4. North JH, Pack MS. Malignant tumors of the small intestine: a review of 144 cases. Am Surg 2000;66:46–51.
5. Rossini F, Risio M, Pennazio M. Small bowel tumors and polyposis syndromes. Gastrointest Endosc Clin North Am 1999;9:93–114.
6. Conn M. Tumors of the small intestine. In: DiMarino A, Benjamin S, eds. Gastrointestinal disease: an endoscopic approach. Blackwell Science, Malden, Mass., 1997, pp. 551–66.
7. Martin L, Max M, Richardson J, Peterson G. Small bowel tumors: continuing challenge. South Med J 1980;73:981–5.
8. Ashley S, Wells S. Tumors of the small intestine. Semin Oncol 1988;15:116–28.
9. Lewis B, Kornbluth A, Waye J. Small bowel tumors: the yield of enteroscopy. Gut 1991;32:763–5.
10. Thompson JN, Salem RR, Hemingway AP, et al. Specialist investigation of obscure gastrointestinal bleeding. Gut 1987;28:47–51.
11. Berner JS, Mauer K, Lewis BS. Push and sonde enteroscopy for the diagnosis of obscure gastrointestinal bleeding. Am J Gastroenterol 1994;89:2139–42.
12. Torres M, Matta E, Chinea B, et al. Malignant tumors of the small intestine. J Clin Gastroenterol 2003;37:372–80.
13. Rabe F, Becker G, Begozzi M, et al. Efficacy study of the small-bowel examination. Radiology 1981;140:47–50.
14. Fried A, Poulos A, Hatfield D. The effectiveness of the incidental small-bowel series. Radiology 1981;140:45–6.
15. Gordon SR, Smith RE, Power GC. The role of endoscopy in the evaluation of iron deficiency anemia in patients over the age of 50. Am J Gastroenterol 1994;89:1963–7.
16. Rockey DC, Cello JP. Evaluation of the gastrointestinal tract in patients with iron-deficiency anemia. N Engl J Med 1993;329:1691–5.
17. Lewis B, Goldfarb N. Review article: the advent of capsule endoscopy — a not-so-futuristic approach to obscure gastrointestinal bleeding. Aliment Pharmacol Ther 2003;17:1085–96.
18. Hara AK, Leighton JA, Sharma VK, Fleisher DE. Small bowel: preliminary comparison of capsule endoscopy with barium study and CT. Radiology 2004;230:260–5.

19. Iida M, Matsui T, Itoh H, et al. The value of push-type jejunal endoscopy in familial adenomatosis coli/Gardner's syndrome. Am J Gastroenterol 1990;85:1346–8.
20. Barakat M. Endoscopic features of primary small bowel lymphoma: a proposed endoscopic classification. Gut 1982; 23:36–41.
21. Halphen M, Najjar T, Jaafoura H, et al. Diagnostic value of upper intestinal fiber endoscopy in primary small intestinal lymphoma. Cancer 1986;58:2140–5.
22. Kadakia S, Parker A, Canalses L. Metastatic tumors to the upper gastrointestinal tract: endoscopic experience. Am J Gastroenterol 1992;87:1418–23.
23. Martin L, Max M, Richardson J, Peterson G. Small bowel tumors: continuing challenge. South Med J 1980;73:981–5.
24. Shinya H, McSherry C. Endoscopy of the small bowel. Surg Clin North Am 1982;62:821–4.
25. Parker H, Agayoff J. Enteroscopy and small bowel biopsy utilizing a peroral colonoscope. Gastrointest Endosc 1983; 29:139–40.
26. Hashmi M, Sorokin J, Levine S. Jejunal leiomyoma: an endoscopic diagnosis. Gastrointest Endosc 1985;31:81–3.
27. Shigematsu A, Iida M, Hatanaka M, et al. Endoscopic diagnosis of lymphangioma of the small intestine. Am J Gastroenterol 1988;83:1289–93.
28. Watatani M, Yasuda N, Imamoto H, et al. Primary small intestinal adenocarcinoma diagnosed by endoscopic examination prior to operation. Gastroenterol Jpn 1989; 24:402–6.
29. Foutch GP, Sawyer R, Sanowski R. Push-enteroscopy for diagnosis of patients with gastrointestinal bleeding of obscure origin. Gastrointest Endosc 1990;36:337–41.
30. Hall M, Cooper B, Rooney N, Thompson H. Coeliac disease and malignancy of the duodenum. Gut 1991;32:90–2.
31. Foutch P, Sanowski R, Kelly S. Enteroscopy for detection of small bowel tumors. Am J. Gastroenterol 1985;80:887–90.
32. Messer J, Romeu J, Waye J, Dave P. The value of proximal jejunoscopy in unexplained gastrointestinal bleeding. Gastrointest Endosc 1984;30:151.
33. Lewis B, Mauer K, Bush A. The rapid placement of jejunal feeding tubes; the Seldinger technique applied to the gut. Gastrointest Endosc 1990;36:739–40.
34. Cohen M, Barkin J. Enteroscopy and enteroclysis: the combined procedure. Am J Gastroenterol 1989;84:1413–5.
35. McGovern R, Barkin J. Enteroscopy and enteroclysis: an improved method for combined procedure. Gastrointest Radiol 1990;15:327–8.
36. May A, Nachbar L, Ell C. Double-balloon enteroscopy of the small bowel: feasibility and diagnostic and therapeutic yield in patients with suspected small bowel disease. Gastrointest Endosc 2005;62:62–70.
37. Bracke P, Degryse H, Goovaerts G, et al. Polypoid hamartoma of the jejunum. Gastrointest Radiol 1991;16:113–4.
38. Webb W. Intra-operative endoscopy of the total gastrointestinal tract in familial polyposis syndrome. Gastrointest Endosc 1979;25:167.
39. Takehara H, Okada A, Nishi M, et al. Intra-operative total enteroscopy for the management of Peutz-Jegher's syndrome. Acta Paediatr Jpn 1992;34:569–72.
40. Mathus-Vliegen E, Tytgat G. Intraoperative endoscopy: technique, indications and results. Gastrointest Endosc 1986;32:381–4.
41. O'Loughlin C, Barkin JS. Wireless capsule endoscopy: summary. Gastrointest Endosc Clin N Am 2004;14:229–37.
42. de Mascarenhas-Saraiva MNG, da Silva Araujo Lopes LM. Small-bowel tumors diagnosed by capsule endoscopy: report of five cases. Endoscopy 2003;35:865–8.
43. Kimchi NA, Broide E, Zehavi S, Halevy A, Scapa E. Capsule endoscopy diagnosis of celiac disease and ileal tumors in a patient with melena of obscure origin. Isr Med Assoc J 2005;7:412–3.
44. Kruger S, Noack F, Blochle C, Feller AC. Primary malignant melanoma of the small bowel: a case report and review of the literature. Tumori 2005;91:73–6.
45. Coates SW Jr, DeMarco DC. Metastatic carcinoid tumor discovered by capsule endoscopy and not detected by esophagogastroduodenoscopy. Dig Dis Sci 2004;49:639–41.
46. Forner A, Mata A, Puig M, et al. Ileal carcinoid tumor as a cause of massive lower-GI bleeding: the role of capsule endoscopy. Gastrointest Endosc 2004;60:483–5.
47. Cobrin G, Pittman R, Lewis B. Increased diagnostic yield of small bowel tumors with capsule endoscopy. Cancer 2006;107:22–7.
48. Eisen G, Lewis BS, Friedman S. A pooled analysis to evaluate results of capsule endoscopy trials. Endoscopy 2005;37:960–5.
49. Schwartz G, Barkin J. Small bowel tumors. Gastrointest Endosc Clin N Am 2006;16:267–75.
50. Soares J, Lopes L, Vilas Boas G, Pinho C. Wireless capsule endoscopy for evaluation of phenotypic expression of small-bowel polyps in patients with Peutz-Jeghers syndrome and in symptomatic first-degree relatives. Endoscopy 2004; 36:1060–6.
51. Caspari R, von Falkenhausen M, Krautmacher C, Schild H, Heller J, Sauerbruch T. Comparison of capsule endoscopy and magnetic resonance imaging for the detection of polyps of the small intestine in patients with familial adenomatous polyposis or with Peutz-Jeghers' syndrome. Endoscopy 2004;36:1054–9.
52. De Palma GD, Rega M, Ciamarra P, Di Girolamo E, Patrone F, Mastantuono L, Simeoli I. Small-bowel polyps in Peutz-Jeghers syndrome: diagnosis by wireless capsule endoscopy. Endoscopy 2004;36:1039.

第 17 章

吸收不良综合征

Peter H R Green and Moshe Rubin

要点

1. 胶囊内镜对乳糜泻的诊断及评价无麸质饮食后仍有症状的患者有一定作用。
2. 胶囊内镜检查时可意外发现小肠黏膜病变。
3. 胶囊内镜检查者需要熟悉不同小肠黏膜病变的镜下表现。

引言

胶囊内镜在诊断可引起吸收不良的小肠疾病中的作用未得到应有的重视。本章节重点讨论即使在发展中国家也很常见的乳糜泻。还对其他可能引起营养物质吸收不良综合征的小肠黏膜病变进行阐述。

乳糜泻

乳糜泻是一种发生于具有基因易感性个体的谷蛋白敏感性肠病[1]。乳糜泻患者对小麦、黑麦及大麦中的谷蛋白产生免疫反应[2]。麦醇溶蛋白是谷蛋白中研究最多的成分之一。最近随着麦醇溶蛋白有毒碎片的研究,免疫反应的机制得到进一步认识。该碎片由33个氨基酸组成,能抵抗消化[3]。当麦醇溶蛋白碎片在组织转谷氨酰胺酶的作用下脱去酰胺基,并且与抗原提呈细胞上的DQ2或DQ8结合时,黏膜固有层中的免疫反应被激发。接着,麦醇溶蛋白限制性CD4+ T细胞启动炎症过程,导致绒毛萎缩[1]。

绒毛萎缩和上皮内淋巴细胞聚集是该疾病的特异性病理改变[4]。但是上皮内淋巴细胞聚集考虑为包括固有免疫系统在内的不同机制所致[5]。

从前乳糜泻被人们认为是小儿的吸收不良综合征,现在人们认识到是成人疾病[6],更多表现为多系统损害[7]。对该疾病临床表现的认识已从以腹泻为主的临床表现,转变为可与任何器官系统相关[8]。这种患者可能超重,甚至肥胖[6],可表现为消化不良、胃食管反流病[8-10]、肠易激综合征[11]、铁缺乏或神经系统损害等。

乳糜泻的诊断通常很明显,但有些病例诊断困难。诊断的金标准是十二指肠活检。患者可能因为出现症状、血清学试验阳性或镜下发现黏膜异常,而进行十二指肠活检。血清学试验包括麦醇溶蛋白抗体、肌内膜抗体、组织转谷氨酰胺酶抗体。最近国立卫生研究院（NIH）就脂肪泻达成一致意见，建议组织转谷氨酰胺酶抗体、肌内膜抗体（EMA）用于作为脂肪泻诊断的血清学试验。麦醇溶蛋白抗体的特异性低，故限制其应用[13, 14]。

据估计乳糜泻的发生率占人口的1%[13]。在各大洲都有发生，且发展中国家较高[15]。据估计至少在美国，该病是明显被漏诊的。如即使临床表现提示乳糜泻，上消化道内镜检查时也很少进行十二指肠活检。美国消化内镜学会支持的临床结局研究数据库（CORI）数据分析表明，因铁缺乏行上消化道内镜检查者只有7%、体重减少者有6%、腹泻者有19%进行了十二指肠活检[16]。以上情况皆应全部行十二指肠活检来确诊或排除乳糜泻。

乳糜泻的内镜下发现

乳糜泻患者典型的内镜下改变在十二指肠，可见十二指肠降部肠腔扩张，环状皱襞减少，皱襞呈扇贝样表现，出现黏膜分裂、裂隙、凹槽[19, 20]、马赛克征、黏膜下血管显露[21]。

一些研究显示，以这些征象来诊断乳糜泻的敏感性在50%~94%[22-25]。两项研究显示环状皱襞减少是最敏感的征象[22, 25]，另一项研究表明扇贝样黏膜及马赛克征最敏感[23]。绝大多数研究显示这些征象敏感性较低，在50%左右，主要原因是绒毛轻度萎缩时以上征象就不会表现出来[20, 23, 24, 26]。

但以这些内镜下征象诊断乳糜泻具有较高的特异性，95~100%[24, 25]。尽管很少，但其他疾病也可出现这些征象。个案报道或系列案例报道，一些其他原因如热带性口炎性腹泻[28, 29]、贾第虫、嗜酸性粒细胞肠炎和HIV相关疾病[27]、Crohn病[29]、淀粉样变性，也可出现上述内镜征象[30]。

虽然尚无系统综述证明，但一般乳糜泻内镜下术语可用于胶囊内镜。乳糜泻的胶囊内镜下可表现为扇贝样黏膜（图17.1），也可出现明显的马赛克征（图17.2）。胶囊内镜可以进行图像放大，可以直接观察到绒毛，乳糜泻患者绒毛萎缩，甚至完全看不到绒毛（图17.3）。与常规内镜不同，胶囊内镜不能充气扩张肠腔。胶囊内镜是一种更生理化的内镜。我们发现了未报道过的征象，即胶囊内镜下皱襞呈分层或堆积（图17.4）。

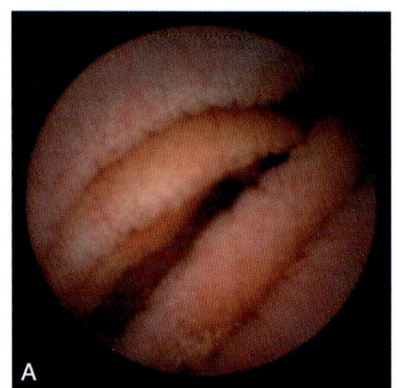
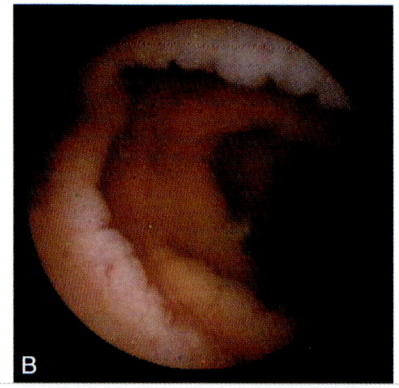

图17.1 黏膜皱襞呈扇贝样改变。

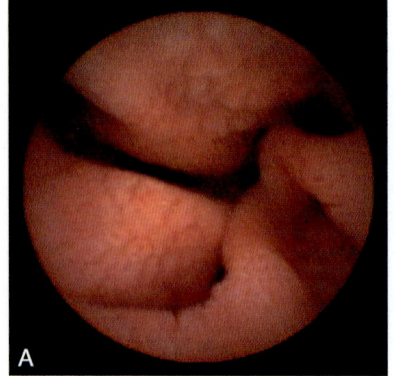
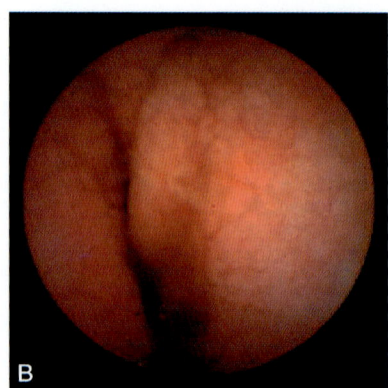

图17.2 小肠黏膜马赛克征。

第17章 吸收不良综合证

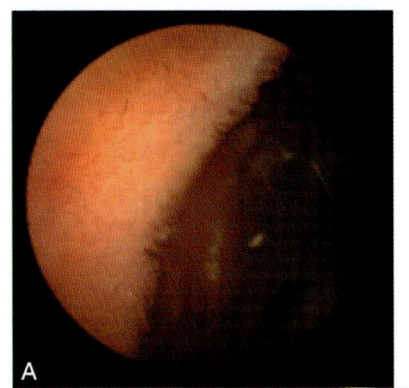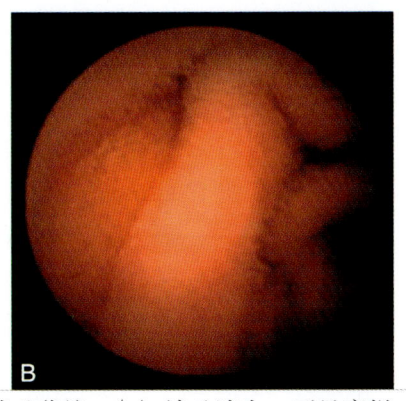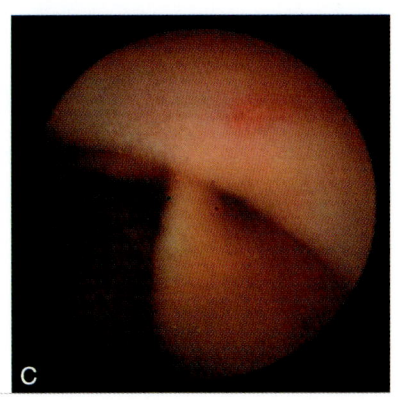

图17.3 （a）正常小肠绒毛；（b）斑片状绒毛萎缩；（c）绒毛消失，可见糜烂。

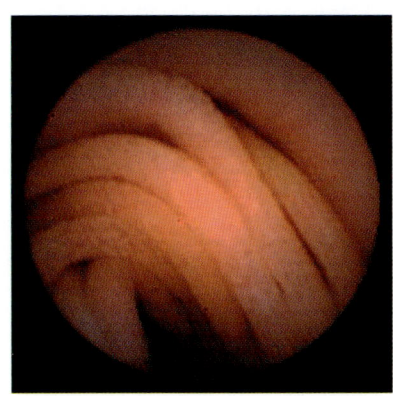

图17.4 分层的黏膜皱襞。

Petroniene等用胶囊内镜评估了10名乳糜泻患者来证实乳糜泻对黏膜异常的高特异性。发现以黏膜萎缩诊断乳糜泻的敏感性及特异性分别为70%和100%[32]。

因为其他一些不适（包括腹痛、消化不良、胃食管反流）而进行内镜检查，结果意外发现乳糜泻的典型黏膜改变成为诊断乳糜泻的主要模式[8,33]。毫无疑问，患者常事先并未怀疑乳糜泻，因其他一系列症状而进行胶囊内镜，从而确诊为乳糜泻。一个案报道报告了一名患者因为消化道出血行胶囊内镜，结果确诊为乳糜泻[34]。

胶囊内镜对乳糜泻的作用

已发表的研究（包括个案或病例报道）涉及胶囊内镜对乳糜泻作用的非常少，最近在2005年第三次国际胶囊内镜会议上发表了有关胶囊内镜对乳糜泻的作用的共识意见。

需要重视的问题包括，胶囊内镜对乳糜泻的诊断价值、胶囊内镜对已明确诊断的乳糜泻新症状及持续存在症状的评价、恶性病变的监视等。

胶囊内镜对乳糜泻的诊断价值

由于乳糜泻的内镜征象特异性高，对于肌内膜抗体或组织转谷氨酰胺酶抗体阳性又不愿或不能进行上消化道内镜检查者，胶囊内镜可以替代胃镜和十二指肠活检，但只适用于绒毛严重萎缩者，因为绒毛轻度萎缩者并不表现典型征象，故难于被发现。只有部分绒毛萎缩的患者胃镜结果常为正常[23]，胶囊内镜检查也正常，这一现象尚未得到进一步研究。

胶囊内镜对复杂乳糜泻患者的作用

有证据支持胶囊内镜对复杂乳糜泻的作用。包括一些案例报告，乳糜泻患者胶囊内镜检查发现合并肠套叠、溃疡性回空肠炎、肠病相关性淋巴瘤[35-37]。另外，我们研究了47例乳糜泻确诊患者，进行一系列检查来评估其腹痛、出血、难治性缺铁或既往存在的小肠腺癌或腺瘤。在这个复杂乳糜泻患者的队列研究中，胶囊内镜发现了非预期的结果：空肠或回肠溃疡占45%（21例，图17.5）、癌症（1例，图17.6）、息肉（1例）、狭窄（1例）、黏膜下肿块（1例）、黏膜溃烂结节怀疑淋巴瘤（2例）和肠套叠（1例）[38]。

为了观察长期乳糜泻并发症的进展：淋巴瘤[39,40]、溃疡性空肠炎[41]和腺癌[42]，这些患者即使在无麸质饮食时仍出现报警症状，故常进行广泛的影像学检查，甚至手术评估。我们认为那些无麸质饮食患者出现疼痛、发热、体重减轻、出血证据时，应早期行胶囊内镜检查。问题是胶囊内镜发现的病灶超出常规内镜活检的范围，新的双气囊小肠镜的应用可以帮助解决这

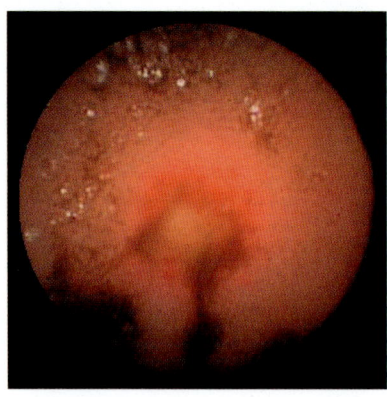

图 17.5 一例乳糜泻腹痛患者，空肠溃疡。

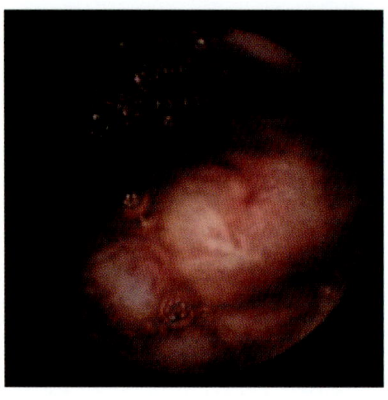

图 17.6 乳糜泻便潜血阳性患者空肠腺癌。小肠气钡造影未能发现。

个问题，可以取到更远端的小肠进行活检[43]。

胶囊内镜对恶性病变的监视作用

乳糜泻可使一些疾病的风险增加，如小肠淋巴瘤[44,45]，典型者为T细胞亚型[40,46]，以及源于腺瘤的小肠腺癌[42,47,48]。长期无麸质饮食可以降低恶变几率。另外，最近基于人口学的研究证实，其恶性病变风险并没有原来基于入院患者的研究得到的数据高[50-53]。

尚不明确哪些患者须胶囊内镜随访。我们建议随访那些近期诊断的乳糜泻老年人。另外那些儿童时期即诊断乳糜泻，成人后又复发的患者也是恶变的高危人群[42]。

总结

乳糜泻是常见病，其多样的症状经常不被作为鉴别诊断的一部分。所以需要医师进行胶囊内镜检查，且读片者应熟悉乳糜泻的不同黏膜表现。另外，仍需进一步研究以确定胶囊内镜在乳糜泻患者诊断治疗中的作用。

吸收不良的其他原因

其他引起消化不良的腔内疾病、黏膜疾病、淋巴管阻塞等也可造成营养物质吸收不良。胶囊内镜对非乳糜泻造成的吸收不良综合征的作用还未被系统研究。但是显然，这些非乳糜泻吸收不良患者临床工作中会遇到，而且进行了胶囊内镜检查。总的来说，胶囊内镜在评价慢性腹泻患者的诊断价值似乎较低[54]。

由于腔内原因造成的吸收不良，管腔狭窄的患者可能出现细菌过度繁殖。但是尚无关于细菌过度繁殖的研究，胶囊内镜时也可意外发现肠道狭窄[55]。另外，特别是热带国家，还可发现寄生虫[56,57]。

感染、炎症反应及浸润性病变都可造成小肠黏膜疾病。HIV造成的机会性感染，内镜下有特殊的黏膜改变[58]，并可能在胶囊内镜下发现[59]。

热带性口炎性腹泻推测为主要发生于在流行地居住或旅游人群中的感染性疾病。这些流行地区包括：加勒比海、南亚和东南亚。小肠黏膜会发生改变：绒毛萎缩，绒毛变钝，腺窝增生，炎症反应等，导致不同程度的吸收不良。这些镜下的黏膜改变与乳糜泻相似[27]。胶囊内镜在热带性口炎性腹泻中的应用仍值得研究。

胶囊内镜下可意外发现肠结核，特别是在发展中国家[60]。

Whipple病是 Whipple 杆菌感染造成的罕见的多系统感染性疾病，可能累及肠道，症状包括疼痛、出血、腹泻、体重减轻和虚弱。Frischer-Ravens等报道了一例Whipple患者，其小肠黏膜广泛受累，空肠局部出血[61]。Gay等研究了一例Whipple患者在抗生素治疗前后的变化[62]。他们报道在空肠和回肠都发现小肠

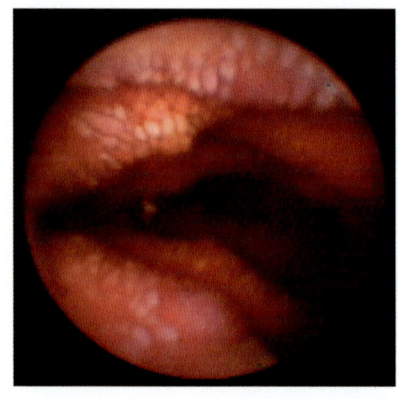

图 17.7 小肠淋巴管扩张症。

转运延迟及弥漫性水肿、溃疡以及黏膜脆性增加,这些异常经治疗后都消失了。

肠系膜淋巴管阻塞或蛋白丢失性胃肠病患者胶囊内镜检查均可发现小肠淋巴管扩张。已有以摘要形式发表的病例报道[63, 64]。我们的经验是在胶囊内镜检查前夜高脂饮食是非常有用的(图17.7)。

总结

胶囊内镜检查可用来评估造成吸收不良综合征的不同疾病。在这些疾病中乳糜泻是最重要的,因为它较常见,可发生于世界各地,诊断困难,可出现一系列并发症,如溃疡、肠套叠和恶变。吸收不良综合征的其他原因不常见,但胶囊内镜检查可能会碰到。当我们利用胶囊内镜这个新工具来辨认和研究小肠的各种异常时,将会加深我们对小肠病变的认识。

参考文献

1. Alaedini A, Green PH. Narrative review: celiac disease: understanding a complex autoimmune disorder. Ann Intern Med 2005;142:289–98.
2. Green PH, Jabri B. Coeliac disease. Lancet 2003;362:383–91.
3. Shan L, Molberg O, Parrot I, et al. Structural basis for gluten intolerance in celiac sprue. Science 2002;297:2275–9.
4. Marsh MN. Gluten, major histocompatibility complex, and the small intestine. A molecular and immunobiologic approach to the spectrum of gluten sensitivity ('celiac sprue'). Gastroenterology 1992;102:330–54.
5. Meresse B, Chen Z, Ciszewski C, et al. Coordinated induction by IL15 of a TCR-independent NKG2D signaling pathway converts CTL into lymphokine-activated killer cells in celiac disease. Immunity 2004;21:357–66.
6. Murray JA, Van Dyke C, Plevak MF, Dierkhising RA, Zinsmeister AR, Melton LJ 3rd. Trends in the identification and clinical features of celiac disease in a North American community, 1950–2001. Clin Gastroenterol Hepatol 2003;1:19–27.
7. Green PH. The many faces of celiac disease: Clinical presentation of celiac disease in the adult population. Gastroenterology 2005;128:S74–8.
8. Lo W, Sano K, Lebwohl B, Diamond B, Green PH. Changing presentation of adult celiac disease. Dig Dis Sci 2003;48:395–8.
9. Iovino P, Ciacci C, Sabbatini F, Acioli DM, D'Argenio G, Mazzacca G. Esophageal impairment in adult celiac disease with steatorrhea. Am J Gastroenterol 1998;93:1243–9.
10. Cuomo A, Romano M, Rocco A, Budillon G, Del Vecchio Blanco C, Nardone G. Reflux oesophagitis in adult coeliac disease: beneficial effect of a gluten free diet. Gut 2003;52:514–7.
11. Sanders DS, Carter MJ, Hurlstone DP, Pearce A, Ward AM, McAlindon ME, Lobo AJ. Association of adult coeliac disease with irritable bowel syndrome: a case-control study in patients fulfilling ROME II criteria referred to secondary care. Lancet 2001;358:1504–8.
12. Chin RL, Sander HW, Brannagan TH, Green PH, Hays AP, Alaedini A, Latov N. Celiac neuropathy. Neurology 2003;60:1581–5.
13. Statement. NIH Consensus Development Conference on Celiac Disease http://www.consensus.nih.gov/cons/118/118cdc_intro.htm. Bethesda, Washington, DC, 2004.
14. Rostom A, Dube C, Cranney A, et al. The diagnostic accuracy of serologic tests for celiac disease: A systematic review. Gastroenterology 2005;128:S38–46.
15. Malekzadeh R, Sachdev A, Fahid Ali A. Coeliac disease in developing countries: Middle East, India and North Africa. Best Pract Res Clin Gastroenterol 2005;19:351–8.
16. Harewood GC, Holub JL, Lieberman DA. Variation in small bowel biopsy performance among diverse endoscopy settings: results from a national endoscopic database. Am J Gastroenterol 2004;99:1790–4.
17. Brocchi E, Corazza GR, Caletti G, Treggiari EA, Barbara L, Gasbarrini G. Endoscopic demonstration of loss of duodenal folds in the diagnosis of celiac disease. N Engl J Med 1988;319:741–4.
18. Jabbari M, Wild G, Goresky CA, Daly DS, Lough JO, Cleland DP, Kinnear DG. Scalloped valvulae conniventes: an endoscopic marker of celiac sprue. Gastroenterology 1988;95:1518–22.
19. Siegel LM, Stevens PD, Lightdale CJ, Green PH, Goodman S, Garcia-Carrasquillo RJ, Rotterdam H. Combined magnification endoscopy with chromoendoscopy in the evaluation of patients with suspected malabsorption. Gastrointest Endosc 1997;46:226–30.
20. Smith AD, Graham I, Rose JD. A prospective endoscopic study of scalloped folds and grooves in the mucosa of the duodenum as signs of villous atrophy. Gastrointest Endosc 1998;47:461–5.
21. Niveloni S, Fiorini A, Dezi R, et al. Usefulness of videoduodenoscopy and vital dye staining as indicators of mucosal atrophy of celiac disease: assessment of interobserver agreement. Gastrointest Endosc 1998;47:223–9.
22. Maurino E, Bai JC. Endoscopic markers of celiac disease. Am J Gastroenterol 2002;97:760–1.
23. Dickey W, Hughes D. Disappointing sensitivity of endoscopic markers for villous atrophy in a high-risk population: implications for celiac disease diagnosis during routine endoscopy. Am J Gastroenterol 2001;96:2126–8.
24. Bardella MT, Minoli G, Radaelli F, Quatrini M, Bianchi PA, Conte D. Reevaluation of duodenal endoscopic markers in the diagnosis of celiac disease. Gastrointest Endosc 2000;51:714–6.
25. Oxentenko AS, Grisolano SW, Murray JA, Burgart LJ, Dierkhising RA, Alexander JA. The insensitivity of endoscopic markers in celiac disease. Am J Gastroenterol 2002;97:933–8.

26. Tursi A, Brandimarte G, Giorgetti GM, Gigliobianco A. Endoscopic features of celiac disease in adults and their correlation with age, histological damage, and clinical form of the disease. Endoscopy 2002;34:787–92.

27. Shah VH, Rotterdam H, Kotler DP, Fasano A, Green PH. All that scallops is not celiac disease. Gastrointest Endosc 2000;51:717–20.

28. Tawil SC, Brandt LJ, Bernstein LH. Scalloping of the valvulae conniventes and mosaic mucosa in tropical sprue. Gastrointest Endosc 1991;37:365–6.

29. Culliford A, Markowitz D, Rotterdam H, Green PH. Scalloping of duodenal mucosa in Crohn's disease. Inflamm Bowel Dis 2004;10:270–3.

30. Michael H, Brandt LJ, Tanaka KE, Berkowitz D, Cardillo M, Weidenheim K. Congo-red negative colonic amyloid with scalloping of the valvulae conniventes. Gastrointest Endosc 2001;53:653–5.

31. Cellier C, Green, PH, Collin P, Murray J. ICCE consensus for celiac disease. Endoscopy 2005;37(10):1055–9.

32. Petroniene R, Dubcenco E, Baker JP, et al. Given capsule endoscopy in celiac disease: evaluation of diagnostic accuracy and interobserver agreement. Am J Gastroenterol 2005;100:685–94.

33. Green PH, Shane E, Rotterdam H, Forde KA, Grossbard L. Significance of unsuspected celiac disease detected at endoscopy. Gastrointest Endosc 2000;51:60–5.

34. Kimchi NA, Broide E, Zehavi S, Halevy A, Scapa E. Capsule endoscopy diagnosis of celiac disease and ileal tumors in a patient with melena of obscure origin. Isr Med Assoc J 2005;7:412–3.

35. Willingham FF, Opekun AR, Graham DY. Endoscopic demonstration of transient small bowel intussusception in a patient with adult celiac disease. Gastrointest Endosc 2003;57:626–7.

36. Apostolopoulos P, Alexandrakis G, Giannakoulopoulou E, Kalantzis C, Papanikolaou IS, Markoglou C, Kalantzis N. M2A wireless capsule endoscopy for diagnosing ulcerative jejunoileitis complicating celiac disease. Endoscopy 2004; 36:247.

37. Joyce AM, Burns DL, Marcello PW, Tronic B, Scholz FJ. Capsule endoscopy findings in celiac disease associated enteropathy-type intestinal T-cell lymphoma. Endoscopy 2005;37:594–6.

38. Culliford A, Daly J, Diamond B, Rubin M, Green PH. The value of wireless capsule endoscopy in patients with complicated celiac disease. Gastrointest Endosc 2005; 62:55–61.

39. Green PH, Fleischauer AT, Bhagat G, Goyal R, Jabri B, Neugut AI. Risk of malignancy in patients with celiac disease. Am J Med 2003;115:191–5.

40. Cellier C, Delabesse E, Helmer C, et al. Refractory sprue, coeliac disease, and enteropathy-associated T-cell lymphoma. French Coeliac Disease Study Group. Lancet 2000;356:203–8.

41. Green JA, Barkin JS, Gregg PA, Kohen K. Ulcerative jejunitis in refractory celiac disease: enteroscopic visualization. Gastrointest Endosc 1993;39:584–5.

42. Rampertab SD, Forde KA, Green PH. Small bowel neoplasia in coeliac disease. Gut 2003;52:1211–4.

43. Yamamoto H, Kita H, Sunada K, et al. Clinical outcomes of double-balloon endoscopy for the diagnosis and treatment of small-intestinal diseases. Clin Gastroenterol Hepatol 2004;2:1010–6.

44. Selby WS, Gallagher ND. Malignancy in a 19-year experience of adult celiac disease. Dig Dis Sci 1979; 24:684–8.

45. Awrich AE, Irish CE, Vetto RM, Fletcher WS. A twenty-five year experience with primary malignant tumors of the small intestine. Surg Gynecol Obstet 1980;151:9–14.

46. Spencer J, MacDonald TT, Diss TC, Walker-Smith JA, Ciclitira PJ, Isaacson PG. Changes in intraepithelial lymphocyte subpopulations in coeliac disease and enteropathy associated T cell lymphoma (malignant histiocytosis of the intestine). Gut 1989;30:339–46.

47. Holmes GK, Dunn GI, Cockel R, Brookes VS. Adenocarcinoma of the upper small bowel complicating coeliac disease. Gut 1980;21:1010–6.

48. Nielsen SN, Wold LE. Adenocarcinoma of jejunum in association with nontropical sprue. Arch Pathol Lab Med 1986;110:822–4.

49. Holmes GK, Prior P, Lane MR, Pope D, Allan RN. Malignancy in coeliac disease — effect of a gluten free diet. Gut 1989;30:333–8.

50. Card TR, West J, Holmes GK. Risk of malignancy in diagnosed coeliac disease: a 24-year prospective, population-based, cohort study. Aliment Pharmacol Ther 2004;20:769–75.

51. West J, Logan RF, Smith CJ, Hubbard RB, Card TR. Malignancy and mortality in people with coeliac disease: population based cohort study. BMJ 2004;329:716–9.

52. Catassi C, Bearzi I, Holmes GK. Association of celiac disease and intestinal lymphomas and other cancers. Gastroenterology 2005;128:S79–86.

53. Farre C, Domingo-Domenech E, Font R, et al. Celiac disease and lymphoma risk: a multicentric case-control study in Spain. Dig Dis Sci 2004;49:408–12.

54. Kalantzis N, Papanikolaou IS, Giannakoulopoulou E, et al. Capsule endoscopy; the cumulative experience from its use in 193 patients with suspected small bowel disease. Hepatogastroenterology 2005;52:414–9.

55. Romero Vazquez J, Caunedo Alvarez A, Rodriguez-Tellez M, Sanchez Yague A, Pellicer Bautista F, Herrerias Gutierrez JM. [Previously unknown stricture due to radiation therapy diagnosed by capsule endoscopy.]. Rev Esp Enferm Dig 2005;97:449–54.

56. Sriram PV, Rao GV, Reddy DN. Wireless capsule endoscopy: experience in a tropical country. J Gastroenterol Hepatol 2004;19:63–7.

57. Soares J, Lopes L, Villas-Boas G, Pinho C. Ascariasis observed by wireless-capsule endoscopy. Endoscopy 2003;35:194.

58. Poorman JC, Katon RM. Small bowel involvement by Mycobacterium avium complex in a patient with AIDS: endoscopic, histologic, and radiographic similarities to Whipple's disease. Gastrointest Endosc 1994;40:753–9.

59. Cello JP. Capsule endoscopy features of human immunodeficiency virus and geographical diseases. Gastrointest Endosc Clin N Am 2004;14:169–77.

60. Reddy DN, Sriram PV, Rao GV, Reddy DB. Capsule endoscopy appearances of small-bowel tuberculosis. Endoscopy 2003;35:99.
61. Fritscher-Ravens A, Swain CP, von Herbay A. Refractory Whipple's disease with anaemia: first lessons from capsule endoscopy. Endoscopy 2004;36:659–62.
62. Gay G, Roche JF, Delvaux M. Capsule endoscopy, transit times, and Whipple's disease. Endoscopy 2005;37:272–3.
63. Tatar EL, Siddiqui H, Shen EH, Pitchumoni C. Lymphangiectasias found on Pillcam, are they clinically significant? In: International Conference on Capsule Endoscopy, Florida, 2005.
64. Peretti N, Sant'Anna1 AMGA, Dirks MH, Seidman EG. Capsule endoscopy detects lymphangiectasia missed by other means. In: International Conference on Capsule Endoscopy, Florida, 2005.

第 3 部分 小肠疾病

第 18 章

小肠移植及移植物抗宿主病

Roberto de Franchis • Emanuele Rondonotti
• Federica Villa • Clementina Signorelli • Carla Abbiati,
and Gizela Beccari

要点

1. 目前，小肠移植术后需要进一步的免疫抑制治疗并反复经吻合口行内镜严密监护。

2. 胶囊内镜似乎是长期随访移植物的有力工具，因为它能在无痛的情况下观察整个肠道。

3. 移植物抗宿主病的诊断非常困难，因为缺乏特异性症状，而且表现多样。

4. 目前，移植物抗宿主病的诊断金标准是同时行上下消化道内镜并活检。但是，与传统内镜技术相比，胶囊内镜敏感性更高，且易于耐受。

胶囊内镜在小肠移植中的应用

引言

一般术语"小肠/多脏器移植"指的是同源基因群体的移植，包括全小肠移植（空肠加回肠）、整体移植，同时包括或不包括一段或更多段上下胃肠道节段。这可能包括一个"脏器的组件"，例如胃、十二指肠、结肠，包括或不包括一个或多个腹腔实质脏器，如肝、胰腺、肾[1]。

小肠移植的实验动物模型始于20～30年前[2, 3]。最初的临床试验由于技术、免疫和感染的并发症频发，导致致死率和致残率很高[4-6]。随着临床经验日渐丰富、脏器保存程序的完善、手术技术提高、更有效的免疫抑制、术中和术后监测和治疗方案更为成熟，使得小肠和多器官移植在临床变成了现实。然而，小肠移植最佳治疗方案仍存在争议[1]。

2002年，美国健康保健财政管理局将小肠、肝-小肠以及多脏器移植认作不可逆小肠功能衰竭以及肠外营养失败患者的治疗标准[7]。

根据国际小肠移植登记记录[8]，自1985年4月至2003年5月31日，全世界61个移植中心共给923名患者做了989次小肠移植手术，其中433例行单纯小肠移植术，386例行肠-肝联合移植，170例行多脏器移植。

小肠-多脏器移植的适应证

不可逆性肠衰竭患者可行小肠移植。只有经过当前最佳药物治疗和外科治疗以增加肠适应性后，才能对不可逆性肠衰竭做出诊断[9]。当今，这种情况的不可逆性是移植的必要条件。肠衰竭最常见的原因是先天性或术后短肠综合征，继发于小肠闭锁、中肠扭转、腹裂、小肠外伤、坏死性小肠结肠炎、Crohn病、肠系膜血管栓塞和

/或手术粘连。接受小肠移植的儿童，约50%是由于短肠综合征。因为短肠综合征而需要肠外营养的患儿主要死因是胆囊炎和复发性脓毒血症造成的肝衰竭[10]。

其他适应证包括：肠动力紊乱例如空腔脏器肌病和/或神经病变（全小肠神经节细胞缺失症）、小肠肿瘤（肠系膜硬纤维瘤、弥漫性胃肠道息肉、Gardner综合征和其他不可切除的良性大肿块）、微绒毛包涵体病、选择性自身免疫性肠病、放射性肠炎（表18.1）[6,9,11,12]。

对于肠衰竭患者，全肠外营养是主要治疗手段，1年和4年生存率分别为94%和90%[13,14]。这些患者由于原发病或肠外营养出现并发症时，则可行小肠移植手术。全肠外营养的并发症包括急性肝衰竭、中央静脉管道丧失、多部位感染、充分补液后仍发生严重脱水[9]。

一些患者发展成全肠外营养相关性肝病，发病机制不清。早期阶段可能是可逆的，但是可能进展为不可逆性肝硬化和肝衰竭[15]。当出现门脉高压进展的征象时，肝病可能出现不可逆性改变，包括肝合成功能下降，或肝病理学出现严重桥样纤维化-肝硬化改变[11]。

静脉管道丧失是小肠移植的常见适应证。这些患者须在可靠静脉通路全部破坏之前做手术，因为移植术后几个月需要通过好的静脉通路给予液体、免疫抑制剂和抗生素。

肠衰竭患者复发感染的原因包括：留置导尿管、肠内微生物易位以及肠相关性淋巴组织缺失。如果以上情况轻微，患者则不需要移植治疗。但当患者出现严重并发症：如脑脓肿、感染性心内膜炎和多脏器衰竭时，则应行肠移植术。同样，如果患者皮肤黏膜定植有多重耐药性的微生物（即耐万古霉素的肠球菌）时，可行小肠移植术[11]。

移植术后出现全肠外营养并发症的患者，一般病情严重且存活率下降。随着经验的增长，结果不断改善，现在人们认为应该在疾病早期行移植手术[6]。

对于每一名选择小肠移植手术的患者，肠衰竭的原因以及原发病的严重程度决定了手术的评估过程和步骤。用生化指标、影像指标和组织学[9]评估宿主肝的功能状态，是确定小肠移植类型的决定性因素。

术后管理：免疫抑制剂和可能的并发症

临床和实验室证据明确证实肠移植物的高免疫原性[16,17]。大量淋巴组织和肠道表面主要组织相容性抗原（MHC）II的表达使小肠发生免疫排斥反应，而且恶意引发具有较强攻击性的，经常是致命的移植物抗宿主反应。

关于小肠同种异体移植物的免疫排斥反应仍需进行大量研究。但是实验模型提示排斥反应是由IL-2和IFN-γ分泌物、Th1淋巴细胞活性以及激活的Th2淋巴细胞分泌的IL4、IL10、IL13所致。这些淋巴细胞群的相互关系决定了移植物是被排斥，还是耐受[18]。

20世纪90年代早期，随着器官采集及保存技术的发展、手术技术以及新的免疫抑制药物的发展，特别是他克莫司代替了环孢素，使小肠移植在临床上成为现实。免疫抑制剂的发展使移植后1年存活率显著提高（从17%提高到65%）[6,12]。使用抑制淋巴细胞增殖的免疫调节药吗替麦考酚酯[19]，采用供体骨髓移植以诱导移植物耐受，并允许长期不用药的移植物接受，都促进了小肠移植结果的进一步改进[20]。有基于此，目前最常用的免疫调节方法是联合应用他克莫司、吗替麦考酚酯和激素。

表18.1 小肠移植的特异性指征：国际累积经验（CWE）[12]

适应证	患者例数（%）
短肠综合征	114（62%）
Crohn病	
肠系膜动脉栓塞	
坏死性小肠结肠炎	
肠套叠	
吸收不良综合征	23（12%）
胃扩张	
小肠闭锁	
肠动力紊乱	15（8%）
小肠假性梗阻	
Hirschsprung病	
肿瘤形成性疾病	23（12%）
内分泌肿瘤	
家族性息肉	
硬纤维瘤	
原发性或继发性移植衰竭	10（6%）
总计	185（100%）

急性排斥反用大剂量激素并增加他克莫司的剂量。据统计，大部分急性小肠同种异体移植排斥反应发生在移植后3个月内。但是，导致同种异体移植物破坏严重的急性排斥反应可以在移植术后一年或者更长时间发生[21]。大部分排斥反应轻微，且多不会进展到移植物破坏。但如对治疗无反应，则需给予淋巴细胞单克隆抗体。

即使采用了这些药物，急性同种异体移植排斥反应的发生率仍然很高，全世界56%的受者因此将移植物摘除[8]。所以，对于替代/补充制剂（单克隆抗体、硫唑嘌呤、西罗莫司、环磷酰胺）以及新治疗措施（骨髓移植并新预处理方案）仍需进一步研究。

用于避免同种异体移植物排斥反应或移植物抗宿主病的免疫抑制剂常导致严重副作用：他克莫司可导致头痛、震颤、口周麻木、腹泻、高钾血症、高糖血症和肾衰竭；吗替麦考酚酯常导致胃炎、腹泻，高剂量可以导致骨髓抑制，但最常见的，也是最可能致死的是机会性感染。因此，特异性术后治疗和预防感染的处理程序与应用于实质器官受者的相似，也有了一定发展。此外，术后1~2周和中重度排异发作时，可选择肠道清洁。慢性病毒和原虫的预防，常规用更昔洛韦预防巨细胞病毒和EB病毒，甲氧苄啶合用磺胺甲噁唑预防卡氏肺囊虫。人们意识到排异时感染并发症的重要性，在之前的肝移植手术已经证实，在小肠甚至更为适用，因为黏膜屏障一旦中断，很快就会造成内环境的致死性改变。反常性治疗理论：治疗感染相关排异反应，除了系统或局部应用抗生素外，快速加强免疫抑制是预防或阻止小肠移植受体细菌易位的最重要治疗手段[9, 22]。

然而，尽管免疫抑制治疗和原虫预防已经有了进展，但机会性感染及移植物排异仍然是小肠移植的主要并发症，虽然术后并发症有时难以早期诊断，但这是小肠移植成功的主要决定因素（表18.2）[12]。术后监护的目的在于发现术后并发症，并评估移植物在解剖和功能上的完整性。

移植物状况及并发症的监护

侵入性方法

目前，移植物在移植后的内镜检查是术后评价小肠移植受体的重要工具，因为小肠移植物排异的临床症状和体征没有特异性[23-26]。一般来说，移植术后第1个月每周两次经吻合口内镜随访，第2~3月，每周1次，第4~6月每月1次，然后每3~6个月随访1次。急性移植物排异的典型内镜下征象表现为黏膜水肿、红斑、易碎性、糜烂及颗粒样改变。这种改变呈斑片状或节段性，且大概有1/3的移植物排异患者，经吻合口内镜观察发现黏膜是正常的[1, 23]。在经吻合口内镜检查时，一般常规取活检进行病理检查并检查常见的感染微生物。急性排异早期的组织学改变包括绒毛变短而扁平、固有层淋巴细胞浸润、隐窝炎及隐窝凋亡、黏膜表面剥脱及溃疡[11, 27]。

近来，提出使用放大可视内镜给黏膜表面提供更精确的评估。放大可视内镜检查绒毛微结构可以评估绒毛的高度、扁平度，而且可以像显微镜观察活检标本那样观察绒毛红斑[28, 29]。但是，因为内镜只能检查移植物的一部分，而且给这些脆弱的患者带来痛苦，新的无创标志物和内镜检查方法已经研究出来。

无创方法

血清肠内脂肪酸结合蛋白是肠上皮细胞的特异性蛋白，当小肠损伤后可以在血清内检测出来，但对临床上的同种异体移植物排异并未发现益处[30]。据报道，在短肠综合征患者身上发现血清瓜氨酸水平与小肠功能是相关的。此发现可以扩展用于小肠同种异体移植物排异现象[11, 31]。

2001年，可视胶囊内镜问世，可以对小肠进行彻底、微创的检查。该设备被证实是安全、易于忍受的，每秒钟能够拍摄两张图像，1:8放大。可以给正常的小肠黏膜成像（图18.1）。

表18.2 小肠移植的并发症[12]

并发症	病例数（%）
脓毒症	34（40%）
多脏器衰竭	24（28%）
移植物栓塞	1（4%）
神经系统问题	1（1%）
排异	4（5%）
出血	4（5%）
淋巴瘤	9（11%）
其他/不明原因	5（6%）
总计	84（100%）

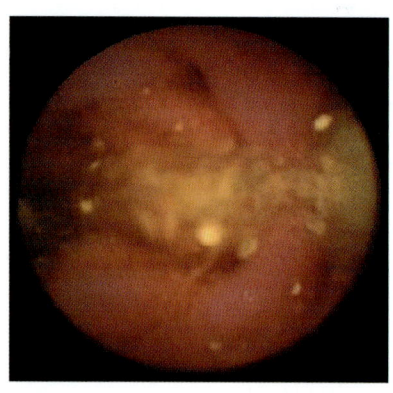

图18.1 胶囊内镜：正常末端回肠。

胶囊小肠镜在监视移植物状况中的作用

只有2例关于应用可视胶囊内镜随访小肠移植患者的报道[32,33]。在第一例报道中，肠系膜血管栓塞患者因术后短肠综合征而行小肠移植[32]。上位空肠活检未显示排异的征象。为了观察整个移植物，患者行移植术9个月后做视频胶囊内镜。主要发现是空肠中段绒毛扁平，除了中部轻度充血，远端淋巴管扩张，回肠形态学上几乎完全正常。无明显排异证据。作者总结出胶囊内镜的应用推动了肠段无创检查的发展，这是普通内镜所无法达到的。

在第二个报道中[33]，胶囊内镜被用来评估移植后不同间期的患者情况，胶囊内镜的发现结果与通过吻合口内镜检查的结果相互对比。4名患者只进行小肠移植，一名患者是多脏器移植。所有小肠移植患者近端是胃末端与侧面吻合，远端是回肠与直肠吻合。所有患者都做了回肠造口术，并给予免疫抑制剂、抗生素和抗真菌药。所有患者在移植术后都用放大内镜行逆行性回肠检查并活检。分别在移植术后20天到6个月和回肠镜后0～13天行胶囊内镜检查。在行回肠镜检查时，患者都有腹胀和不适的主诉。所有患者都能轻易吞下胶囊内镜，并且自然通过肠道而无副作用。其中有一名患者在记录时间内胶囊内镜一直停留在胃内，可能的原因是在胃和空肠之间的移植物运动不协调。其他患者都收集到了质量良好的小肠图像。常规经吻合口内镜，不管是常规内镜（图18.2a），还是放大内镜（图18.2b），都显示所有患者回肠黏膜正常（图18.2）。所有病例活检病理都提示轻度炎症细胞浸润和固有层水肿。经吻合口内镜下观察的回肠黏膜，在胶囊内镜下表现正常。但是4名患者中有3名胶囊内镜收集到的更近段回肠有黏膜改变。这些改变包括：散在性绒毛钝形、波形或卷曲，以及一患者移植术后20天发现局灶性充血点（图18.3，18.4）。一患者移植术后6周发现小面积绒毛扁平，局部瘀点（图18.5），一患者术后2个月发现广泛性绒毛扁平水肿，局部糜烂。第4名患者小肠移植术后6个月观察到正常的形状良好的长绒毛。所有患者皆认为胶囊内镜比逆行回肠内镜更易于忍受。3/4的患者在逆行回肠内镜够不着的近端发现黏膜改变，这说明了胶囊内镜的优越性：与传统的逆行回肠内镜相比，胶囊内镜能够检查整个移植物管腔。

这些黏膜改变的意义还不太清楚。行胶囊内镜与移植手术之间的间隔，每个患者从20天到6个月不等。众所周知，6周和2个月的黏膜改变比20天时要严重，患者6个月时黏膜是正常的。这可能代表了正常的移植物评估时间。

很明显，需要进一步的研究来解释与常规内镜及活检相关的胶囊内镜结果。一旦能够获得这些信息，胶囊内镜可能成为小肠移植术后的首选监查工具。因为它易于忍受，而且能检查整个肠道。常规内镜及活检可以保留作为胶囊内镜发现黏膜异常患者的进一步

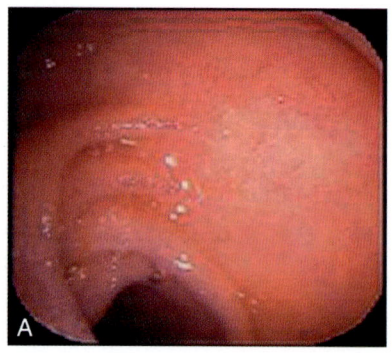
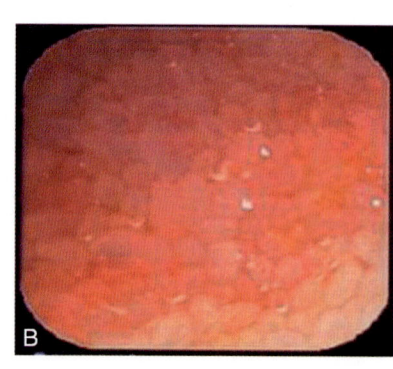

图18.2 逆行经吻合口回肠内镜检查：正常末端回肠。（a）正常图像；（b）放大100倍。

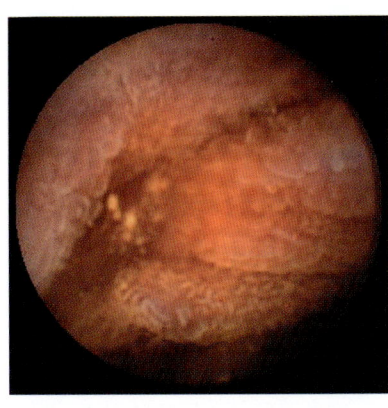

图18.3 移植20天后胶囊内镜所见：脊状和卷曲的绒毛。

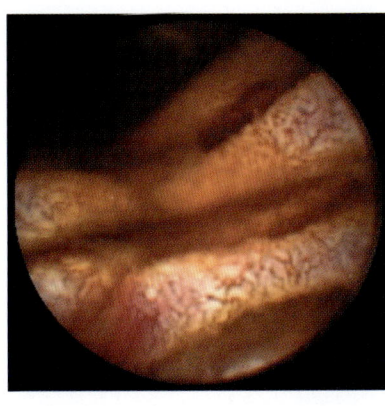

图18.4 移植20天后胶囊内镜所见：钝形绒毛和脊状白色绒毛及孤立的充血点。

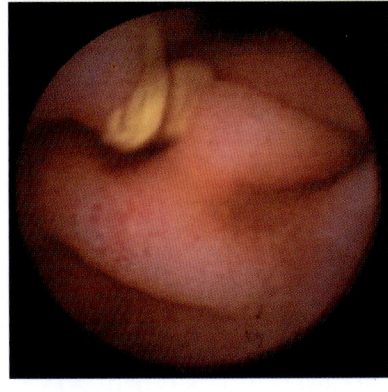

图18.5 移植6周后胶囊内镜所见：钝形绒毛及孤立的出血点。

评估，以组织学证实排异反应的存在及程度。

胶囊内镜在小肠移植物抗宿主病中的应用

引言

同种造血干细胞移植（HCT）可用于治疗各种恶性血液病、实质肿瘤和非恶性干细胞功能紊乱。但是，这项治疗的普遍并发症是移植物抗宿主病（GVHD）；这是造血干细胞移植的主要并发症，是致病和致死的主要原因[34]。据统计，近半数严重移植物抗宿主病死于该病或治疗相关并发症[35]。当供体的T淋巴细胞把宿主细胞当成异体并启动免疫反应，就导致了移植物抗宿主病[36]。

造血干细胞供体与移植受体的人类白细胞抗原（HLA）差异是参与移植物抗宿主病进展和放大的最常见因素。对不匹配的移植物，移植物抗宿主病的发生率是70%~80%，但如人类白细胞抗原相同，GVHD的发生率是40%~60%。

有几项因素可能与移植物抗宿主反应相关，但是，GVHD的发展需满足三个条件[37]：

1. 移植物须含有免疫力的细胞。
2. 宿主须具有供体所没有的重要移植异源抗原，所以对于移植物来说，宿主为异源体，因此能产生免疫反应。
3. 宿主本身必须不能产生对抗移植物的有效免疫反应。至少必须持续足够长时间让移植物来显示其免疫能力，也就是其必须拥有"任期的保证"。

移植物抗宿主病可发病急骤，亦可为慢性病，两者表现不同，致病机制也不同。顾名思义，急性移植物抗宿主病指的是同种异体移植术后100天发病，涉及不同组织，包括：皮肤的上皮细胞、胃肠道的黏膜和胆管。慢性移植物抗宿主病指的是同种异体移植术后超过100天发病，临床表现有：关节痛、关节炎及浆膜炎。另外，存在超急性发病，术后一周发病，表现为：发热、肝炎、肠炎、红皮病、皮肤剥脱及血管漏[36]。

急性移植物抗宿主病：机制及表现

移植物抗宿主病综合征是主要组织相容性抗原差异激活供体来源的T淋巴细胞反应的继发性损伤。T细胞本身不能识别抗原，但与主要组织相容性抗原上的抗原提呈细胞结合后就能识别抗原，这个过程是自动的。造成急性移植物抗宿主病的机制可分成三部分[38]：预处理诱导的细胞损伤、供体T淋巴细胞的诱导及放大、对宿主细胞的直接和间接细胞毒性。

第一阶段，在预处理治疗时移植物抗宿主病起病，此时为预防移植物排异而全身放射治疗或大剂量化疗，造成免疫系统抑制。可造成宿主组织的严重破坏，诱导多种细胞因子分泌调节不良，包括肿瘤坏死因子、IL1、IL6、粒细胞和巨噬细胞集落刺激因子[36]，使得细胞因子和黏附分子上调，造成消化道、肝和皮肤的损伤。

第二阶段，抗原提呈细胞与组织相容性抗原相连，使供体来源的T细胞识别并到达宿主抗原。之后，供体T细胞克隆扩增，分化成可以分泌IFN-γ和IL2的Th1淋巴细胞。血管上皮是最先接触这些新的同种异体抗原的部位，并使供体T细胞黏附于其表面，从而使供体T细胞激活，与黏附分子相连，如E-选择素、整联蛋白家族、ICAM-1、PECAM-1和VCAM-1[36]。

第三阶段，激活的T细胞及其继发的机制均可直接损伤宿主细胞。Th1细胞诱导激活细胞毒性T细胞分泌多种重要的细胞因子。这些细胞因子在移植物抗宿主病的发病过程中起到至关重要的作用。因为它们可以激活其他T细胞，使NK细胞和NK样细胞扩增，从而导致其他组织损伤。

急性移植物抗宿主病的临床表现包括皮肤的改变，如巨大丘疹、广泛皮疹、疱疹形成或脱屑。在肝，可能发生胆小管损伤伴胆汁郁积性黄疸。在淋巴结，可能出现生发中心减少和外周血计数减少。胃肠道的改变见下文描述。

慢性移植物抗宿主病

慢性移植物抗宿主病发生在移植100多天后，发生率约33%。一般继发于急性移植物抗宿主病，因此常认为其为急性移植物抗宿主病后期。研究结果显示，随着慢性移植物抗宿主病的进展，胸腺萎缩并胸腺上皮分泌功能丧失以及淋巴细胞的减少，在同种异体反应的发展中起关键作用。

慢性移植物抗宿主病的临床表现与急性移植物抗宿主病类似。皮肤改变如红斑、快速脱屑、扁平苔藓进展、肝功能改变和眼睛症状（如干燥性角结膜炎）；胃肠道症状并不常见，可能出现腹泻、腹痛和体重减轻。

肠道移植物抗宿主病：发病机制及临床表现

肠道移植物抗宿主病常见的临床表现有：恶心、严重分泌性腹泻伴血浆电解质紊乱、腹部绞痛、肠道出血和麻痹性肠梗阻。这些临床表现很常见，是干细胞移植后的严重问题。肠道黏膜包含有很多定植在集合淋巴小结和固有层的淋巴细胞。这组淋巴细胞又被称为肠道相关性淋巴组织，它能提供对抗外源性抗原的生物屏障。这个系统的任何改变，包括组织损伤，均可造成炎性反应，导致许多细胞因子的分泌和激活，并启动移植物抗宿主病[38]。

有几项报道[39, 40]指出，微环境（包括正常菌群）也可能影响移植物抗宿主病的进展，它通过与肠道上皮细胞共享抗原表位或在细胞表面激发潜伏的病毒诱导抗原而起到触发作用。

研究结果显示，在预处理阶段，即使是正常菌群的细菌内毒素/脂多糖都是有害的。在此阶段，化疗和全身放疗使得肠道的通透性增加。内毒素和脂多糖穿过肠道屏障，进入系统循环，刺激淋巴细胞产生TNF-α、IL1及IL12。反过来，它们又刺激粒细胞和巨噬细胞激活。

这些炎症介质可能直接损伤黏膜。小鼠模型研究显示，TNF-α和IFN-γ可能介导肠上皮的损伤。组织学上，从胃到直肠，单个细胞坏死、小肠隐窝结构破坏，甚至最严重的病变，即整个上皮脱落，都可能发生（图18.6）[41]。

肠道移植物抗宿主病：传统诊断方法的应用

内镜

骨髓移植患者肠道移植物抗宿主病的诊断十分困难，因为缺乏特异性症状，表现复杂多样。鉴别诊断包括：与移植前状况、用药、肠道感染（如CMV或HSV）相关的胃肠道毒性反应[42, 43]。目前，移植物抗宿主病诊断的金标准是同时行上下消化道内镜检查和黏膜活检组织学检查。内镜下表现多样，从正常表现到严重炎性改变，如红斑、溃疡和渗出[42]。内镜结果可根据下面的表格进行分级（表18.3）[44]。移植物

表18.3 内镜下移植物抗宿主病分级评分

内镜分级	黏膜表现
0	正常黏膜
1	血管标记消失和/或轻度局部红斑
2	中度水肿和/或红斑
3	水肿、糜烂和/或出血
4	溃疡、渗出和出血

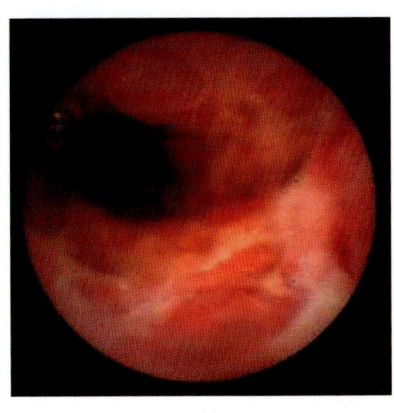

图18.6 胶囊内镜所见：GVHD患者散在的空肠溃疡。

抗宿主病（急性或慢性）的病理改变包括隐窝上皮细胞凋亡、隐窝脱落和消失、斑片状淋巴细胞浸润[43]。出现消化道症状的移植患者中约有30%～80%其内镜下黏膜未见异常，而有GVHD的组织学表现，从而证实了黏膜活检的重要性[43]。虽然最近的研究显示，内镜发现与急慢性移植物抗宿主病之间有明显的关联，但目前的观点是：放大内镜可能提高胃肠道移植物抗宿主病的早期发现，但是需要有胃肠道黏膜组织学评估来证实诊断并评价情况的严重程度[42]。已报道的组织学表现同上下消化道内镜的一致性为66%～96%。一些研究者建议，由于移植物抗宿主病涉及整个消化道，因此上消化道或下消化道内镜，甚至简单的直肠或胃活检都有助于诊断[43,44]。但用双向内镜和活检评价移植物抗宿主病的诊断、范围和严重度最佳[45]。

影像学

如果患者病重，内镜检查有危险，同时有必要评价小肠是否受累，这时候可以行常规的影像学检查如：CT、单纯腹部平片或钡餐[46,47]。移植物抗宿主病的患者行钡餐检查可以发现各种小肠异常，包括空肠和回肠皱襞黏膜水肿、回肠皱襞消失、肠壁增厚、肠积气、痉挛、狭窄伴狭窄前扩张和气过水声[46]。在大部分患者的CT上，最常见的发现为小肠壁间断增厚和邻近肠段的血管肿胀[47]。影像学检查也可以鉴定结肠和上消化道是否受累，可能出现食管变粗或结肠袋消失、拇纹征、痉挛及溃疡[46,47]。总之，内镜是移植物抗宿主病的诊断金标准。当内镜检查不安全时，影像学检查可用作辅助检查，来确定疾病的范围和严重程度。

腹部B超

腹部B超是用来评估肠道移植物抗宿主病的新方法。这是个无创操作，可用于早期诊断和监测疗效。超声图像表现多样而且无特异性：最常见的发现是结肠扩张（主要是在升结肠）和肠壁增厚（最常见于回盲部）[48,49]。虽然内镜是移植物抗宿主病的诊断金标准，但B超作为一项无创检查，可在症状出现之前鉴定移植物抗宿主病并确定疾病的范围和严重程度[48,49]。

肠道移植物抗宿主病：视频胶囊内镜的应用

目前，研究视频胶囊内镜在肠道移植物抗宿主病应用的研究只有一篇[50]。研究主要入选持续大量腹泻的怀疑急性移植物抗宿主病的连续10例患者，用食管胃十二指肠镜检查（并胃和十二指肠活检）及视频胶囊内镜评价。根据标准分级[44]对胶囊内镜的图像进行评分，并把内镜和组织学表现进行比较。重要的是，5名患者视频胶囊内镜结果正常而排除移植物抗宿主病，说明患者腹泻另有原因。人们发现，与传统内镜相比，视频胶囊内镜对肠道移植物抗宿主病的诊断敏感性更高，并能绘出肠道总长的斑驳损害（图18.6）[50]。视频胶囊内镜易于忍受。在该研究中，此检查阴性预测值高，提示其适于做筛查。作者总结道：视频胶囊内镜既可用于移植物抗宿主病可疑患者，也可用于监测已明确诊断的患者对治疗的反应，以避免免疫抑制过度。

参考文献

1. Scotti-Foglieni T, Tinozzi SD, Abu-Elmagd K, Starzl TE. Enteroscopy of the transplanted small bowel. In: Rossini FP, Gay G, eds. Atlas of enteroscopy. Springer, Milan, 1998, pp. 151–69.

2. Lillehei RC, Groot B, Miller FA. The physiological response of the small bowel of the dog to ischemia, including prolonged preservation of the small bowel with the successful replacement and survival. Ann Surg 1959;150:543–60.

3. Monchik GJ, Russel PS. Transplantation of the small bowel in the rat: technical and immunological considerations. Surgery 1971;70:693–702.

4. Alican F, Hardy JD, Cayirily M, et al. Intestinal transplantation: laboratory experience and report of a clinical case. Am Surg 1971;121:150–1.

5. Fortner JG, Sichuk G, Litwin SD, et al. Immunological response to an intestinal allograft with HLA identical donor-recipient. Transplantation 1972;14:531-2.

6. Niv Y, Mor E, Tzakis AG. Small bowel transplantation — a clinical review. Am J Gastroenterol 1999;94:3126-30.

7. Abu-Elmagd K, Bond G, Reyes J, Fung J. Intestinal transplantation: a coming of age. Adv Surg 2002;36:65-101.

8. International Intestinal Transplantation Registry site, 1997; http://www.intestinaltransplant.org/registry.htm; http://www.intestinaltransplant.org/ITR_Reports/Report_2003/ITR%202003%20Final%20Summary%20Slides_files/frame.htm

9. Abu-Elmaged K, Bond G. Gut failure and abdominal visceral transplantation. Proc Nutr Soc 2003;62:727-37.

10. Ricour C, Gorski AM, Goulet O, et al. Home parenteral nutrition in children; eight years of experience with 112 patients. Hum Nutr Clin Nutr 1990;9:65-71.

11. Mittal NK, Tzakis A, Kato T, Thompson JF. Current status of small bowel transplantation in children: update 2003. Pediatr Clin North Am 2003;50:1419-33.

12. Grant D. Current results of intestinal transplantation: International Transplant Registry. Lancet 1996;347:1801-3.

13. Howard L, Malone M. Current status of home parenteral nutrition in the United States. Transplant Proc 1996;28:2691-5.

14. Howard L, Hassan N. Home parenteral nutrition 25 years later. Gastrointest Clin North Am 1998;27:481-512.

15. Sondheimer JM, Asturias E, Cadnapaphornchai M. Infection and cholestasis in neonates with intestinal resection and long term parenteral nutrition. J Pediatr Gastroenterol Nutr 1998;27:131-37.

16. Nishida S, Levi D, Kato T, et al. Ninety-five cases of intestinal transplantation at the University of Miami. J Gastrointest Surg 2002;6:233-9.

17. Zhang Z, Zhu L, Quan D, et al. Pattern of liver, kidney, heart and intestine allograft rejection in different mouse strain combinations. Transplantation 1996;62:1267-72.

18. Turka LA. Immune mediators in transplant rejection and tolerance. Transpl Imunol 1997;13:5-7.

19. European MMF Cooperative Study Group. Placebo-controlled study of mycophenolate mofetil combined with cyclosporine and corticosteroids for prevention of acute rejection. Lancet 1995;345:1321-5.

20. Kartzas T, Khan F, Tzakis AG. Clinical intestinal transplantation. Experience in Miami. Transpl Proc 1997;29:1787-9.

21. Sudan DL, Kaufman SS, Shaw BW, et al. Isolated intestinal transplantation for intestinal failure. Am J Gastroenterol 2000;95:1506-15.

22. Abu-Elmagd K, Todo S, Tzakis A, et al. Three years clinical experience with intestinal transplantation. J Am Coll Surg 1994;179:385-400.

23. Sigurdsson L, Reyes J, Putnam PE, et al. Endoscopies in pediatric small intestinal transplant recipient: five year experience. Am J Gastroenterol 1998;93:207-11.

24. Grover R, Lear PA, Ingham Clark CL, Pockley AG, Wood RFM. Method for diagnosing rejection in small bowel transplantation. Br J Surg 1993;80:1024-26.

25. Garau P, Orenstein SR, Neigut DA, Putnam PE, Reyes J, Tzakis AG, Kocoshis SA. Role of endoscopy following small intestinal transplantation in children. Transpl Proc 1994;26:136-7.

26. Hassanein T, Schade RR, Soldevilla-Pico C, et al. Endoscopy is essential for early detection of rejection in small bowel transplantation recipients. Transpl Proc 1994;26:1414-5.

27. Lee RG, Nakamura K, Athanassios CT, et al. Pathology of human intestinal transplantation. Gastroenterology 1996;110:1820-34.

28. Kato T, O'Brien CB, Nishida S, et al. The first case report of the use of a zoom videoendoscope for evaluation of small bowel graft mucosa in a human after intestinal transplantation. Gastrointest Endosc 1999;50:257-61.

29. Kato T, O'Brien CB, Berho M, et al. Improved rejection surveillance in intestinal transplant recipient with frequent use of zoom video endoscopy. Transpl Proc 2000;32:1200.

30. Kaufman SS, Lyden ER, Marks WH, et al. Lack of utility of intestinal fatty acid binding protein levels in predicting intestinal allograft rejection. Transplantation 2001;71:1058-60.

31. Pappas PA, Saudubray JM Tzakis AG, et al. Serum citrulline and rejection in small bowel transplantation: a preliminary report. Transplantation 2001;72:1212-6.

32. Beckurts KT, Stippel D, Scleimer K, Benz C, Dienes HP, Holscher AH. First case of isolated small bowel transplantation at the University of Cologne: rejection free course under quadruple immunosuppression and endoluminal monitoring with video-capsule. Transpl Proc 2004;36:340-2.

33. de Franchis R, Rondonotti E, Abbiati C, Beccari G, Merighi A, Pinna A, Villa E. Capsule endoscopy in small bowel transplantation. Dig Liver Dis 2003;35:728-31.

34. Anasetti C. Advances in the prevention of graft versus host disease after hematopoietic cell transplantation. Transplantation 2004;77:79-83.

35. Terdiman JP, Linker AC, Ries CA, Damon LE, Rugo HS, Ostroff JW. The role of endoscopic evaluation in patients with suspected intestinal graft versus host disease after allogeneic bone marrow transplantation. Endoscopy 1996;28:680-5.

36. Goker H, Haznedaroglu IC, Chao NJ. Acute graft vs host disease: Pathobiology and management. Exp Hematol 2001;29:259-77.

37. Billingham RE. The biology of graft vs host reactions. In: The Harvey Lectures. Academy Press, New York, 1966;62:21-78.

38. Takatsuka H, Iwasaki T, Okamoto T, Kakishita E. Intestinal graft versus host disease. Drugs 2003;63:1-15.

39. Clift RA, Buckner CD, Appelbaum FR, et al. Allogenic marrow transplantation in patients with acute myeloid leukaemia in first remission: randomized trial of two irradiation regimens. Blood 1990;76:1867-71.

40. Rindgen O. Viral infection and graft versus host disease. In: Burakoff SJ, Deeg HJ, Ferrara J, Atkinson K, eds. Graft versus host disease. Marcel Dekker, New York, 1990, p. 467.

41. Roy J, Platt JL, Weisdorf J. The immunopathology of upper gastrointestinal acute graft versus host disease. Transplantation 1993;55:572-7.

42. Cruz-Corea M, Poonawala A, Abraham SC, Zahurak M, Vogelsang G, Kalloo AN, Lee LA. Endoscopic findings predict the histologic diagnosis in gastrointestinal graft-versus-host disease. Endoscopy 2002;34;808–13.
43. Ponec RJ, Hackman RC, McDonald GB. Endoscopic and histologic diagnosis of intestinal graft-versus-host disease after marrow transplantation. Gastrointest Endosc 1998;49:612–21.
44. Brand RE, Tarantolo MR, Bishop ZS, et al. The correlation of endoscopic grading to clinical and pathologic staging of acute gastrointestinal graft-versus-host disease. Blood 1998;49(suppl.1):45.
45. Roy J, Snover D, Weisdorf S, et al. Simultaneous upper and lower biopsy in the diagnosis of intestinal graft-versus-host disease. Transplantation 1991;51:642–6.
46. Schuttevaer HM, Kroon HM, Chandie Shaw P. Graft-versus-host disease of gastrointestinal tract. Diagn Imaging Clin Med 1986;55:254–61.
47. Kalantari BN, Mortele KJ, Cantisani V, et al. CT features with pathologic correlation of acute gastrointestinal graft-versus-host disease after bone marrow transplantation in adults. AJR Am J Roentgenol 2003;181:1621–5.
48. Klein SA, Martin H, Schreiber-Dietrich D, Hermann S, Caspary WF, Hoelzer D, Dietrich F. A new approach to evaluating intestinal graft-versus-host disease by transabdominal sonography and colour doppler imaging. Br J Haematol 2001;155:929–34.
49. Gorg C, Wollenberg B, Beyer J, Stolte MS, Neubauer A. High resolution ultrasonography in gastrointestinal graft-versus-host disease. Ann Hematol 2005;84:33–9.
50. Yakoub-Agha IY, Maunoury V, Wacrenier A, et al. Impact of small bowel exploration using video capsule endoscopy in the management of acute gastrointestinal graft versus host disease. Transplantation 2004;78:1697–701.

第 4 部分

非小肠适应证

第 4 部分　非小肠适应证

第 19 章

胶囊内镜在胃及结肠中的应用

Virender K Sharma

要点

1. 小肠胶囊内镜可发现胃及结肠中的病变。

2. 最常见的胃部病变包括幽门部消化性溃疡、门脉高压性胃病、胃窦血管扩张（GAVE）以及少数肿瘤。

3. 结肠病变发现受限常由于肠道准备不充分所致。

4. 可疑出血指示可提示结肠出血的范围。

5. 小肠胶囊内镜发现的结肠病变包括憩室、动静脉畸形、炎症性肠病、息肉及肿瘤。

引言

无线视频胶囊内镜（VCE）是一种特殊的内镜技术，可以直接显现整个小肠黏膜[1]。胶囊内镜的应用提高了小肠病变的诊断效率，例如不明的胃肠道出血、Crohn病、腹腔疾病以及小肠肿瘤[2]。胶囊内镜通过整个胃肠道，并随粪便排出。然而，由于技术方面的限制，胶囊内镜对于明确小肠以外的胃肠道疾病并不理想。小肠胶囊内镜在食管内的快速移动，限制了其捕获足够的食管影像的能力。而由于胃腔较大，致使照明减弱，使胃黏膜无法完全显现，因此无法全面检查胃部。未行肠道准备，亦可由于粪便存留而掩盖结肠病变。此外，患者使用小肠胶囊内镜之前通常已行上、下消化道内镜检查，包括一些于上述区域存在病变的患者，就进一步限制了我们有关胶囊检查胃与结肠病变准确度的认识。尽管如此，仍有14%的不明原因消化道出血患者可通过胶囊内镜发现其胃或结肠的病变[3]。

随着胶囊内镜技术（如食管与结肠胶囊内镜）的进一步发展，我们可以更好地评估那些通过现有小肠胶囊内镜检查无法发现的胃肠道病变。本章将讲述通过小肠胶囊内镜可见的胃与结肠病变。

小肠胶囊内镜发现的胃部病变

胶囊内镜在胃内停留的时间充足，可以每秒钟拍摄两张的速度获得大量图像。然而由于胃腔较大，胃扩张不足及表面积过大，致使其显像较差，限制了胶囊内镜对胃部病变诊断的准确度。但是，胶囊内镜可检测到散在的或位于胃腔变细处（胃窦部和幽门部）的病变，因该部位照明及显像均充分。某些易被胶囊内镜忽略的病变，应立即应用食管-胃-十二指肠镜（EGD）进行复查[4]。

酸性消化性疾病

酸性消化性疾病由于幽门螺杆菌感染或者应用非甾体抗炎药（non-steroidal anti-inflammatory drug，NSAID）所致，表现为糜烂和/或者溃疡形成，以上两者均可引起胃肠道的不明原因出血。此外，应用NSAID可同时损伤胃与小肠，因此由于使用NSAID所致胃损伤的患者可通过应用小肠胶囊内镜发现病变（见第14章）。

诊断

胃溃疡易于诊断，可由传统内镜发现。然而溃疡存在时间可能较短，内镜检查时可能已经愈合。尽管胶囊对胃局灶病变的诊断并不敏感，但可发现糜烂与溃疡的形成（图19.1），特别是在能见度较好的部位。

治疗

胃溃疡的治疗包括病因治疗，如应用抗生素根治幽门螺杆菌感染，或停用NSAID以及抑制胃液分泌治疗，如应用质子泵抑制剂或H_2受体阻滞剂，以促进愈合。

门脉高压性胃病

门脉高压性胃病（充血性胃病）是由于门静脉压力与肝窦阻力增加以及慢性肝病和肝硬化患者肝血流量减少引起的[5]。门脉高压性胃病，虽然大部分无症状，但往往由于慢性失血或罕见的显性胃肠道出血导致缺铁性贫血。而出血是因门脉压力增加，导致扩张的血管破裂而自发产生。

诊断

门脉高压性胃病内镜下的特征性表现为粉红色黏膜区域被纤细的白色网状图形分隔，可将其描述为"蛇皮样"、"网状"或"鹅卵石样"改变（图19.2）。黏膜改变主要分布于胃底及胃体。然而，更多严重的病例可弥漫分布或者累及胃窦部。慢性肝病患者需通过内镜进行诊断。病理学检查提示黏膜及黏膜下层毛细血管水肿、静脉扩张[6]。

门脉高压性胃病的改变是弥漫性的，很容易经胶囊内镜发现（图19.2b）。Eisen等人利用食管胶囊

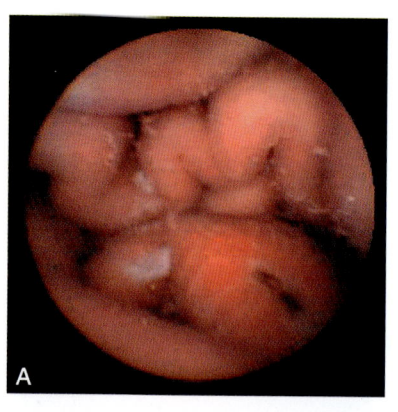
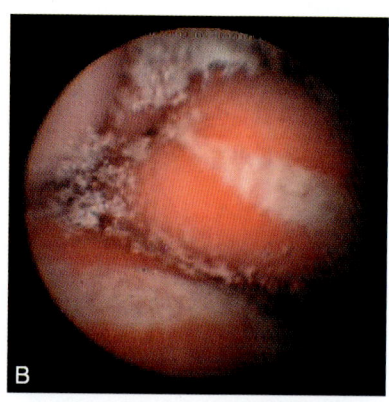

图19.1 NSAID 相关胃病。（a）胶囊内镜下所示糜烂。（b）胃体的线性溃疡。

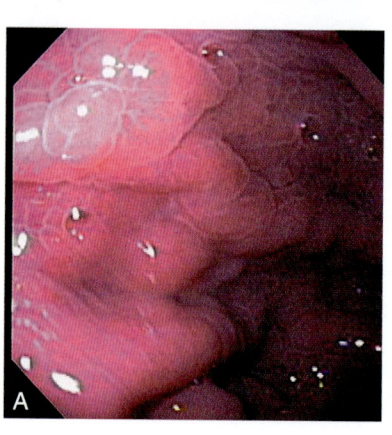
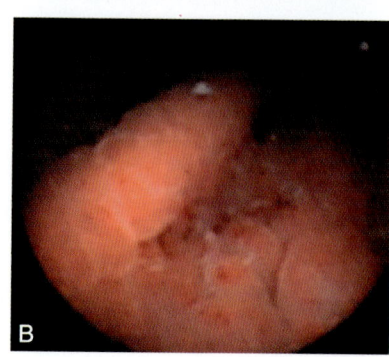

图19.2 门脉高压性胃病——白色细网状图形分隔粉红色黏膜区的内镜下特征性表现，亦称"蛇皮样"、"网格状"或"鹅卵石样"改变。（a）内镜下所见。（b）胶囊内镜下所见。

内镜评估慢性肝病患者。报道显示与上消化道内镜相比，胶囊内镜对于门脉高压性胃病诊断的敏感性为100%，特异性为77%[7]。

治疗

应用β受体阻滞剂（普萘洛尔、阿替洛尔）减低门脉压力、经颈静脉肝内（支架）门体分流术（transjugular intrahepatic portosystemic shunt, TIPS）、门体分流术以及肝移植是长期治疗门脉高压性胃病出血的主要方法。急性出血时也可通过内镜对局灶出血损伤进行止血或使用降低内脏压力的药物，如加压素、生长抑素及奥曲肽，但上述方法的有效性尚缺乏相关对照试验证实[6]。

胃窦血管扩张（gastric antral vascular ectasia, GAVE）或西瓜胃

胃窦血管扩张是引起胃肠道不明出血的罕见病因，内镜下表现为黏膜自幽门向胃窦放射状的红色线性条纹，其典型改变称为西瓜胃。GAVE有时与门脉高压性胃病混淆，二者均可于肝硬化时出现，但GAVE可发生于无门脉高压及肝脏疾病的患者。尽管GAVE具有典型的内镜下表现，但仍然经常与窦性胃病相混淆，后者也可表现为条纹性红斑。由于GAVE的组织学改变主要位于黏膜下层，其表面黏膜的活检可正常，因此可被胃镜漏诊。而包括黏膜下层组织的深层活检可发现扩张的血管，伴梭状细胞增殖及纤维透明变性。亦有报道GAVE可呈斑点样，常见于肝脏疾病及肝硬化患者[8]。

GAVE可因慢性失血或明显的胃肠道出血而表现为缺铁性贫血。与门脉高压性胃病类似，GAVE所致出血也是由于扩张的血管破裂而自发产生。

诊断

诊断依据典型的内镜下表现，可通过内镜活检、内镜超声、标记的红细胞扫描以及CT加以明确。胶囊内镜可发现GAVE，明确胃肠道出血患者的病变（图19.3）。

治疗

口服或胃肠外补充铁剂是治疗GAVE患者的主要方法，对严重失血需要输血的患者可予内镜治疗。由于GAVE所致出血大部分为慢性，故对于胃肠外补充铁剂无效的病例则需输血支持。内镜下应用加热探针、金探针、氩离子凝固术或激光治疗进行热疗可降低严重出血患者输血的需要。但上述方法基本上无法完全治愈GAVE[9]。应用TIPS或门静脉分流减低门脉压力并不能减少出血，提示GAVE与门脉高压的关系尚未明确。亦有报道应用激素治疗GAVE，但缺乏肯定疗效的相关证据。内镜治疗无效的严重病例可实施胃窦切除术。我们在应用窦环结扎术治疗严重GAVE患者方面取得了较大成功，从而降低了需要内镜及输血治疗的患者数量，其内镜下表现可有明显改善。

胃部肿瘤

应用传统内镜可轻松发现胃部肿瘤，且已知患有胃部肿瘤的患者通常不再行胶囊内镜检查，因此限制了我们对于胶囊内镜在诊断胃部肿瘤准确度方面的认识。而行胶囊内镜检查小肠息肉时可发现胃部肿瘤（如家族性腺瘤性息肉病）（图19.4）[11]。

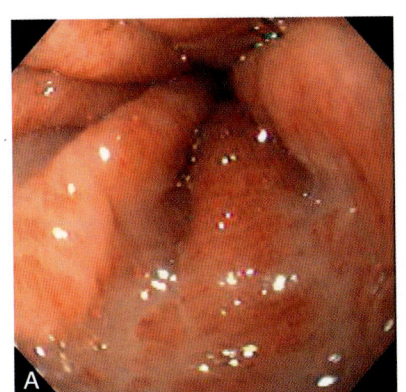 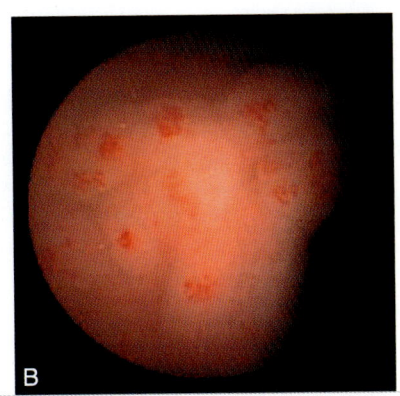 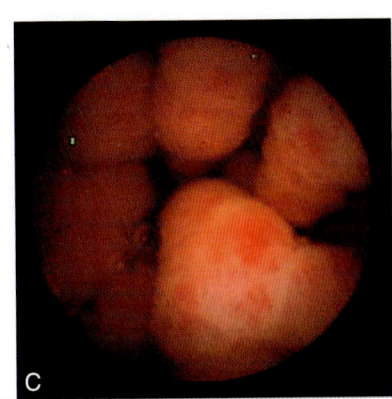

图19.3 胃窦血管扩张症（GAVE）。(a) 内镜下所见——线状条纹状的黏膜下扩张血管。(b) 胶囊内镜所见——斑点状GAVE。(c) 胶囊内镜所见——更为典型的线状条纹状黏膜下血管扩张。

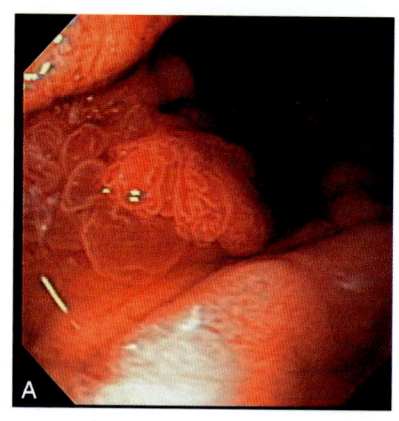
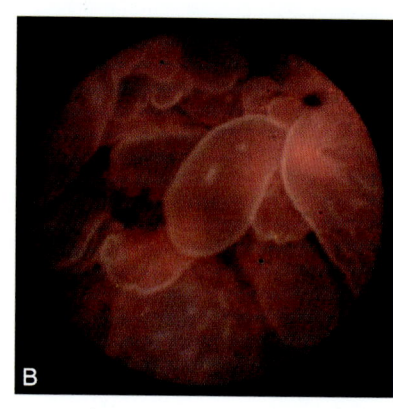

图19.4 家族性腺瘤性息肉病患者巨大的增生性胃息肉。(a) 内镜所见。(b) 胶囊内镜所见。

小肠胶囊内镜发现的结肠病变

由于肠道准备不充分以及结肠蠕动速度较慢，导致小肠胶囊内镜显现的结肠影像受限。粪便残留可影响内镜的显像效果，同时因为结肠蠕动能力较弱，胶囊内镜主要停留于右半结肠，无法提供完整的结肠影像。未经肠道准备的患者，通常不用小肠胶囊内镜评估结肠的病变。但小肠胶囊内镜可发现某些结肠的病变，从而有助于患者的诊断。

可疑出血指示（suspected blood indicator，SBI）是计算机对于检测出的各种红色阴影进行分析，用以揭示机体损伤，如活动性出血、动静脉畸形及炎症所致红斑。SBI可发现未经肠道准备的结肠的病变，需进一步检查SBI阳性的节段以评估可能的病理学情况[12]。未经肠道准备时，结肠病变，特别是右半结肠，可经小肠胶囊内镜检查发现。

憩室病

结肠黏膜于肠壁肌层薄弱处膨出，导致憩室形成。肠腔内压力增高以及结肠血管丰富致肌层薄弱，使得肠壁薄弱处向外突出，形成疝。由于憩室疝出，脉管将覆盖憩室口。长久以往，脉管间仅存结肠黏膜，致使内膜边缘变厚，中间变薄。上述变化导致部分动脉薄弱，最终破裂，引发出血。尽管出血常为无痛性，但患者仍可由于肠腔内出血引发结肠痉挛而感觉轻微的腹部不适。憩室出血多呈间歇性及自限性[13]。

诊断

结肠镜、钡灌肠或腹部CT检查即可明确诊断憩室。憩室出血常在患者行内镜检查前缓解，活动性出血少见。结合患者临床表现，存在结肠憩室，并排除其他引发出血的因素，有助于憩室出血的诊断。首次出血发生后，约25%的患者可反复出血。胶囊内镜检查亦可发现憩室（图19.5），且于存在活动性出血时，可通过SBI证实憩室为结肠出血的原因。

治疗

憩室出血大部分具有自限性。活动性憩室出血可应用内镜下热疗、注射肾上腺素或氩离子凝固术或钛夹止血等方法治疗。持续存在或反复发作的憩室出血患者，若手术切除结肠患病节段治疗无效，则可选择进行动脉栓塞[13]。

动静脉畸形（arteriovenous malformation，AVM）

动静脉畸形（AVM）或血管发育不良即由内皮黏膜构成的黏膜下血管的扭曲扩张，无平滑肌成分。

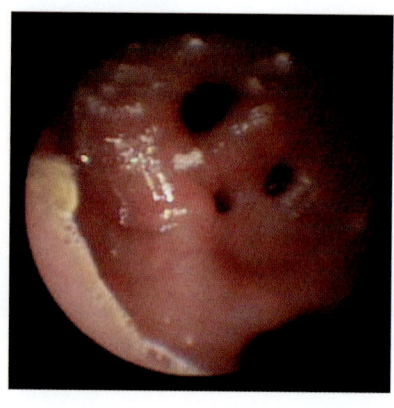

图19.5 憩室病。胶囊内镜示多发结肠憩室。SBI检查显示出血位于结肠，结肠憩室为出血原因。

年轻患者中由结肠AMV引发的消化道出血较为罕见，但是随着年龄增长，由于血管壁退化，出血的发生率及风险逐渐增加。因此，大于65岁的患者中有1/4的下消化道出血是由AVM引起的。AVM引发的出血多发生于右半结肠，具有缓慢性、暴发性及自限性的特点，可表现为隐性出血或显性出血。若不经内镜、外科或放射学治疗，AVM常可导致持续或反复出血[14]。

诊断

内镜下发现右半结肠典型的蜘蛛样血管病变具有诊断意义（图19.6）。但由于使用镇静药物后内脏压力变化，结肠镜下上述典型的表现并不明显。对于不明原因消化道出血患者行胶囊内镜检查，可通过SBI预警结肠AVM的存在。

治疗

不明原因隐性出血患者可经口服或胃肠外补充铁剂治疗。内镜下应用两极探针、加热探针或氩离子凝固器的热疗以及钛夹止血治疗，均可达到闭塞AVM及制止活动性出血的目的[15]。病变弥漫、节段性分布或内镜治疗不理想的患者，外科手术疗效亦有限。

炎症性肠病

炎症性肠病包括Crohn病及溃疡性结肠炎。Crohn病患者行胶囊内镜检查可发现盲肠糜烂与溃疡。累及回盲部的Crohn病患者很少以便血为首发表现，而由于慢性失血所致的缺铁性贫血则较为常见。

诊断

内镜下活检是诊断炎症性肠病的主要依据。通过内镜下病变的解剖分布及溃疡性病变的类型可区别Crohn病与溃疡性结肠炎[16]。钡灌肠、CT肠造影以及结肠扫描可协助诊断该病。炎症性肠病患者行胶囊内镜检查可发现结肠水肿、红斑、糜烂或平坦溃疡（图19.7）。

治疗

炎症性肠病的治疗包括5-氨基水杨酸制剂、全身或局部应用甾体类药物、6-巯基嘌呤或硫唑嘌呤等免

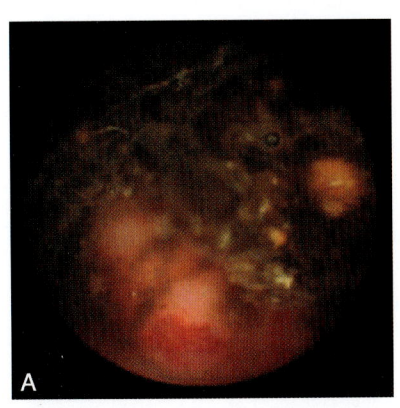
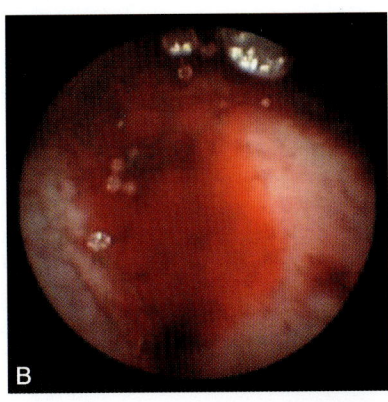

图19.6 动静脉畸形。（a）胶囊内镜所见蜘蛛痣样血管病变。（b）SBI检查提示活动性出血原因为结肠的动静脉畸形。

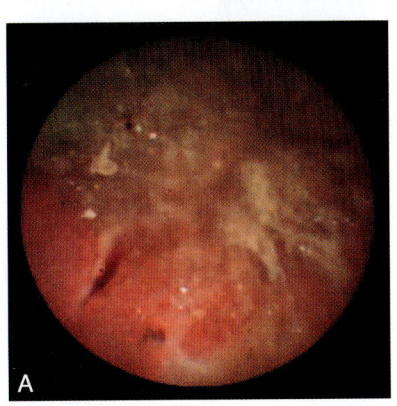
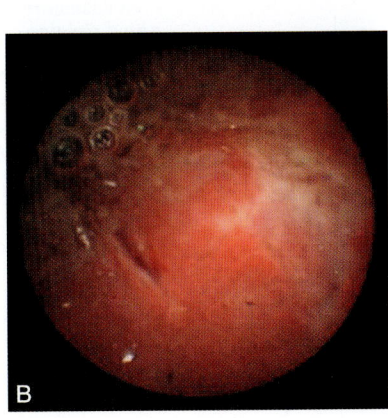

图19.7 （a，b）溃疡性结肠炎——胶囊内镜示结肠黏膜红斑、糜烂及溃疡。未进行肠道准备时，SBI检查提示结肠异常所见。

疫抑制剂以及英夫利西单抗的生物治疗。外科手术对于药物治疗不理想或巨结肠患者疗效有限[17]。

肿瘤

肿瘤（巨大息肉或癌）相对少见，但可引起消化道出血，由于上层糜烂或溃疡所致，较轻微且易复发。右半结肠受累时可出现血便或黑便，以及类似于上消化道或小肠出血的表现。

诊断

经结肠镜、钡灌肠以及CT检查可很容易地发现肿瘤。但上述检查均可能漏诊巨大息肉或结肠癌。对于不明原因消化道出血患者行胶囊内镜检查，可经SBI预警结肠肿瘤的存在[12]。结肠镜检查未能完成的患者经肠道准备后行胶囊内镜检查，可发现右半结肠病变（图19.8）。

治疗

结肠癌的治疗以外科手术为主，对晚期病变辅以化放疗。内镜下热疗、氩离子凝固器或注射组织硬化剂以及动脉栓塞疗法可对恶性出血急性止血[18]。

无明确病变的出血

SBI可检测未经肠道准备的结肠的活动性出血区域。虽然无法明确病变部位，但可提示结肠出血的原因。行结肠镜检查时，可能遗漏与结肠出血相关的病变，包括AVM、结肠Dieulafoy病及憩室。上述发现有助于医师快速地重新评估结肠出血的可能原因，同时定位结肠出血的具体节段[12]。

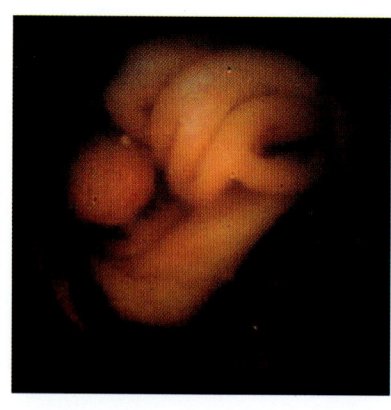

图19.8 小肠胶囊内镜所见升结肠息肉，此前该患者未能完成结肠镜检查。

结论

胶囊内镜目前用以明确食管及小肠疾病。但患者行食管或小肠胶囊内镜检查时，常可发现重要的胃部及结肠病变。SBI可预警胃及结肠疾病。进一步发展针对胃与结肠的特殊胶囊内镜，有利于我们提高该检查方法诊断上述器官疾病的能力。

参考文献

1. Iddan G, Meron G, Glukhovsky A, Swain P. Wireless capsule endoscopy. Nature 2000;405:417.
2. Marmo R, Rotondano G, Piscopo R, Bianco MA, Cipolletta L. Meta-analysis: capsule enteroscopy vs. conventional modalities in diagnosis of small bowel diseases. Aliment Pharmacol Ther 2005;22:595–604.
3. Carlo JT, DeMarco D, Smith BA, et al. The utility of capsule endoscopy and its role for diagnosing pathology in the gastrointestinal tract. Am J Surg 2005;190:886–90.
4. Peter S, Heuss LT, Beglinger C, Degen L. Capsule endoscopy of the upper gastrointestinal tract — the need for a second endoscopy. Digestion 2005;72:242–7.
5. Thuluvath P, Yoo HY. Portal hypertensive gastropathy. Am J Gastroenterol 2002;97:2973–8.
6. Rondonotti E, Villa F, Signorelli C, de Franchis R. Portal hypertensive enteropathy. Gastrointest Endosc Clin N Am 2006;16:277–86.
7. Eisen GM, Eliakim R, Zaman A, et al. The accuracy of PillCam ESO capsule endoscopy versus conventional upper endoscopy for the diagnosis of esophageal varices: a prospective three-center pilot study. Endoscopy 2006;38:31–5.
8. Sebastian S, O'Morain CA, Buckley MJ. Review article: current therapeutic options for gastric antral vascular ectasia. Aliment Pharmacol Ther 2003;18:157–65.
9. Pavey DA, Craig PI. Endoscopic therapy for upper-GI vascular ectasias. Gastrointest Endosc 2004;59:233–8.
10. Wells CD, Harrison ME, Gurudu SR, Sharma VK. Endoscopic band ligation is superior to endoscopic thermal therapy for the treatment of gastric antral vascular ectasia — a case control study (Abstract 1373). Am J Gastroenterol 2006;101:S526.
11. Schulmann K, Schmiegel W. Capsule endoscopy for small bowel surveillance in hereditary intestinal polyposis and non-polyposis syndromes. Gastrointest Endosc Clin N Am 2004;14:149–58.
12. Kitiyakara T, Selby W. Non-small-bowel lesions detected by capsule endoscopy in patients with obscure GI bleeding. Gastrointest Endosc 2005;62:234–8.
13. Parra-Blanco A, Colonic diverticular disease: pathophysiology and clinical picture. Digestion 2006;73(Suppl 1):47–57.
14. Fishman SJ, Fox VL. Visceral vascular anomalies. Gastrointest Endosc Clin N Am 2001;11:813–34.

15. Kwan V, Bourke MJ, Williams SJ, et al. Argon plasma coagulation in the management of symptomatic gastrointestinal vascular lesions: experience in 100 consecutive patients with long-term follow-up. Am J Gastroenterol 2006;101:58–63.
16. Chutkan RK, Sherl E, Waye JD. Colonoscopy in inflammatory bowel disease. Gastrointest Endosc Clin N Am 2002;12:463–83.
17. Egan LJ, Sandborn WJ. Advances in the treatment of Crohn's disease. Gastroenterology 2004;126:1574–81.
18. Green BT, Rockey DC. Lower gastrointestinal bleeding — management. Gastroenterol Clin N Am 2005;34:665–78.

第 4 部分　非小肠适应证

第 20 章

食管胶囊内镜

Glenn M Eisen

要点

1. 目前食管胶囊内镜可提供食管的无线影像。
2. 食管胶囊的大小与形状与小肠胶囊相同，但每秒可拍摄7幅图像。
3. 食管胶囊内镜有助于Barrett食管及食管静脉曲张高危人群的筛查。

引言

现已证实小肠胶囊内镜是评估小肠疾病的金标准，其检查范围及准确度远远超过了传统内镜及放射影像学检查。吞食的胶囊虽可经过食管到达更远端的肠道，但部分胃肠道影像仍不完整。这是由于小肠胶囊内镜每秒仅可拍摄2幅图像，且于食管内移动速度较快，并取决于患者吞食胶囊时的体位。尽管行食管-胃-十二指肠镜（EGD）检查可显现食管情况，但很多患者因其有创性、不适感以及需药物镇静等情况而无法接受此项检查。近年食管胶囊内镜不断发展，与传统上消化道内镜一起作为获取食管图像的新手段。

诊断系统Pillcam ESO由三部分构成：可吞食的食管胶囊、包括记录带与传感芯片的数据存储器以及RAPID工作站。FDA于2004年11月批准此装置使用。这种可吞食的一次性Pillcam ESO为一11mm×26mm的胶囊，当其通过食管时，可从装置两端获取图像，胶囊每端每秒拍摄7幅图像（图20.1）。因此，每秒可捕获14幅图像，而Pillcam SB每秒仅能拍摄2幅。然后经数码无线电射频通信通道，将所获图像传输给体外数据存储器装置。后者是一个外设的接收/记录装置，接收胶囊传送的所有数据。20分钟的检查完成后，积累的数据自接收装置传输给RAPID工作站，进行处理与解读。

Pillcam ESO可捕获食管影像，亦可显示胃和十二指肠近端。但胶囊电量可能于通过幽门前耗竭，因此无法观察胃内重要部分。与Pillcam SB相同，胶囊滞留为其潜在并发症，需通过内镜或外科手术方法取出，但相对于可疑小肠疾病的患者，其发生率明显降低。故应获得准确的病史，以使上述潜在风险的发生率降至最低。

步骤

患者行Pillcam检查前必须禁食至少4小时。系统安装完毕后，患

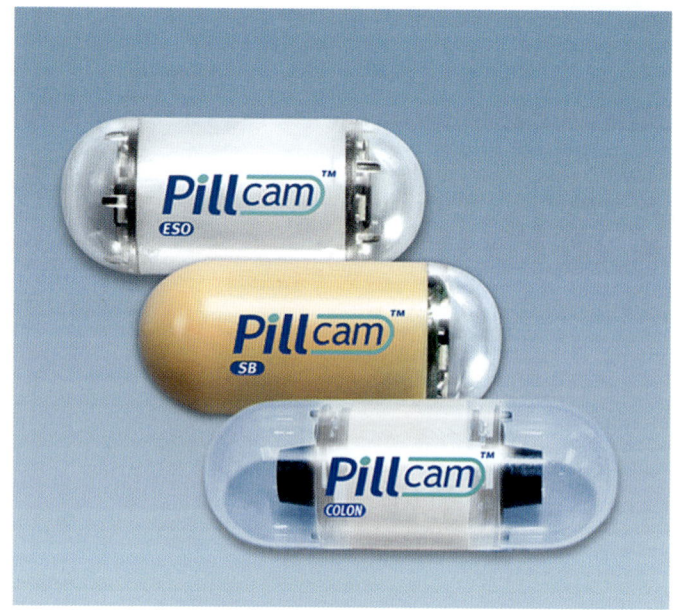

PillCamTM结肠胶囊尚为实验性器械,在美国为了市场销售,并未对此予以明确澄清。

图20.1 特定部位胶囊内镜成像。上:Pillcam食管镜(食管成像:注意两端两个光学穹窿)。中:PillcamSB小肠镜(小肠成像:注意单一光学穹窿)。下:Pillcam 结肠镜(结肠成像:尚为实验性器械)。

者按照标准Pillcam ESO说明吞食胶囊。允许患者饮用不超过100ml水,用以清洁食管内唾液,同时可口服二甲硅油以减少食管内泡沫。仰卧位吞食胶囊,最多予10ml水同服。之后保持仰卧位2分钟,然后被动起身30°,保持2分钟,再于60°保持1分钟,最后坐位保持1分钟。上述6分钟吞咽过程中,患者不允许讲话或突然改变体外。此后,可饮用一点水以确保胶囊进入胃部,且于其后的20分钟内重新恢复正常活动,直至胶囊电量耗尽。

近期有试验将吞食胶囊的不同方法与食管显像效果进行了比较。于健康志愿者中比较观察了9个变量,发现右侧卧位、饮用100ml水、吞食胶囊后每分钟2次,口服15ml水且持续5分钟时显像效果最佳。与其他方法(包括目前所用步骤)相比,这种简化吞食步骤(simplified ingestion procedure, SIP)z线的显像效果更好,泡沫及唾液更少[1]。值得注意的是,笔者写本章时全部临床试验以及已发表的数据均采用开始时提及的吞食步骤,而本书发表时大量试验可能将开始应用上述简化吞食步骤。

食管疾病的筛查

世界卫生组织(WHO)列举了一些应该遵循的原则以保证筛查性介入手段的成功[2]:(1)所检查的疾病应具有很高的发生率或死亡率;(2)可有效降低发生率与死亡率的介入手段才具可行性;(3)筛查过程应易于接受、安全且价格低廉。

目前,传统EGD检查已成为2种主要食管疾病的筛查工具:慢性胃食管反流病及慢性肝病。前者发展为Barrett食管与食管腺癌的风险较高,后者则可导致门脉高压,进一步导致食管静脉曲张。最近由于食管胶囊内镜(esophageal capsule endoscopy, ECE)更易于被患者接受、比较安全且无创,逐渐与EGD一起作为筛查疾病的手段。本章将讨论自2004年11月FDA批准使用后,ECE积累的数据及适应证。

慢性胃食管反流病(gastroesophageal reflux, GERD)患者经济负担相当重。据统计,几乎20%的美国人每周出现GERD症状,而每月出现GERD症状的患者高达60%[3]。在美国,每年由GERD直接及间接导致的费用达100亿美元[4]。目前研究发现且普遍认为慢性GERD可进一步发展为食管腺癌(是一般人群的40~125倍)。近30年,这种恶性肿瘤的发生率显著增高[5]。现在胃肠病学界建议对长期存在反流症状的患者应用内镜法筛查Barrett食管[6]。最近的费用效益分析结果证实,采用内镜法对上述患者进行筛查比其他医疗方法更加合理[7]。虽然界内人士认可内镜筛查以及食管腺癌发生率的增加,但大部分高危人群仍未进行筛查。

在美国,慢性肝病亦为影响临床及经济的严重健康问题,每100 000人中就有360人受累,每年花费超过20亿美元[8]。大多数慢性肝病可进一步发展成肝硬化,Child分级A或B的患者中半数存在中度或重度食管静脉曲张[9, 10]。一旦食管静脉曲张形成,2年内静脉曲张破裂出血的发生率为20%~35%,且出血的死亡率达50%[11, 12]。用药物(非选择性β受体阻滞剂)及内镜(套扎)进行预防性治疗可降低食管静脉曲张患者的出血风险(与安慰剂组相比,相对风险降低40%~48%,需要治疗人数8.4~10)[13]。鉴于治疗有效,美国与欧洲医学界均认可肝硬化患者进行内镜筛查[3, 7, 14]。传统上消化道内镜(EGD)检查可能带来不便,不易被患者接受。此外,大部分病例检查时需要镇静,使工作效率降低,这点看似不重要,但同样可导致并发症[15]。肝硬化患者并发症发生的风险更高。尽管患者有静脉曲张出血的风险，且界内人士普遍认可内镜筛查，但对于内镜是否为一种合适的或性价比较高的检查手段仍存在争论[16-18]。同样，与慢性GERD患者筛查一样，大部分（超过50%）慢性肝病患者亦未进行评估。

ECE具有提高筛查率的潜力，可改善慢性GERD及慢性肝病患者的病情。

Pillcam ESO

慢性GERD患者并发症筛查

如上所述，发表过的研究几乎均未评价过Pillcam ESO。至今仍在进行的试验将这种新的无创性检查方法直接与传统上消化道内镜（EGD）进行了比较，临床终点与内镜发现一致。Pillcam ESO作为一种无创性检查工具有助于食管炎、Barrett食管及食管静脉曲张的诊断。与传统内镜相比，Pillcam ESO的优势在于其可于门诊进行，30分钟内即可完成，不存在经济负担、风险以及由于镇静所致不便等问题，更易为筛查者所接受。关于Pillcam ESO的前瞻性研究中，17名患者同时接受EGD与胶囊内镜检查[20]。其中12名患者经金标准的内镜检查发现食管病变，而对于所有食管病变，胶囊内镜的阳性预测值达92%，阴性预测值为100%。食管胶囊内镜的敏感度为100%，特异度为80%。一项有106名患者参加的更大型的随访试验亦证实了这一结果[21]，其中66名患者存在食管病变，Pillcam ESO确诊61名（敏感度92%，特异度95%）。可疑Barrett食管及食管炎的阳性与阴性预测值均在94%~99%之间（见图20.2和20.3，典型的Barrett食管及食管炎影像）。值得注意的是，前瞻性试验与大型研究中胶囊内镜每秒均拍摄4幅图像。

另一项已发表的试验中直接比较了拍摄频率为4幅/秒（fps）与14fps的胶囊内镜[22]。所有患者均行EGD检查，其中25位吞食拍摄频率为4fps的装置，而另外25位吞食14fps的装置。与金标准EGD相比，4fps胶囊的漏诊率为18%（5/27），而14fps胶囊的漏诊率则为0%（0/23）（P<0.02）。

最近的一项试验对上述结果提出质疑。Lin等评估了90名患者，并与之前的研究类似，同时行EGD

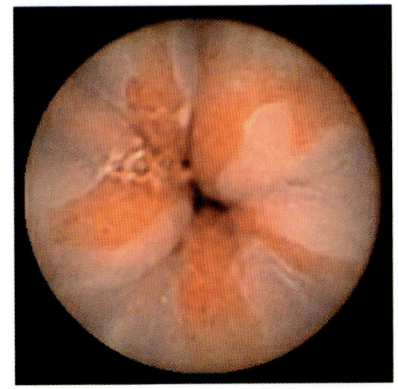

图20.2 Pillcam ESO所见Barrett食管。

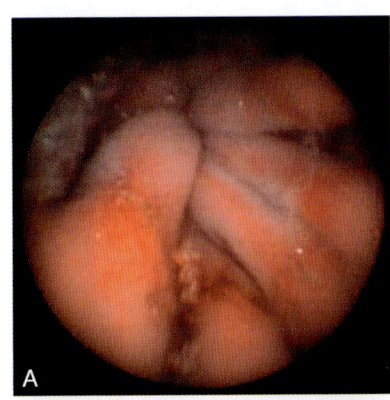

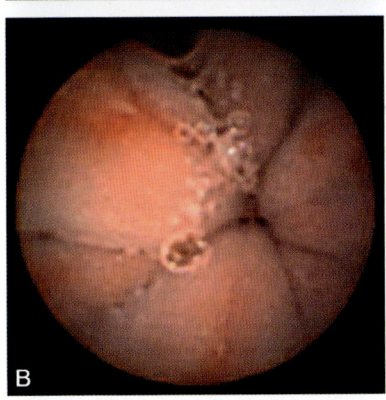

图20.3 （a, b）Pillcam ESO所见食管炎。

及Pillcam ESO筛查或随访慢性GERD患者。作者发现21名患者经活检证实Barrett食管。而之前的研究对象仅包括Barrett食管可疑患者。结果显示，对于筛查患者，Pillcam ESO（14fps）发现Barrett食管的敏感度及特异度分别为67%和84%。阳性预测值为22%，阴性预测值为98%。对于Barrett食管患者（基于胶囊发现，行EGD检查），敏感度为81%。

关于Barrett高危人群的第2项研究（经EGD检查的78名患者中41人疑有Barrett食管）在撰写本章时仍为摘要，其中提及对疑有Barrett的患者行胶囊内镜检查，全部敏感度和特异度为73%和86%[24]。胶囊内镜诊断长节段Barrett食管的敏感度并未明显高于短节段Barrett食管（67%比86%）。

此试验结果引发了有关目前应用的Pillcam ESO诊断Barrett食管准确性问题的讨论。新的简化吞食步骤证实，可通过改变吞食胶囊的过程达到改善远端食管显像的目的。z线整体性的充分显像，有助于更好的评价Barrett食管，特别是对短节段。慢性GERD及疑有隐性静脉曲张的患者，需使这一过程合理化。值得注意的是，内镜诊断短节段Barrett食管的准确度也不高，因此不论是内镜，还是胶囊内镜均不是绝对正确的。进一步的试验可考虑结合胶囊内镜的结果，若提示Barrett食管，即行内镜进一步检查。

第2个问题是研究人群的选择。为了最好地评价Pillcam ESO的准确性，应选择一个真实的筛查人群（无人已知患有Barrett食管）。而选择Barrett高危人群会给人一种试验方法检测Barrett食管的能力更好的感觉，可影响结论。不久的将来，很可能出现具有更高拍摄频率、更好视觉效果及更广阔观察范围的装置取代Pillcam ESO，进一步证实该方法在人群筛查上可替代传统内镜。

食管静脉曲张筛查

由于Pillcam ESO无需镇静，且一旦发现静脉曲张，可立即采取治疗措施（非选择性β受体阻滞剂），因此已成为筛查食管静脉曲张的一线工具。终末期肝病患者更愿意接受这种筛查方式。当然，由于缺乏正式的研究，有关Pillcam ESO尚存在一些未知的问题。近期发表的两项前瞻性研究比较了Pillcam ESO与EGD的诊断能力[25, 26]。美国的一项前瞻性研究评估了32名同时应用Pillcam ESO和EGD的患者，两种检查均发现23例食管静脉曲张。整体诊断符合率中食管静脉曲张为96.9%，门脉高压性胃病为90.6%（见图20.4，Pillcam ESO显现的1例食管静脉曲张）。而欧洲所开展的一项试验以相似的方式评估了21名患者，发现其诊断符合率为84.2%[23]。此外，100%的病例中，Pillcam均正确地提示了初级预防（食管静脉曲张2级以上和/或红色征）。这是一个好的开始，但仍停留在初级阶段。一个以合理化上述早期发现为目的的大规模多中心试验正在进行中，2006年ICCE发布了该试验的中期结果[27]，公布了最初进入研究的97名患者的数据。该研究选用了临床上正在进行EGD检查的患

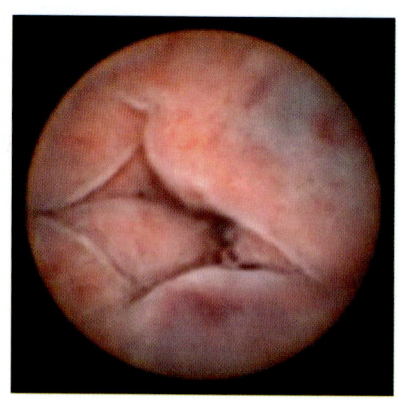

图20.4　Pillcam ESO所见食管静脉曲张。

者（静脉曲张筛查或随访）。不同于美国的先导性研究，后者的入选人群多为随访疾病的患者，以确保静脉曲张的发现率较高。此项试验显示ESO发现食管静脉曲张的敏感度和特异度为86.6%和86.7%。

结论

应用Pillcam ESO筛查患者的优点包括以下几个方面：（1）方便；（2）患者易于接受；（3）安全；（4）耐受性好；（5）非医师执行；（6）更贴近筛查建议。

有关静脉曲张的筛查及随访，以上两项先导性试验的初期结果令人鼓舞。而正在进行的大规模前瞻性试验可提供合理的诊断与分级。总之，ECE对于筛查及随访肝纤维化患者的食管静脉曲张起重要作用。

然而，在胶囊内镜作为筛查工具被广泛推广前，仍存在一些问题。内镜操作者通常利用注气法获得食管静脉曲张的"真实"大小。较大的静脉曲张应用注气法后，有时可能明显缩小。静脉曲张程度的分级非常重要，因为中度与重度静脉曲张应进行药物或套扎治疗，而轻度静脉曲张仅需继续观察随访。

第2个潜在的问题为患者是否存在胃部静脉曲张以及Pillcam ESO发现此病变的能力。虽然胶囊内镜通常无法获取近端胃部影像，但新的简化吞食步骤增加了该处显像的可能性。同时，只有小部分患者未发现食管静脉曲张，却发现了孤立的胃部静脉曲张。

尽管Pillcam ESO可用于筛查GERD，但由于近期发表的研究结果初始数据存在差异，因此该方法目前尚未得到普遍认可。可能由于显像问题，两项研究中Pillcam ESO诊断Barrett食管的中等准确性仅为摘要形

式，难以作出准确的图像判读。但随着吞食步骤的变化以及相关技术的发展，Pillcam的准确性亦会明显改善。仍需要进行大规模研究直接比较EGD与更新装置，以对此进行评估。

（王俊雄译　王胡军校）

参考文献

1. Gralnek IM, Rabinowitz R, Afik D, Eliakim R. A simplified ingestion procedure for esophageal capsule endoscopy: initial evaluation in healthy volunteers. Endoscopy 2006;38:913-8.
2. World Health Organization: screening — general considerations. Available at: http://www.who.int/cancer/detection/variouscancer/en/index.html. Accessed June 2006.
3. Locke GR III, Talley NJ, Fett SL, Zinsmeister AR, Melton LJ. Prevalence and clinical spectrum of gastroesophageal reflux: a population-based study in Olmstead County, Minnesota. Gastroenterology 1997;112:1448-56.
4. Sandler RS, Everhart JE, Donowitz M, et al. The burden of selected digestive diseases in the United States. Gastroenterology 2002;122:1500-11.
5. Eisen GM, Lieberman DA, Fennerty MB, Sonnenberg A. Screening and surveillance in Barrett's esophagus: A call to action. Clin Gastroenterol Hepatol 2004;2:861-4.
6. Devault KR, Castell DO. Updated guidelines for the diagnosis and treatment of gastroesophageal reflux disease. Am J Gastroenterol 2005;100:190-200.
7. Inadomi JM, Sampliner R, Lagergren J, Lieberman D, Fendrick AM, Vakil N. Screening and surveillance for Barrett esophagus in high-risk groups: a cost-utility analysis. Ann Intern Med 2003;138:176-86.
8. Dufour MC. Chronic liver disease and cirrhosis. In: Everhart JE, ed. Digestive diseases in the United States: Epidemiology and impact. US Dept of Health and Human Services, Washington, DC, 1994. NIH publication 94-1447, pp. 615-645.
9. Cales P, Desmorat H, Vinel JP, et al. Incidence of large oesophageal varices in patients with cirrhosis: application to prophylaxis of first bleeding. Gut 1990;31:1298-302.
10. Zaman A, Becker T, Lapidus J, Benner K. Risk factors for the presence of varices in cirrhotic patients without a history of variceal hemorrhage. Arch Intern Med 2001;161:2564-70.
11. The North Italian Endoscopic Club for the Study and Treatment of Esophageal Varices. Prediction of the first variceal hemorrhage in patients with cirrhosis of the liver and esophageal varices. A prospective multicenter study. N Engl J Med 1988;319:983-9.
12. Gores GJ, Weisner RH, Dickson ER, Zinmeister AR, Jorgensen AR, Langworthy A. Prospective evaluation of esophageal varices in primary biliary cirrhosis: development, natural history and influence in survival. Gastroenterology 1989;96:1552-9.
13. De Franchis R. Updating consensus in portal hypertension: report of the Baveno III consensus workshop on definitions, methodology and therapeutic strategies in portal hypertension. J Hepatol 2000;33:846-52.
14. Grace ND. Practice guidelines: diagnosis and treatment of gastrointestinal bleeding secondary to portal hypertension. Am J Gastroenterol 1997;92:1081-91.
15. Eisen G, Baron TH, Dominitz J. American Society for Gastrointestinal Endoscopy. Complications of upper GI endoscopy. Gastrointest Endosc 2002;55:784-93.
16. Spiegel BMR, Targownik LE, Karsan HA, Dulai GS, Gralnek IM. Endoscopic screening for esophageal varices in cirrhosis: is it ever cost-effective? Hepatology 2003;37:366-77.
17. Arguedas MR, Heudebert GR, Eloubeidi MA, Abrams GA, Fallon MB. Cost-effectiveness of screening, surveillance, and primary prophylaxis strategies for esophageal varices. Am J Gastroenterol 2002;97:2441-52.
18. Saab S, DeRosa V, Nieto J, Durazo F, Han S, Roth B. Costs and clinical outcomes of primary prophylaxis of variceal bleeding in patients with hepatic cirrhosis: a decision analytic model. Am J Gastroenterol 2003;98:763-70.
19. Arguedas MR, McGuire BM, Fallon MB, Abrams GA. The use of screening and preventive therapies for gastroesophageal varices in patients referred for evaluation of orthotopic liver transplantation. Am J Gastroenterol 2001;96:833-7.
20. Eliakim R, Yassin K, Shlomi I, Suissa A, Eisen G. A novel diagnostic tool for detecting oesophageal pathology: the PillCam oesophageal video capsule. Aliment Pharmacol Ther 2004;20:1083-9.
21. Eliakim R, Sharma VK, Yassin K, et al. A prospective study of the diagnostic accuracy of PillCam ESO esophageal capsule endoscopy versus conventional upper endoscopy in patients with chronic gastroesophageal reflux diseases. J Clin Gastroenterol 2005;39:572-8.
22. Koslowsky B, Jacob H, Eliakim, R, Adler SN. Pillcam ESO in esophageal studies: improved diagnostic yield of 14 frames per second(fps) compared to 4(fps). Endoscopy 2006;38:27-30.
23. Lin O, Schembre D, Kozarek R. Blinded comparison of esophageal capsule endoscopy versus conventional endoscopy for diagnosis of Barrett's esophagus in patients with chronic gastroesophageal reflux. Gastrointest Endosc 2006;63:AB103.
24. Sharma P, Rastogi A, Esquivel R, et al. Accuracy of wireless capsule endoscopy for the detection of Barrett's esophagus. Gastroenterology 2006;130 suppl 2:A262.
25. Eisen GM, Eliakim R, Zaman A, et al. The accuracy of PillCam ESO capsule endoscopy versus conventional upper endoscopy for the diagnosis of esophageal varices: a prospective three-center pilot study. Endoscopy 2006;38:31-5.
26. Lapulus MG, Dumortier J, Fumex F, et al. Esophageal capsule endoscopy versus esophagogastroduodenoscopy for evaluating portal hypertension: a prospective comparative study of performance and tolerance. Endoscopy 2006;38:36-41.
27. Eisen GM, Eliakim R, Defranchis R, et al. Interim analysis of the evaluation of Pillcam ESO in the detection of esophageal varices. 2006 Mar ICCE.